张仲景医学全集

总主编/傅延龄 李家庚

张仲景

养生学

（第3版）

主编/赵鲲鹏

U0206039

中国健康传媒集团
中国医药科技出版社

内 容 提 要

　　本书以张仲景著作为基础、为依据、为主线，旁收博采，拾遗补缺，引申发挥，编写而成，全书内容丰富，具有一定的学术价值和实用价值，对于养生者和养生学研究者都有所裨益。

图书在版编目（CIP）数据

　　张仲景养生学 / 赵鲲鹏主编. —3 版. 北京：中国医药科技出版社，2018.12
（张仲景医学全集）
　　ISBN 978–7–5214–0571–2

　　Ⅰ. ①张…　Ⅱ. ①赵…　Ⅲ. ①《伤寒杂病论》–养生（中医）–研究
Ⅳ. ①R212

　　中国版本图书馆 CIP 数据核字（2018）第 261833 号

美术编辑　陈君杞
版式设计　易维鑫

出版　**中国健康传媒集团**｜中国医药科技出版社
地址　北京市海淀区文慧园北路甲 22 号
邮编　100082
电话　发行：010–62227427　邮购：010–62236938
网址　www.cmstp.com
规格　710×1000mm　$\frac{1}{16}$
印张　17
字数　231 千字
初版　2005 年 1 月第 1 版
版次　2018 年 12 月第 3 版
印次　2018 年 12 月第 1 次印刷
印刷　北京市密东印刷有限公司
经销　全国各地新华书店
书号　ISBN 978–7–5214–0571–2
定价　**39.00 元**

丛书编委会

总 主 编 傅延龄　李家庚

副总主编 杨维杰　邹忠梅　李恩妊　杨明会　王志华

编　　委（按姓氏笔画排序）

丁晓刚　马　浔　马子密　马艳红　王志华　王希浩

王欣榕　王洪蓓　付长林　冯建春　吕志杰　刘松林

刘铜华　刘雯华　李恩妊　李家庚　李雪巧　杨　涛

杨　祯　杨明会　杨维杰　吴明珠　邹忠梅　宋　佳

张　林　张　淼　张先慧　张秀平　陈　明　陈美惠

陈家旭　林冬阳　周祯祥　郑承濬　赵鲲鹏　姜智文

钱超尘　倪胜楼　彭　鑫　程如海　傅延龄　蔡坤坐

樊　讯

总　　审 李培生　王庆国　薛钜夫

本书编委会

主　编　赵鲲鹏

副主编　陈美惠　孙岸弢

编　委（按姓氏笔画排序）

于孙婉琪　王文娟　王文澜　刘　敏

刘珊珊　孙劲晖　孙岸弢　李孟霏

吴　迪　张　林　陈美惠　林　雪

胡春宇　赵余珠　赵鲲鹏　施丽娟

颜　娟

王序

　　丁酉孟冬，延龄教授送来与李家庚教授共同主编的《张仲景医学全集》十册，洋洋五百万言。该书先后两次印刷均已售罄，而新修订的第 3 版即将付梓，以应读者之需，由此我联想到经典的现实意义。

　　仲景书作为中医的临床经典，一直体现着它独特的永恒价值，使我们对经典心存敬畏。何谓经典？刘知几在《史通》中说："自圣贤述作，是曰经典。"今天我们尤需对经典有更深刻的理解。

　　其一，我们要亲近经典，学习经典。随着我们对经典理解和领悟的不断加深，更深切地感受到读经典是固本强基之路，安身立命之所。

　　其二，我们要走进经典，涉猎其丰富的内涵，把握其内在的精髓，使其注入我们的思想，融入我们的生命，并与之血脉相连，成为我们不断进取的不竭源泉。

　　其三，我们要延续经典。经典不仅可以解读已知世界，而且可指引对未知世界的探索，是人类思想的宝库。随着时间的推移，我们会从经典中获得新的发现，拓展新的深度和广度，从而延伸了经典的长度。

　　弘扬经典需要赋予新的诠释和解读。《张仲景医学全集》集仲景学研究之大成，从源流、症状、诊断、疾病、药物、方剂、方族、养生、实验、临床诸方面进行系列研究，不仅构架新颖，内容翔实，而且反映当代研究进展，使经典穿越时空，具有强烈的时代感，是一部耐读耐用的细流绵长的书。

　　我与延龄教授过从多年，深感其儒雅与书卷气息。延龄教授得伤寒大家刘渡舟先生的亲炙，扎根临床，治伤寒学成就斐然，如《伤寒论研究大辞典》之编撰，方药量效研究等，皆称著医林。今值三版《张仲景医学全集》问世之际，乐为之序。

王　琦

除夕之夜成稿，戊戌初一抄于三三书斋

薛序

　　仲景先师乃医门之圣，医方之祖，犹儒家之孔子也。孔子祖述尧舜，宪章文武，纳诸贤之粹，而成儒学经典，百世尊崇。仲师参岐黄之秘奥，窥炎帝之精微，集古圣心传为一贯，并平脉辨证，师得造化，著成大论。

　　仲师《伤寒杂病论》一书，诚为医家宗承之规矩，人所共喻。古今伤寒之注疏，何止百家，见仁见智，各有发挥，继承发扬，渐成经方学科。然近代治伤寒学家，当推刘渡舟老也。李培生公称他为"实当今之中医泰斗，一代宗师也。"刘老确可当之无愧。老人家荦荦大端，早见诸家记颂，毋庸赘语。古人语："贤者识其大者，不贤者识其小者。"我以微者自居，略陈散言，聊抒心意。

　　30年前，经吾师祝谌予翁引荐，得与刘渡舟老师相识，并能有幸侍其诊侧，窥先生诊病风采，亲目制方真要，饫闻名论，沐老人敦厚学风，听其论仲师家法之学，往日疑窦，豁然冰释。耳提面命，得其垂教，历经六载寒暑。无奈钜夫天资愚钝，加之努力有亏，未得先生学术之万一。然虽未能尽领神会，因在青年，尚可强论。与刘老往日津津故事，却犹历历在目。昔在中山堂名医讲坛，聆闻刘老《伤寒论》演讲，多从实案阐释理论。既有坚守优秀传统，亦有在无字处的突破与创新。绝鲜拘于陈规，重复文字敷衍。后学者好懂，颇得神会，易于掌握，参用效卓。在《柴胡剂之临床应用》释讲中，刘老扼要列举柴胡汤十三方的辨治法则，更让闻者耳目一新，记忆犹深。充分意会到经方"活"之奥妙。尤其先生那段："我只是概括介绍了小柴胡汤的加减证治，虽列举一十三方，仍为举一反三而设，不能尽其所有。其中参与临床经验，而与《伤寒论》记载不尽全合"那段话，联系到老人家灵动方药化裁，剂量随证变化中可以看出，经方绝非"一药不能易"的金科玉律。古方今用，切记辨证施治原则，随证施化，因症对应加减，自可使古老的经方不断焕发出新的生命力。

自古学术传承，必有其机缘。傅君延龄，敦敏仁厚，幼承家学，及长得遇名师李培生公亲炙，究之至极，于以明其学问，神用其方，尽得李翁之真髓。培生公襟怀广博，不拘门户，甚是敬重刘老临床学问之道，遂亲携爱徒延龄绍介刘师，经予再造。刘老广德仁义，慨然应允，延龄君亦不负师德，以优异成绩，荣登榜首。成为渡舟师及门，传为医界佳话。延龄方家，精勤学术，孜孜不倦，治伤寒学凡数十年。悟读叔和，肱经三折，临证求是，探究科学资证，化古为今，皆从实用。于是组织伤寒学门诸子，亟取古今经方研究之秘奥，登堂入室，得胸中千卷之书，又能泛览古今名迹，炉锤在手，矩矱从心，撰成《张仲景医学全集》凡十卷，分别为《张仲景医学源流》《张仲景症状学》《张仲景诊断学》《张仲景疾病学》《张仲景药物学》《张仲景方剂学》《张仲景方方族》《张仲景养生学》《张仲景方剂临床应用》《张仲景方剂实验研究》。选择既精，科类悉备，医统医贯仲景学术古今医集。展观之余，自有一种静穆之致，扑人眉宇。其中尤为珍者，是书之三大特色：一是以现代医科门类划分内容，便于古方今用；二是还原仲景临床医学风貌，绝少空泛陈词；三是参以现代科学方法证实成果，而更加著显"古为今用，西为中用"之妙要。傅君团队诸子大作，岂能专美于前人哉，实乃叔和之后，于仲景学说之光大，又一时代功臣也。业医爱医者如能手置一部是书，逐类考究，于中医前途，必得光明昌大之一助矣。

余幼承家学，及长受业祝翁谌予恩师。先人语曰：仲景之书，终生侍侧，始获常读常新之悟。仆业医近五十年，习读大论，并勤于临证，未感稍息，始略得门径，以为通经贵手实用。今生得遇延龄先生，吾对其至真品德、学养造诣深为服膺，幸成知己，愿与明达共商之。亦窃愿氏君能沉绚此编，若得窍要，必可发皇圣学，造福桑梓。拉杂数语，故充为之序。

薛钜夫

丙申冬日写于金方书院

前 言

　　《张仲景医学全集》的初版时间是 2005 年。全套图书共 10 册，近 500 万字，出版之后得到广大读者的欢迎，特别是得到张仲景医学爱好者的喜欢，所印图书于 5 年间销售一空。于是在 2010 年，出版社与我们商量出第二版。承蒙各分册编写人员的鼎力支持，我们在较短的时间内对第一版书稿进行修订、增补，至 2012 年第二版问世。第二版仍然大受欢迎，出版 3 年之后，大部分分册即售罄。这时出版社又与我们商量出第三版。我们随即与各分册主编、副主编联系，传达出版社的意向，得到积极响应。二修工作于 2016 年展开，到 2018 年 7 月完工。

　　这些年来，全国乃至全球出现了持续的经方热。经方热也可以说就是仲景医学热。为什么这些年会出现经方热或者曰仲景医学热？我想原因是多方面的。首先最重要的一点就是张仲景医学具有极高的实用价值。其次是经方具有很多突出的优点：药味精当，配伍严谨，结构清晰，不蔓不枝，药力专注；适应证明确；药物平常易得，价格不高；经方为医方之祖、医方之母。说到这里我想提一提清代医家曹仁伯讲的一段话。曹仁伯在讲经方理中汤的加减应用时说：理中汤是治疗太阴脾病的一首极好的药方，得到后世医家的广泛应用，在应用过程中又形成了许许多多以理中汤为基础的新药方，如连理汤、附子理中汤、理阴煎、治中汤、启峻汤，等等，于是理中汤的适应证范围更全面，应用更广。曹仁伯说一位医生，如果你对张仲景的每一个药方都能像用理中汤这样去应用，那你还担心不会成为名医？你一定成为一位声名不胫而走的优秀医生！"苟能方方如此应用，何患不成名医哉！"第三点是仲景医学的教育价值，仲景医学是培养医生的良好教学模式。千百年来的历史已经证明，学好仲景医学便能成为好医生；大师级的医生都具有深厚的仲景医学功底。学仲景医学虽然不一定会成为好医生，但是不学仲景医学肯定不会成为好医生！最后一点是现实形势。相当长一段时间以来，由于种种客观的和人为的原因，临床中药处方的药味数变得非常多，20味左右以及二三十味药物的处方十分多见，更多药味数的处方也不少见，我曾见过一些40味以上药味的处方！药味数巨大的药方，其结构、药物间的相互关系与影响、其功能及适应证，试问谁能够看得明白？是否尽在处方者的把握之中？相比较起来，经方和仲景医学的简明、清晰、严谨、自信，使它具有很大的召唤力，很大的魅力，仲景医学很自然地令众人神往！

人们重视经方，学习仲景医学，这是一桩好事。因为人们重视经方，学习仲景医学，这有助于让中医学回归其本来目的。医学的本来目的是什么？是防治疾病！医药是用来防治疾病的，此外别无其他！张仲景说医学"上以疗君亲之疾，下以救贫贱之厄，中以保身长全，以养其生"，它不应该是孜孜汲汲务利的工具。明确这个目的之后，医生应该选择学习什么，应用什么，追求什么，一切都有了答案。医生应该学习应用那些效果最好、资源消耗最少、花费最低、不良反应最小的技术和方法。

现代医学科学在近几十年来取得了辉煌的成绩和巨大的进步，但是它仍然走在发展进步的路上，远远不能满足人民医疗和保健的需要，即便在医学发达的国家，情况也是如此。我坚定地认为，在现代医学发展良好而且又能够充分应用传统医学的几个东方国家和地区，如日本、韩国、新加坡，以及中国台湾、香港和澳门地区，当然还有中国大陆地区，人民的医疗保健体系相较其他国家是较为完善的，较为优越的。台港澳新的传统医学是中医，日、韩的传统医学从本质上也是中医。在那些没有充分发展和应用中医的国家，无论其现代医学水平多么高，他们的医疗保健体系是有缺陷的，是跛脚的，是不完善的。其实中医能够成为其医疗保健体系很好的补充。笔者（傅延龄）曾经到过五大洲的几十个国家和地区，清楚地看到这一点。比如当今仍有许多疾病，现代西方医学一筹莫展，中医却大有可为。我在国外曾经遇到被慢性头痛、身体疼痛，或慢性咳嗽、慢性腹胀、慢性虚弱长年折磨的患者，那些在那里长年得不到有效医治的病证，若遇到中医还算难事吗？！苟利人民是非以，岂因中西趋避之！中西互补能够让人民享有完善的医疗保健体系。天佑中华，中医学得以被继承下来并被发展起来！任重道远，我们一定要让中医学进一步提高起来并很好地发展下去。

值此《张仲景医学全集》第 3 版重修之际，我们要借此机会感谢各分册的主编、副主编和全体参与重修的人员，感谢大家认真负责且及时地完成第 3 版修稿工作。特别感谢中国医药科技出版社给予的巨大支持！同时，我们也要感谢广大读者对本书的认可和支持！

傅延龄　李家庚

2018 年 7 月

编写说明

　　养生文化是中华民族传统文化的精髓，它源远流长，亘绵数千年，为中华民族的保健事业作出了不朽的贡献。在古今历代养生医家中，最值得研究的就是医圣张仲景。张仲景对于养生方法有具体而丰富的论述，在理论上为后世的养生学发展奠定了基础。但是，仲景的养生方法散在于《伤寒杂病论》各篇，时隐时现，既有少许明白晓畅的文字论述养生方法，也有需要读者悟解乃得的内容。在张仲景的著作里，字里行间，处处有养生学思想的体现。仲景著作也提到了各种养生原则，从重视情志调理到注意饮食宜忌，从讲求劳逸结合到避免邪气伤害，中医学各种养生原则几乎匪一遗漏。根据文献记载，在《伤寒杂病论》以外，张仲景还有其他著述，惜乎多已失传。不然我们对其养生思想和方法就能够了解得较为全面一些。

　　从仲景著作问世至今，人们对张仲景医学表现出浓厚的兴趣。不过，相对于仲景辨证论治原则和方法的研究来讲，人们对其养生学思想及养生方法的研究较少。为此，我们以张仲景著作为基础，为依据，为主线，旁搜博采，拾遗补缺，引申发挥，编成这本《张仲景养生学》。我们认为，对仲景养生学思想和养生方法进行深入研究是很有必要的，不仅具有较强的学术价值，也具有很大的实用价值。希望这本书对于养生者和养生学研究者都能有所裨益。

　　本书采用明代赵开美复刻宋本《伤寒论》及元邓珍本《金匮要略方论》为蓝本，并参考全国高等中医药院校五版教材《伤寒论讲义》《金匮要略讲义》等书，撷取其中有关养生的内容，加以归纳，分析，总结，汇编而成。其中引自《金匮要略》的条文，均标以（章节·序号），引自《伤寒论》的条文则直接标以（序号），以便于读者查阅。

由于作者水平所限，本书难免有疏漏和不足之处，请读者和各位同仁多提宝贵意见。

编　者

2018 年 8 月

目录

第一章
绪论

一、养生的意义

养生就是珍爱生命，采取措施保养生命，以期提高生命质量，增加生命数量的行为。对人而言，世间万物，惟生命最为宝贵。若无生命，则名誉富贵、自由平等，一切物质的也罢，精神的也罢，便归于空，有也是无。爱生养生者，不惟其本人受益，上至君亲，下及子孙，近于家庭，远于社会国家，都有莫大益处。人若不能爱生知己，保身长全，或精力委顿，体力不济；或赢弱虚衰，疾病缠绵，其结果都是既害苦自己，亦连累他人。所以，居世之士，人人皆当养生，都要从对自己，对家庭，对国家，对社会负责的高度认识养生的意义。养生不仅利于自己，更能兼济天下。

养生能增寿。人类正是通过保护生命，其平均寿命才会不断增长。原始社会的人们不会养生，茹毛饮血，巢居野处，故其人均寿命甚短。据人口学家考证，原始社会人的平均寿命仅 15 岁。越过奴隶社会，进入封建社会后，人类的平均寿命才缓增至 20 余岁。在近代医学发展以前，决定人类寿命的主要因素是物质生活水平，而在 18 世纪以前，由于战乱等因素的影响，人们物质生活水平较低，故寿命延长无多，平均寿命仅达到 30 多岁。另外，18 世纪以前，威胁人类健康、影响人类寿命的主要危害是各种微生物所致的传染病，其中天花更是大敌，生命杀手。牛痘疫苗广泛应用后，人类的平均寿命增加到 40 岁。这是人类寿命的一次大的飞跃。抗生素的发现和应用，以及免疫接种的推广，使人类寿命产生了又一次大的飞跃，其平均寿命增至 60 岁。随着医疗技术不断发展，以及公共卫生事业和营养学等方面进一步完善，至今世界上大多数地区人们的平均寿命已经达到 70 岁左右。今天，古稀之年已是平常现象。在有些经济发达的国家，人均寿命已经达到耄耋之年。另有文献说明，我国夏商时代，人们的平均寿命只有 18 岁。西周、秦汉时代为 20 岁。东汉为 22 岁，唐代为 27 岁，宋代为 30 岁，清代增至 33 岁。1957年的调查结果表明，平均寿命上升为 57 岁。到 20 世纪 90 年代，平均寿命增至 70 岁左右（张普陶. 破译长寿秘密. 华文出版社，第 13 页）。专家预测，人类寿命还将会继续延长。这是养生的结果。

现代人类更需要养生。今天的社会进入了一个和平、安定、富裕、文明的社会。科学昌明，经济发达，物质丰富，人们的物质生活条件不断提高，卫生保健措施不断完善。生活何其美哉！当此盛世，何人不爱生爱世。但在寿命提高的同时，也带来了新的养生问题。生命越长，就越需要保养，保养的投入就越多，养生的难度也越大。此外，当今的社会，又出现了许多对生命不利的、与生命相对抗的因素。人们更多关心的是金钱、名誉和地位，熙熙攘攘，忙忙碌碌，为名利而奔波，社会竞争越来越激烈，人们的欲望越来越多，睡眠减少，远离自然，生活空间缩小，人们在疯狂运转的社会中身不由己，失于生乐。诚如古人所说："人生居世，触途牵絷，幼少之日，既有供养之勤，成立之年，便增妻孥之累。衣食资须，公私驱役……"（颜之推《颜氏家训·养生》）从社会学的角度看，生命似乎越来越有意义。但从生物学的角度来讲，生命的目的也越来越迷失。此外，还有许多新的不利于生命和健康的环境因素，无孔不入的电磁波辐射，从农村蔓延到了城市的农药危害，越来越严重的化学药物滥用，从马路弥漫到人们的居室的汽车尾气……凡此种种，都危害着每一个生命。生命面临这么多新的问题，新的难题。显然，越是到了现代社会，养生越有必要。

生物因素、环境因素、行为和生活方式、卫生服务是影响健康的四大因素。从生活方式看，现代人很喜欢膏粱厚味，贪口腹之欲，以酒为浆，以妄为常，醉以入房，务快其心，但知今日甜美，哪管日后病痛。随着社会的发展和进步，随着对自身价值认识的提高，人们对自身行为选择的范围越来越大，自由程度也越来越高。良好的行为和生活方式对健康有促进作用，而不良的行为和不良的生活方式对人类健康形成很大的危害，且日趋严重，成为致生疾病和导致死亡的首要原因。伴随着人们物质文化生活水平的提高，以及行为生活方式的改变，人类疾病谱也发生了大的改变。所谓疾病谱，它是指一定时期内（通常以一年为单位）一个国家或地区人群的发病情况和构成情况。现在各种急性感染性疾病虽然已经得到较为有效的控制，但各种慢性感染性疾病却越来越多。现代人更多地受到由不良生活方式导致的各种慢性疾病的危害和折磨。世界各国先后出现了以心脏病、脑血管病、恶性肿瘤占据疾病谱前几位的变化趋势。与发达国家相类似，影响中国人身体健康的主要疾病已由过去的以传染病为主，而逐步转变为以非传染病为主，这一转变在城市更为突出。据武汉同济医科大学在 20 世纪 80 年代初期所做的流行病学调查，由行为生活方式所引起死亡数，已超过了生物学因素引起的死亡数。现在影响人类寿命的主要原因是种种不良生活方式所造成的机体老化或磨损，即慢性非传染性疾病。不良行为生活方式是引起死亡的主要危险因素。此调查结果与美国报道的数字基本一致。既然不良生活行为方式可以危害生命，那么良好的生活行为方式就能保护生命。从这个意义上看，养生的意义更显重要。

当今的时代似乎是一个比以往任何历史时期都更重视养生的年代，人类的养生保健意识普遍增强，注重养生且行之不辍者甚众。养生之法很多，养生者所采取的养生方法亦人人各异。须知养生的愿望和养生的结果有时并不相符，甚至事与愿违。本欲养生，实以害生，求生而去生更远。古代因服食而伤身殒命者多矣。《颜氏家训·养生》就提到不善养生的养生者反受其咎的事例。养生反不如不养生，可叹可悲！是以既要养生，又要善于养生。故养生之学，不可不学。

每一个人都要加强自我保健意识，积极主动地学习养生保健知识。学习养生保健知识的重要性，应该不亚于获取任何其他知识的重要性。因为注重养生便有好的身体，旺盛的精力。这是成就一切事业的基础。"功名看器宇，事业看精神"（曾国藩语）。如果不会养生，精神不振，如何成就事业？不注意养生便是忽弃根本。根本不固，皮之不存，毛将焉附？大量事实表明，若不注重养生，短期或许看不到有何弊端，而时间一长，必受其害。笔者接触了一些文献，我国有些企业家和科技人员在事业上颇有建树，颇有成就，但其平均寿命却要比整个社会的平均寿命低许多。以深圳经济特区为例，到特区开拓事业的精英们在 10 余年间，就有近 3000 人英年早逝，其平均年龄仅为 51.2 岁，比大陆第二次人口普查时广东省人口平均寿命低 25.32 岁。为什么会出现这样值得悲哀的结局？虽然人的寿命部分取决于遗传基因，但对这些英年早逝的事例进行分析，不难发现 90% 的早逝是由非遗传因素所造成，其中最为关键的原因是他们不重视养生保健，生命透支。美国在内的西方国家的情况与此形成鲜明对照，那里的企业家与科技人员十分注重养生保健，在紧张工作之余，多数人每天都要进行 1 个小时左右的健身锻炼或娱乐，而且他们注重饮食的科学性，戒除不良生活习惯（如吸烟、酗酒等），以期保持和增进健康。所以，应该大力宣讲养生的意义，切实进行养生实践，深入开展养生学研究。

二、现存养生学文献汇要分析

养生是中医学特有的概念，是中华民族智慧的结晶。养生文化是中华民族传统文化的精髓，它源远流长，亘绵数千年，为中华民族的保健事业做出了不朽的贡献。养生学是中国传统文化的重要组成部分，也是中医学的重要组成部分。中医养生学是在中医理论的指导下，认识人类生命规律，探索衰老机制，研究各种颐养身心，增强体质，预防疾病，延年益寿方法的科学，是指导人们的养生保健实践的实用科学。中华民族十分重视人之生命，认为人为万物之长，而人的生命最为宝贵。唐代大医学家孙思邈以"千金"名其著作，旨在表达人命至重，有贵千金的观点。养生是古代中国文化和科学的重要论题之一，也是人们最为关注的论题之一。故在中国古代文献里，养生这一术语也有众多的同义词，如摄生、厚生、尊生、卫生、道生、保生、颐生、养性、修养、颐养、调摄等。古代中国人非常重视养生，养生书如瀚海，养生家如繁星，在 5000 年的历史长河中，上至帝王将相，下至贩夫走卒，都能谈出一些养生的道理来。这种现象，既因为古代中国人乐生爱生，也说明他们爱人爱世。这是一种优良的传统。

人类在很早以前就有保身长全的养生思想和方法。在春秋战国时期（公元前 5 世纪～公元 1 世纪），社会发生了急剧变化，政治、经济、文化都有很大的发展，人们的学术思想也日益活跃，出现了诸子纷起，百家争鸣的局面，形成了良好的学术氛围。在养生学领域，道家、儒家和医家的养生学思想和方法各领风骚。这一时期，阴阳五行学说和精气学说逐渐成熟，并被用来广泛地作为认识自然现象和生命现象的思想方法。在这种形势下，出现了我国医学文献中现存较早的一部典籍——《黄帝内经》。《黄帝内经》以古代哲学思想、精气学说和阴阳五行学说为理论原则，以整体观念为主导思想，较为全面地阐述人体生命活动的规律，阐述人与外在环境的关系，系统论述了人体解剖形态、脏腑经络、生理病理，以及疾病的诊断和防治。《黄帝内经》的出现，标志着中医学基础理论体系的形成。《黄帝内经》有关养生学的内容十分丰富。此后，不少医家本着上工治未病这种防患于未然的思想对养生之道进行了深入的探讨，总结出不少行之有效的养生方法。从春秋到明清，历代养生家从不同角度发展和丰富了中医养生学，百川汇海，形成了源远流长、博大精深、内涵丰富的中医养生学。数千年的经验积累，丰富的有效方法，独特的理论指导，决定了中医在养生方面具有明显的优势。

中医养生学文献浩如烟海。大致可分为以下几个大类。

1. 养生学概论类著作　这部分著作现存约 300 余种，数千余卷。如曹魏嵇康的《养生论》，晋代葛洪的《抱朴子》，齐梁陶弘景的《养性延命录》，南北朝颜之推的《颜氏家训·养生篇》，唐代司马承祯的《天隐子》，孙思邈《千金要方》和《千金翼方》中的养性、退居及补益诸篇；宋代蒲虔贯的《保生要录》，陈直的《养老奉亲书》；明代高濂的《遵生八笺》，徐春甫的《老老余编》；清代石光墀和石光陛选编的《仁寿编》，尤乘的《寿世青编》等。这些专著内容丰富，资料翔实，既总结了前人的经验和理论，又具有作者自己的一些独特见解。它们从衣食住行等日常生活的各个方面，论述养生原则和方法，记载了行之有效的养生术，较为全面地反映出中国传统养生学的概貌。这些著作的作者，大多年近古稀，甚至寿享期颐，从一个侧面说明其论述的价值和方法的可靠性。

2. 导引养生类著作　导引，是呼吸运动和躯体运动相结合的一种医疗体育方法，据《庄子·刻意》篇李颐注，即导气令和、引体令柔之意。导引是一种主动运动，其内容包括古导引式、五禽戏及太极拳等。现代的气功，在古代亦属导引，又称吐纳和服气。它通过调身、调气、调神，达到形神合一，保持人体阴阳相对稳定状态，从而达到安神补脑、强身健体、寿老延年的目的。在中国传统养生文献中，此类著作较多。如战国初年的《行气玉佩铭》，是现存较早的吐纳术著作。

1975 年在湖南长沙马王堆三号汉墓出土的帛书导引图,是现存最早的关于导引的图谱。《庄子》、《淮南子》、《华佗传》、《抱朴子》、《黄帝内经》等均有导引术记载。齐梁陶弘景《养性延命录》载六字诀吐纳法,是颇负盛名的导引养生术。隋·巢元方《诸病源候论》于大部分症候下都载有导引吐纳术,约有 270 种左右,可说是隋代以前导引术的一次总结。唐·孙思邈《千金方》与王焘《外台秘要》中,亦有许多调息、导引方面的内容。《圣济总录》是北宋官修方书,原书末有咽津、导引及服气三部分。南宋的《八段锦》,是较早的一本导引养生专著,作者佚名。宋元至明清,此类文献较多,如曹元曰《保生秘要》,王阳明《传习录》,王祖源《内功图说》,席锡藩《内外功图解辑要》皆属此类。总之,古代导引养生类著作甚多,其渊源甚远,流派颇杂,道、儒、佛、医、武,各有特点。许多道家(包括道教)书中,如《周易参同契》、《黄庭内景经》、《黄庭外景经》及《性命圭旨全书》诸著述里,都有导引吐纳术的记载。

3. 饮食养生类著作 饮食养生,习称食养及食补。泛指利用饮食来达到营养身体、保持和增进健康的方法。中国传统养生文献里,有关食养或食疗的专著甚多。《黄帝内经》有关饮食养生的论述甚多。《汉书·艺文志》著录《神农黄帝食禁》七卷、《魏书》著录《崔浩食经》九卷以及隋唐时期的《淮南王食经》及《食医心鉴》等约 60 余种,惜多散佚。现存唐代以后有关食养或食疗的著作,不下百种。就书目而言,其中讲饮食卫生和食疗原则的有《黄帝阴符经》、《食宪鸿秘》和《卫生要诀》等;主要讲饮食禁忌的有《饮食须知》、《新刻养生食忌》等;主要讲饮食调配及食物中毒解救的有《随园食单》、《服食须知》等;主要讲饮食保健、延年益寿的有《本心斋疏食谱》、《山家清供》、《饮膳正要》、《饮馔服食谱》及《增补食物秘书》等;主要讲饮食疗法的有《千金食治》、《食疗本草》、《食物本草》、《食物本草会纂》、《调疾饮食辨》、《费氏食养三种》及《随息居饮食谱》等。

4. 服药养生类著作 具有抗老防衰、补益阴阳作用的药物在古代常被人们作为养生之用,以达到健身强体、提高生存质量、延缓衰老的目的。我国古代文献中此类论述甚多,在医药学著作、道家著作、文学作品、随笔杂记及养生学专著中,均不乏这一方面的内容,然以中药学著作中最为集中,最为详备。现存最早的中药学专著《神农本草经》载药 365 种，分上、中、下三品，上品药以扶正补益为主，具有养生保健作用，经统计，其中称具有"延年"功效的药物有 38 种，称具有"增年"作用的药物有 7 种，"长年"与"增寿"者各 3 种，"长寿"和"益寿"者各 1 种。有些药物记载有"头不白"、"好颜色"、"坚骨齿"及"轻身"作用，这些论述对我国现代抗衰老中药研究有直接的影响。《名医别录》在《神农本草经》的基础上，新增轻身、延年药物近百种。世界上第一部国家药典——唐代《新修本草》载药 850 种，其中指明有益寿作用的就达 235 种之多。宋代《证类本草》所载 1746 种药物中，不仅论述其中部分药物的却病延年功效，还列举若干服药得以长寿的事例。明代李时珍《本草纲目》可谓集补益抗衰药物之大成，载耐老、增年药物达 237 种（常用者 130 种），医方 390 则，健身酒 29 种（如枸杞酒、五加皮酒等），其中何首乌、黄精、麻仁、黑大豆、胡桃及山楂等，都为当今养生常用。清代赵学敏《本草纲目拾遗》在《本草纲目》基础上，又新增延年药物 40 种左右，如西洋参、藕粉、燕窝及鹿胎等，均为后人所重视。此外，许国桢之《御药院方》，搜集宋金元宫廷养生医方 1074 条，供老人用者 37 方。明代《扶寿精方》论养生应着意于补肾方药之应用，所列二至丸、固齿延寿膏、乌发固齿补肾方、太极丸及女贞丸等，都有一定应用价值，历久不衰。

5. 其他养生学著作 如论述针刺、艾灸、按摩等方法的作用，刺激经络腧穴以激发经气，达到调和阴阳气血、疏通经络等目的的一种养生方法。针刺、艾灸及按摩，均为中医学的重要组成部分，也是中国传统养生术的特色之一。它们都是以经络学说为重要理论基础，只是具体方法不同而已。有关这部分内容的文献资料，主要见于历代针灸学专著以及医理证治、医案及医话中。尤其对老年病的防治，记载颇多。如现存最早的针灸学专著——西晋皇甫谧的《针灸甲乙经》，录有治疗老年常见病心痛胸痹、咳逆上气、耳鸣耳聋等症的针灸疗法。宋代王执中《针灸资生经》，记载用灸法治疗老年急症、老年脾胃病和老年牙痛的验案。明代杨继洲《针灸大成》，阐述保健灸及导引术的应用，多是着眼于养生寿老的；如隔药灸脐部（神阙穴）和《千金方》灸足三里穴一样，均有防治保健作用。按摩用于养生益寿，多属自我保健的主动方法，即施术者用自己的双手在身体不同部位按摩。医家按摩重视擦肾俞、命门、夹脊及涌泉等穴；尤乘《寿世青编》及邹铉

《续增寿亲养老新书》等皆有记载，认为有补肾增元、益寿延年作用。

众多养生文献如何择善而从？

中国传统养生学经过数千年发展，积累了丰富的经验，形成独特的理论体系，其用至宏，其术至简，因而目前受到海内外预防医学家和一般民众的普遍重视。但传统既是一份宝贵的财产，也是一副沉重的包袱。首先，养生文献浩如烟海，惟其术至夥，其义颇幽，不无精华与糟粕并存，粹金杂瓦砾并居。如不加以抉择，删繁就简，去粗取精，则很难广为人类造福。像道家服食金石药物以延年的做法，在古代即已受到有识之士的非议，他如带有迷信色彩的禁咒术等，虽有时有心理效应，似也应在剔除之列。

其次，有些传统养生观已不符合时代发展的形势，需要今人去扬长避短或取长补短。如老子主张无知、弃智和绝巧，取消人的一切精神活动。人的生命既然与草木同朽，那又有什么意义呢！相比较而言，儒家的学不因老而废、发愤忘食，乐以忘忧，不知老之将至的自强不息，似更符合今人追求生活质量的提高，而不一味强调延长预期寿命的趋势。但老子提出的虚静等观念，又对现代人生活有某种批评和启示性意义：在繁忙躁动、匆促浮华的社会生活中，学会保持平和宁静的心态，培养深沉高远的志趣，将显得更为可贵。出身于牛津大学的英国前首相玛格丽特·撒切尔夫人每天都要在极其紧张纷杂的工作里，挤出半小时做瑜珈冥想功（相当于静坐式气功），藉此以保持自己清醒的头脑和充沛的精力。这似乎从一个侧面说明了现代西方人对老庄哲学感兴趣的原因。

最后，中国传统养生学是在实践基础上总结形成的，往往知其然而不知其所以然。在科学技术水平飞速发展的今天，应用现代先进科学技术理论和方法，以严谨的科学态度和科研设计，研究传统的养生术，弥补文献整理工作之未逮，是当代医学科研工作者和养生学工作者的天职。20世纪80年代以来，国内外学者对中国传统养生方法进行了多方面的研究，如气功机制、抗衰老药物的单味和复方、艾灸对免疫功能的影响等，都已取得一些成果，为应用现代科学技术研究传统养生术开辟了新的途径。但相对于种类繁多的传统养生术而言，这仅仅是良好的开端，还有大量研究工作有待深入展开。如古今介绍食疗的专著虽多，但现代科学的机制研究几乎尚处空白状态。

值得指出的是，中国传统养生学在历史上曾吸收了许多国家、民族和不同学术流派的经验，使自己不断得到丰富和发展。当代，我们也应该理所当然地要从现代科学的理论和实践中补充营养，加以充实。这种中西不同文化、学科的交融及渗透，是一种客观的内在要求和发展趋势。顺之则昌，逆之则衰。

三、中医养生学的特点

中医养生学的特点可以归纳为如下几个方面：

首先，重在厚德养性，强调伦理道德修养对养生长寿的重要性。西方保健医学重视情感因素与人体健康的关系，如《萨勒诺养生歌诀》：要想健康而强壮，切莫暴怒，切莫忧伤。但对伦理道德与健康长寿的关系，尚缺乏深入研究，过去甚至将两者割裂开来，而在中国传统文化里，德高者长寿，早已形成一种共识。孔子明确提出仁者寿。这里的仁，除政治内容外，主要指中华民族的传统美德，如宽厚、慈爱、守信、勤俭、忠孝等。老子把慈善、节俭和不为天下先，视为人生三件宝贵的精神财富，同样重视道德修养。庄子论养生的名篇《养生主》，也是强调精神生命的重要性。对养生之主（即精神）的求索，是人类塑造、完善、延伸自我的最高境界。在古代文献中，养性，几乎是养生的同义语。我国早期医学理论经典《黄帝内经》在分析百岁老人长寿的原因时指出：所以能年皆百岁而动作不衰者，以其德全不危也，这种重视道德修养与健康长寿关系的观点，与现代医学模式和新的健康概念，是相通的。

其次，重中庸调和。从古印度佛祖释迦牟尼（公元前565～公元前485年）、古希腊哲学家亚里士多德（公元前484～公元前332年）到中国的老子、孔子，都把中庸、中道看作至高的境界。在古希腊、古罗马的医疗文献中，虽也包括不少正确的卫生规范，但随着古罗马人对健美运动的崇尚，强调把人体肌肉练就块块隆起为上乘的体操学派，主宰了西方健身领域。以追求人类运动能力极限的竞技体育活动，成为强身的主要方式。而中国传统养生学始终视中庸为最高境界。养生时要形神共养、动静结合，精气神合一、天人合一，饮食起居必须做到有节制、有规律。它追求的是人身阴阳、气血、动静的多方位协调，而不是局部的解剖学或单纯的某一生理学效应。南北朝道教徒兼医学家陶弘景说：能中和者必久寿，实际情况是，坚持练拳、舞剑等传统养生术者，往往体健寿延，而专事形体锻炼竞技体育的职业运动员，长寿者并不多。这种现象，似也说明这种形神统一、动静结合的养生术的优势。

第三，以养气为要。与西方保健摄生学不同的另一特点是，中国古代养生家十分重视气的修养，不仅道家、儒家、医家，甚至汉初传入中国的佛家都有自己的说法。究其原因，主要还是受中国古代哲学思想的影响。气，在古代是人们对自然现象的一种朴素认识。认为气是构成世界的最基本物质，宇宙万物包括人类，都是由气的运动变化而化生的，因此养生的重要任务，就是如何保养人体之气。老子称：治人事天，莫若啬。啬，即吝惜自身所固有的气血，尽量减少耗损。方法之一，是通过导引术来吐故纳新。孟子提出：吾善养吾浩然之气，以精神意志为主导来培养正气，所谓持其志，无暴其气，与佛家万虑皆空的养气法异旨。医家养生，则以保养正气为本，正气，包括人体抗病、调节和代偿诸功能。从脏腑功能来看，又重在脾肾。可通过节欲、运动、按摩、食疗、药物等多方面调理扶助之。

四、张仲景对养生学的贡献

医圣张仲景乐生爱生。他感于往昔之沦丧，伤横夭之莫救，勤求古训，博采众方，著《伤寒论》。张仲景既重视疾病的治疗，也很重视养生防病。

概括地说，张仲景的养生思想主要有以下几个内容：①顺应时气。《金匮要略》第一篇就指出：夫人禀五常，因风气而生长，风气虽能生万物，亦能害万物，水能浮舟，亦能覆舟。天时有未至而至，有至而不至，有至而不去，有至而太过。张仲景很重视天人相应的自然观，其顺时气养天和的思想对后世影响颇大。②养慎思想。《金匮要略》第一篇就提出这种思想。养慎的核心就是外避六淫，内养正气。方法是多方面的，如仲景提倡清心寡欲、节制房事、调节饮食、按摩针灸、气功导引、谨防外邪、本分守法等。并提出预防为主的思想。《金匮》云：夫治未病者，见肝之病，知肝传脾，当先实脾。③五味调和。仲景指出：凡饮食滋味，以养于生，食之有妨，反能为害。所食之味，有与病相宜，有与身为害，若得宜则益体，害则成疾，以此致危，例皆难疗。这说明饮食养生的科学化、合理化，在人们的实际生活中是非常重要的。因此，《金匮》对一些禽兽鱼虫果实菜谷诸般禁忌，作了较为详尽的论述。④重视胎产保健。仲景在《金匮》中对此皆有较详细的论述。他重视孕妇的保养，也重视胎儿的生长发育，强调妇儿并康。提倡优生优育，如果出现不良情况，则应果断终止妊娠，以免影响胎儿的健康发育，或形成怪胎。此观点至今无疑是正确的。

历史总是惊人的相似。尤其值得一提的是，当东方的医圣张仲景在探讨养生理论时，西方医学的鼻祖、古希腊医生希波克拉底也正在研究人类预防疾病的奥秘。东西方两大医学家都清楚地认识到：未病先防才是济世活人的正途。正所谓亡羊补牢不如防患于未然，焦头烂额不如曲突徙薪。

张仲景养生学的贡献在于：进一步深化《内经》上工治未病的思想，强调防患于未然的重要性。继之又用水能载舟，亦能覆舟的形象比喻，来阐明人与自然相互协调、相互适应是养生防病的关键。并且强调了四肢稍觉重滞，即导引、吐纳、针灸、膏摩，勿令九窍闭塞、服食节其冷热、苦酸辛甘等一系列养生调摄的要旨。要求人们内养正气、外慎邪气。于患病之初即采取各种措施，以利于健身却病。

人们都知道张仲景是一位临床医学家，是中医学之圣。而对于作为养生家的张仲景，对于他的养生学思想，他的养生方法，知之者大概不会很多。张仲景是很重视养生的，这一点我们从他的《伤寒论》和《金匮要略》二部书即可看出。他批评那些不重视养生的人说："怪当今居世之士，竟不留神医药，精究方术，上以疗君亲之疾，下以救贫贱之厄，中以保身长全，以养其生。但竞逐荣势，企踵权豪，孜孜汲汲，唯名利是务。崇饰其末，忽弃其本，华其外而悴其内。皮之不存，毛将安附焉？……举世昏迷，莫能觉悟，不惜其命，若是轻生。彼何荣势之云哉？而进不能爱人知人，退不能爱身知己，遇灾值祸，身居厄地，蒙蒙昧昧，蠢若游魂。哀乎！趋世之士，驰竞浮华，不固根本，忘躯徇物，危若冰谷，至于是也"。这段文字充分说明了养生的意义，强调了养生的重要性。在《金匮要略》中，张仲景特别强调了饮食养生的意义，他说："凡饮食滋味，以养于身。食之有妨，反能为害。……若得宜则益体，害则成疾，以此致危。"

仲景的养生方法散在于《伤寒论》各篇，时隐时现，既有少许明白晓畅的文字论述养生方法，如"若人能养慎，不令风邪干忤经络。适中经络，未流传脏腑，即医治之。四肢才觉重滞，即导引吐纳，针灸膏摩，勿令九窍闭塞"。也有需要读者悟解乃得的内容，如五劳虚极，羸瘦腹满，不能饮食。食伤，忧伤，饮伤，房室伤，饥伤，劳伤，经络荣卫气伤。既曰食伤、忧伤，那么避免食伤、忧伤就应该成为养生的原则和方法。仲景养生方法是全方位的，虽然不很具体，但是从纲要上讲，却是全面的。其内容包括饮食养生、运动养生、调神养生、房事养生、顺时养生、避邪养生等。本文采用领会精神、把握原则、补充发挥的方式分而论述。

仲景论著中，直接陈述养生学理论的文字不是很多。《伤寒论》毕竟是一部临床论著，它的重点在于论述伤寒以及与之相关的杂病的辨证论治。但是，这并不是说张仲景不重视养生学，在他的著作里，字里行间，处处有养生学思想的体现。仲景著作也提到了各种养生原则，从重视情志调理到注意饮食宜忌，从讲求劳逸结合到避免邪气伤害，中医的各种养生原则几乎匪一遗漏。

值得注意的是《金匮要略·禽兽虫鱼禁忌并治第二十四》、《金匮要略·果实菜谷禁忌并治第二十五》，它们就是专门论述饮食养生的篇章。

根据文献记载，在《伤寒论》以外，张仲景还有其他著述，惜乎多已失传。不然我们对其养生思想和方法就能够了解得较为全面一些。

从仲景著作问世至于今天，人们对张仲景医学表现出浓厚的兴趣。不过，相对于仲景辨证论治原则和方法的研究来讲，人们对其养生学思想及养生方法的研究较少。为此，我们以张仲景著作为基础，为依据，为主线，旁搜博采，拾遗补缺，引申发挥，编成这本《张仲景养生学》。我们认为，对仲景养生学思想和养生方法进行深入研究是很有必要的，不仅具有较强的学术价值，也具有很大的实用价值。希望这本书对于养生者和养生学研究者都能有所裨益。

五、养生学及其他相关概念

养生的主要目的是维持健康，增加生命数量（即延长寿命），提高生命质量。所以，本文在此有必要讨论健康与疾病、生命数量与生命质量等概念，并讨论养生学与预防医学、临床医学、康复医学的关系。

养生，亦称摄生、卫生、道生、保生。养生是以自我调摄为主要手段，以推迟衰老、延年益寿为目的的多种保健方法的综合。"养生"一词最早见于《庄子》内篇《养生主第三》：文惠君曰："吾闻庖丁之言，得养生焉"。

养生一词，在中国古代文献中含有两层意思。

一是指保养身心，以增寿延年。《庄子·养生主》云：吾闻疱丁之言，得养生焉，就是取的顺应自然，以保养身心之意。

二是指侍奉父母，使其身心健康，以贻养天年。《孟子·离娄下》就曾把养生和送死作为人类无一例外地要面临的两大问题，这就将养生学推向了社会，促进了养生学学术的下移和发展。

据此，中国养生学的内容也就可以划分为一般养生和老年病痛的防治两个范畴。广义的养生，在古代文献中亦称摄生、厚生、尊生、卫生、道生、长生、保生、颐生、养性、修养、颐养、调摄以及寿世、仁寿、延寿、养老奉亲、寿亲、安老等。它与现代西方所谓的摄生法（regimen）的概念迥然不同，后者系指特定人群中安排系统的作息制度和饮食中营养要素的均衡，如运动员锻炼时所采用的规定食谱和训练方式等。相比之下，中国传统养生的涵义当然要显得广博、深邃得多。

另外，西方所谓的摄生法通常都是医家的工作。而中国传统养生则不仅局限在医学领域。纵观上下五千年的中华文明史，上至帝王将相，下至贩夫走卒，都能谈出一些养生的道理来。中华民族从一开始就把养生的主动权牢牢掌握在手中。举例言之，我国民间谚云：若要小儿安，常带三分饥；《论语》中谈到君子居无求饱，食无求安等等；不胜枚举。由此可见：在中华养生学这一领域，投入人员之多、研究范围之广都是西方摄生法难以企及的。世界上还有哪个民族比中华民族的养生学理论更丰富呢？

（一）养生与养生学

何谓养生？养生（health maintenance）是有明确目的的自主的保养生命的行为。小儿饥而呼食，渴而呼饮，虽然饮食能维持生命，但并不能称之为养生行为。因为这种行为没有明确的养生目的。母亲为孩子采取养护措施，为之哺乳，为之添加营养剂，为之加减衣服，晒之于阳光，这些行为也不是养生，因为它们不是自主的行为。一般而言，人的本能行为和日常的身体保护行为也不是养生行为，食色性也，求食色，渴而饮，困而卧，蚊虫叮咬而扑之，寒而衣，饥而食，渴而饮，这些行为也不宜称之为养生。

一般而言，养生似乎主要是指在身体健康无病的时候，采取某些措施以增强体质，预防疾病，延长生命。但是谁言有病之人不养生？只不过有病之人的养生行为常常与治疗难以分别，往往合二为一了。

何谓养生学？养生学就是研究如何维持并增强健康，预防疾病，对抗衰老，延长寿命，提高生命质量的方法，并探讨和说明其机制的一门学问。

（二）健康

没有疾病就是健康的时代已经一去不复返了，健康的内涵发生了变化。什么是健康呢？

世界卫生组织着重认为健康是身体、精神和社会的完全安康。概括的说，就是良好的身体素质和健康的心理状态以及良好的社会适应能力。简单的说，就是良好的身体状况以及心理状况，这二者是休戚相关的，我们谈养生、摄生，无非是谋求身与心的和谐。

中医有一句话叫做善不可见而恶可见。人们对健康往往不太经意，而对疾病却有深刻感受；健康不易描述，而疾病比较容易描述。故人们一般以疾病作为参照体系来界定健康。何谓健康，健康就是无病，无病就是健康，故无病成为健康的代名词。在科学技术和医学较为落后的人类社会早期，人们对健康的观点是朴素的，即使到了近代，人们对健康的看法还是如此。

无病就是健康是传统的健康观（classical health）。这种观点认为疾病与健康是相互排斥的，互相对立的，健康等于无病，无病等于健康。无病以人们的认识水平和医疗技术条件来判定。一个人是否健康，主要看他的机体是否患有个人可以感觉到的或医学技术可以检测到的疾病，有病就是病人，无病就是健康人。依照这种观点，健康可定义为在人的生命活动中没有疾病时的状态。

现代人提出了整体健康（global health）的观点。整体健康观以生物-心理-社会医学模式为基础，视机体为一个统一的不可分离的整体，视健康为多维的系统。整体健康观注重人的生物属性和社会属性，要求躯体、心理和社会性诸方面共同成长和协调发展，要求对不断变化的环境表现出良好的适应能力。整体健康观认为，健康是由多层面的多种因素构成的。

整体健康观具有代表性的定义是世界卫生组织（WHO）1948年的定义：健康不仅是没有疾病和虚弱现象，而且是一种躯体上、心理上和社会适应方面的完好状态。这一定义兼顾了人的自然属性和社会属性，具有比传统健康观更为积极的意义。该定义既包含了作为生物有机体的人的生理健康，又加入了作为完整的高级生命复合体的人所特有的心理和社会性两方面的内容。故世界卫生组织（WHO）的健康观是积极的健康观。笔者认为，由于整体健康观含有心理和社会两方面的内容，故与中医学更为相近，因为中医的医学模式早就是生物-心理-社会医学模式。在研究中医养生学时，更多的要注重整体健康观。

何廷尉等编著的《预防医学》描述了整体健康的特征：

（1）健康具有多维性　世界卫生组织提出的健康观认为健康是由多个维度组成。整体健康至少包括了三个基本维度，即躯体、心理与社会适应能力。后来又增加了道德方面的内容。一个适合操作的整体健康观，其内容可包括：身体健康、心理健康、社会健康、角色功能和健康感觉，其中角色功能也可归入身体健康的范围。

（2）健康具有连续性　从完全健康到最差的健康状态或死亡是个连续变化的谱级，可称为健康谱。在人的生命活动过程中存在着健康、病前状态、疾病和死亡等各个相互联系的状态。传统健康观将健康的重点放在健康的负向特质，如疾病、功能失调、生活能力丧失等，忽视了健康的正向特质，如能力、行为、社会交往等。实际上，健康的每个维度都有相应的谱级，如把身体活动表示为自由行走、行走受限、依靠轮椅、卧床等谱级。

（3）健康描述的功能性　健康描述的功能性主要是指健康描述应着重于人们在日常生活中如何完成日常活动、任务或各种角色，着重于处于某种健康状态下的个人行为能力如何，而不是有关的临床诊断或实验室检查结果，即用行为或功能术语，如完好、健全等来表述健康。健康状态是由个体某时点的功能水平和将来的变化所构成。功能作为 WHO 健康定义中完好的准则更具有操作性。适宜的功能应与身体完好、心理完好和社会完好的社会标准一致，功能的概念是以正常与偏离为基础，正常功能是社会期望、大多数人能经历的，并能在日常生活活动中完成的行为，偏离功能是指背离正常的负向行为。

世界卫生组织着重认为健康是身体、精神和社会的完全安康。让医院带来完全的安康，现在是不可能的，任何时候也是不可能的。保证健康的惟一科学的方法，就是学会生命的自我管理。制定出一套合乎自己的精神、营养、运动、休息、锻炼等健身方法。生命的自我管理就是养生保健，自己的健康，必须自己负责，自己保护，这一切别人是无法代替的。只有这样，生活才会有追求，才有乐趣，生活才能充满朝气。

（三）疾病

如前所述，疾病是藉以判定健康的标尺。讨论养生就要讨论健康，而讨论健康就要讨论疾病。何谓疾病？中医对此没有多废笔墨，或许古代医家认为这是一个毋庸多言的问题。笔者疏浅，读书无多，在古代文献中尚未发现对疾病的较好定义，姑且按照自己的理解，为疾病做一个中医学的描述：疾病就是身体有了症状，包括自我感觉的异常和他觉的异常，色不和，脉不和。疾病就是以邪正相搏或精气虚衰、阴阳不和、气血不调为特性的异常。轻者为疾，重者为病。现代关于疾病的表述比较清楚。有的观点认为，要将影响疾病的因素分为病因、宿主和环境三类因素。如果这三类因素达到一种平衡状态，机体就是健康的。如果这三类因素失衡，机体就要患病，或者说就已经患病。临床医学的任务就是尽力恢复这种平衡。而养生的任务则是维持这种平衡，巩固之，保持其长期稳定。

随着解剖学、分子生物学等学科的发展，人们可以在系统、器官、细胞乃至分子、原子水平上研究疾病，加上大多数疾病都能在结构上找到相应的变化，从而形成了按系统或器官划分疾病的理论。这就出现了结构、功能异常的疾病观。这种观点认为，机体的组织、器官和系统的结构或功能的异常就是疾病。其异常甚至可以表现在细胞水平和分子水平上。这样一种疾病定义是对疾病的微观认识。

此外，还有一种基于机体稳态论的疾病观。机体稳态论是系统论、控制论和信息论在医学生物学上的重大发展。自稳调节是维持机体正常生命活动必不可少的机制。故这种疾病观认为，疾病是在机体内外环境中某些致病因素的作用下，其自稳调节发生紊乱，引起了相应的生命活动障碍。致病因素引起机体的损伤，同时机体也动员各种功能对抗和修复损伤。当损伤占优势时，疾病便发生恶化甚至走向死亡。当机体的各种对抗和修复力量占优势时，疾病便缓解乃至康复。这是一种机体自稳态调节紊乱的疾病观。

何廷尉等编著的《预防医学》对疾病用生物学、心理学和社会学尺度做了分别，笔者认为此分别对于中医养生学研究大有借鉴作用，兹引述如下：

1. 疾病（disease）　疾病是一种生物学上的失常或病理状态的医学判断或临床判断，可通过体检、化验、人体测量及其他检查加以确定，这是一种生物学尺度。疾病是一种容易找到客观事实依据的健康负向状态，也容易引起医学的注意，对于病人来讲常表现出有求医行为。

2. 病患（illness）　病患是对身体健康状况的自我感觉和判断，即对身体、心理、社会三方面失调的判断，它是一种感觉尺度，是一种个人主观上的疾病感觉。个人对自己健康状况的评判包括对目前健康和未来健康变化趋势的预测。判断的依据主要是病人的健康状况对个人、家庭、工作、学习等方面的影响范围和程度大小，因此判断结果不完全与医学判断一致。从疾病的自然史来看，病患是最早出现的疾病状态，有些病人可能表现出求医行为，而多数人没有寻求医疗帮助，因此，为了保护人群的健康，应该注意人群的病患状态。

3. 患病（sickness）　患病是社会对个人健康状态的判断，是社会对疾病的承认，是一种角色判断，反映一个人在健康状况方面所处的社会地位，即他人认为此人处于不健康状态，它是一种行动尺度。社会对疾病的评判主要依据健康状况对个人社会交往能力、劳动能力等的影响，缺勤、休工、休学等正是这种判断的结果。

4. 病灾（malady）　是指除疾病外，许多有害健康的状态，包括损伤、创伤和缺陷。

（四）生命数量与生命质量

养生的核心目的就是要增加生命数量，提高生命质量，亦精亦神，长生久视。

生命质量的概念起源于生活质量。生活质量在不同的历史时期和不同的社会是不同的，不同人也有不同的评判标准。早期的生活质量主要指人们的物质享受，后来又包括了人的精神生活和个人自由，包括从获得生活必需品到实现个人满足和幸福感等广泛的内容。

生命数量（quantity of life）：指个体生存时间的长度，也就是寿命。

生命质量（quality of life）：指以社会经济、文化背景和价值取向为基础，人们对自己的身体状态、心理功能、社会能力以及个人综合状况的感觉体验。生命质量反映了个人期望与实际生活状况之间的差距，该距离越大，生命质量就越差。

生命数量和生命质量是相互联系、相互制约的两个方面。生命数量是生命质量的基础，而只有在一定的生命数量的前提下，才可能谈论生命质量。养生学的目的既要生命数量，也要生命质量，鱼与熊掌兼得，为此便要处理好增加生命数量和提高生命质量的辩证关系。

（五）亚健康

亚健康（sub-health）状态是指人的身体功能虽无明显或明确的疾病表现，但平时却缺乏活力，对外界的适应能力呈不同程度的一种不健康的生理状态，尤其在心理上产生严重的不适感觉。易言之，亚健康状态主要是指生物学上的既非健康也非疾病的中间状态。健康是指机体的结构完整、功能完好的状态，包括良好的心理状态和环境适应性，但较多的还是指生物学上的正常。而疾病主要是一种生物学和心理学上的失常或病理状态，是医学判断或临床判断，可通过体检、化验、人体测量及其他检查加以确定。心理疾病之诊断诚属不易，而心理学上的亚健康便更难判断。故亚健康大都是从生物学意义上言之。健康是相对的，亚健康更是相对的，它与健康的界限有时很难划定，亚健康与疾病有时也很难区分。因为生物学意义上的疾病主要通过体检、化验、人体测量及其他检查加以确定，但各种检查方法的精密性、敏感性、全面性、针对性都可能发生变化，对检查结果的判断尺度都不是绝对的，一成不变的。故不能通过体检、化验、人体测量及其他检查加以确定的非健康状态就不一定不是疾病。医学在不断发展，今是昨非的现象很常见，向之所谓非疾病状态，今被诊断为疾病，向之无法确立临床诊断者，今其诊断被确立，此类情况屡见不鲜。有一个不易回答的问题，神经官能症是否为亚健康状态？亚健康大多是个人主观上的疾病感觉而不能确定临床诊断。

亚健康人群正日益庞大。有人调查在一般人群中，亚健康状态的人达 50%以上，它常表现为消化功能障碍、神经衰弱、精神抑郁、慢性咽痛等。在有高级职称的知识分子中，高达 75%以上的人处于亚健康状态。

笔者等认为，惟中医学是对付亚健康状态的利器。中医养生是调整亚健康状态的有效手段。亚健康状态者是最应该采取养生措施的一个人群。

（六）预防医学

在讨论养生学问题时，不能不提到预防医学。随着社会的进步，科学技术的发展和生活水平的提高，医学科学研究的重点已经开始从临床医学转向预防医学和康复医学。单纯的医疗形式已经落后于时代和人们的要求，预防医学必将进一步引起人们的重视。

预防医学（preventive medicine）是研究环境因素对健康的影响、疾病的分布规律，以及制订防治疾病、提高生命质量、延长寿命的对策和措施的一门学科（何廷尉等：《预防医学》，高等教育出版社，2001）。从这里对预防医学的描述可见，养生学与预防医学似乎是重叠的，其研究内容、目的和方法基本一致。那么养生学与预防医学有无区别，其区别是什么？

笔者认为，养生学和预防医学既有联系又有区别。预防医学主要研究人群健康状况的环境因素，研究预防疾病和保护健康的策略和措施，研究疾病的分布、影响因素和资料的收集、整理与分析，研究疾病防治的组织和科学管理方法。随着社会的发展和医学科学的进步，现代预防医学的研究内容也有所扩展和转变，如其所研究的环境因素就从自然环境因素扩展到社会环境因素和心理环境因素；疾病的防治从对急、慢性传染病的预防扩展到对慢性非传染性疾病的预防；增进健康从增进躯体健康扩展到增进心理健康与社会适应健康等。预防医学的行为主要是社会性的。

养生学也要预防疾病、维护健康，但养生主要是指个人的自主保健行为，故可以说养生学是预防医学的一个重要分支学科。预防医学既重视疾病的个人预防，更加重视疾病的群体预防，比如防止疾病的流行是预防医学的任务，而不是养生的主要内容。预防医学的主要任务是预防负面的健康问题，而养生学的主要任务除了防止负面的健康问题以外，还包括许多积极向上的内容，如增强生命活力，提高生命质量。预防医学一般不以抗衰老为主要内容，但抗衰老却是养生的重点。总之，养生学是预防医学的一个分支学科，它们的许多内容是交叉的。

（七）康复医学

康复（rehabilitation）主要是指用按摩、电疗和逐渐锻炼的方法治疗病人，使恢复正常的健康和功能，或预防因病情恶化而造成残疾，亦指各种使病人于病后或外伤后恢复独立生活的方法。研究各种康复方法及其理论的学科便称为康复医学。康复方法既可以是由他人给患者实施，也可以是患者自己主动进行，如患者主动进行肢体的功能锻炼。后一种情况可以视为特殊内容的养生行为。康复医学与预防医学不同，预防医学是预防疾病的发生，而康复医学在既病之后防止致残。

第二章
学术源流

第一节　张仲景养生学学术背景

如前所述，在仲景论著中，直接陈述养生学理论和养生方法的文字较少。人们对仲景养生学思想及养生学方法的研究很少，其原因或许正在于此。实际上，张仲景是一位在养生学方面有很深造诣的医学家。

为了较好地研究张仲景养生学思想和养生方法，就有必要考察在这一方面的研究现状。而所谓研究现状，并不仅仅是现代的研究状况，而应该全面考察整个历史状况。让我们回顾一下张仲景养生学思想及其方法的时代背景。

仲景生活在东汉时期。在秦、汉之际，养生风气很盛。《内经》、《老子》、《淮南子》等养生学思想对仲景肯定有影响。迨至魏晋、南北朝、隋、唐这段历史时期，养生学得到更多的充实和发展，其间出现了一些著名的养生家，如晋朝的葛洪、南北朝的陶弘景、唐朝的孙思邈等，他们在养生学方面都有卓越的成就，这些养生家的思想和方法也折射出仲景的养生思想和方法。故本文对东汉前后养生学的主要内容做一次简要的回顾。

养生以求长生，这或许是人类永恒的愿望和追求。在仲景之前，老子《道德经》、《庄子》、《论语》、《吕氏春秋》等书中都有丰富的养生学思想。《周礼》之于饮食；老子《道德经》之于返朴归真、清静无为；庄子《南华经》之论：吹煦呼吸、熊经鸟伸；《吕氏春秋》之流水不腐、户枢不蠹，皆是传世不朽的真知灼见。

中医药学中关于养生增寿的医理、方药、导引、吐纳之著述更是宏博浩瀚。

其最著者当推《内经》。《内经》有完整的养生学体系，为后世养生学的发展奠定了基础。如《内经》强调人要顺应四时阴阳，主动适应自然变化，避免外邪侵袭。《灵枢·本神》指出，人要顺四时而适寒暑，和喜怒而安居处，节阴阳而调刚柔。《素问·四气调神大论》提出春夏养阳、秋冬养阴的原则、七损八益等方法，丰富多彩，蔚为壮观。

寿高德勋、身体康健，是每个人都期盼的。古往今来，醉心于蓬莱、方丈、瀛洲者有之，执着于炼丹服饵者有之，沉迷于房室养生者亦有之。但是，真正能够寿享遐龄的却少之又少。正所谓：年年岁岁花相似，岁岁年年人不同。秦汉时期，秦始皇、汉武帝都是长生不老的热衷者，也可以说是养生的热衷者。令人惋惜的是：他们采取的养生方法误入歧途。正因为如此，在当时的社会上便出现了一批自称掌握了长生不老术的方士，得道的神仙。炼丹术、服食法、神仙术、房中养生法等，其时为人所乐道，在社会上风行。公元前 219 年，方士徐福奉秦始皇之命出海寻找长生不死药。养生学虽然没有完全走向正道，但由杰出人物造成的蔚然风气，对养生学的发展也有较大的推动作用。

在长沙马王堆发掘的汉文帝初元 12 年（公元前 168 年）的墓葬中，存在不少养生方面的文物，如彩绘的导引图、《养生方》《却谷食气》《十问》等。导引图介绍了 44 幅导引姿势，包括呼吸运动、徒手体操和持养生器械的体操。《养生方》接受了养生的方药，而《却谷食气》《十问》论述养生理论和一些具体方法。

仲景生活的东汉时期虽然兵荒马乱，但却也是一个极重养生的年代。或许正因为其时传染病肆虐，故人们也很重视养生。东汉哲学家王充也是一位养生家。他在其代表作《论衡》中，论述生死寿夭，延年之道方面的内容近二十篇。其中明确指出了先天禀赋强者，其寿命长，先天禀赋弱者，其寿命短。其曰：夫禀气渥则体强，体强则其命长；气薄则其体弱，体弱则命短（《论衡·气寿》）。

仲景在他的著作中也处处体现出一种防患于未然的积极思想。例如：《金匮要略》在脏腑经络先后篇第一之头条，开宗明义的提出上工治未病的问题，强调防患于未然的重要性。继之又用水能载舟，亦能覆舟的形象比喻，来阐明人与自然相互协调、相互适应是养生防病的关键。张仲景特别强调了四肢稍觉重滞，即导引、吐纳、针灸、膏摩，勿令九窍闭塞、服食节其冷热、苦酸辛甘等养生调摄的要旨。要求人们内养正气、外慎邪气。并于患病之初即采取各种措施，以利于健身却病。

《金匮要略》在卷二十五、二十六中又指出：饮食本来对人体养生长寿是有益的，但若食之有妨，反能为害。此外，书中还列举禽兽鱼虫禁忌 101 条，果实菜谷禁忌 89 条，还告诫人们爽口物多食终会作疾，等等。凡此种种，都是千古医家智慧的结晶，是弥足珍贵的养生延龄要旨。

华佗是东汉时代的有名医家，也是杰出的养生家。据史书记载，他晓养性之术，年且百岁而犹有壮容，时人以为仙。这里说的养性就是养生。华佗有一段关于养生的著名论说：人体欲得劳动，但不当使极耳。动摇则谷气得消，血脉流通，病不得生。譬如户枢不蠹是也。根据这样的养生学思想，他创立了五禽戏，模仿虎、鹿、熊、猿、鸟五种动物动作姿态，既能动摇使谷气得消，血脉流通，又不会运动太过，伤损身体。据史书记载，华佗的弟子吴普练五禽戏，至九十余，耳目聪明，齿牙完坚。此说明华佗的养生学思想和五禽戏方法是经得起检验的。

晋·葛洪（公元 284～364 年），字稚川，自号抱朴子，丹阳句容人。其一生主要是在炼丹及从事医药的实践中度过的，著《抱朴子》，是我国历史上著名的养生学家。其养生论以虚清不伤为本，辅以吐纳、导引、运动、丹药。他说：养生以不伤为本，凡超越身体之可能，困思、强举、悲哀憔悴、喜乐过差、汲汲所欲、久谈言笑、寝息失守，挽弓引弩、沉醉呕吐，饮食而卧，跳走喘乏，欢呼歌泣，阴阳不交，皆伤也，积伤至尽，则早亡。葛氏非常重视节嗜欲、保性命的养生法则，他说：且夫善养生者，先除六害，然后可以延驻于百年。一曰薄名利，二曰禁声色，三曰廉货财，四曰损滋味，五曰除佞妄，六曰去沮嫉。六者不除，修养之道徒设耳。至于养生功法，他认为以轻便易行，有益身心为原则，不必拘于时辰、名物、身姿，或屈伸、或俯仰、或行卧、或倚立、或踯躅、或徐步、或吟或息……但觉身体有不理则行之。此外，葛氏还继承秦汉诸家的养生学思想，强调精气对养生防衰的重要作用，提出身劳则神散，气竭则命终……气疲欲胜，则精灵离身矣。从上可知，葛洪虽以炼丹称著于世，然其养生思想非止一端，为传统养生学的发展作出了贡献。

南朝的陶弘景，生于公元 456 年，卒于公元 536 年，终年 81 岁，丹阳秣陵人。他是一位杰出的自然科学家，众采百家，兼通佛道，尤精于医学。陶氏夙好养生，十岁得葛洪神仙传，昼夜研寻，便有养生之志（《梁书·处士传》），后来成为历史上著名的养生学家。他辑录了上自农皇以来，下及魏晋之际，但益于养生者，撰写了一部《养性延命录》，为现存最早的一部养生学专著，在养生理论和方法上，都比前代有所发展。

由上述回顾可以看出，张仲景生活的年代虽然兵荒马乱，民不聊生，但是这个时代也有很多著名的养生家，他们的养生学观点和主张在社会上有很大影响。这是仲景养生思想及方法的时代背景。仲景生活在这个年代，也是卓有成就的医学家，他自然会受到影响。仲景养生思想和养生方法不是孤立的。

传统养生学专著现存者就不下三百余种，数千余卷。而有关养生学的内容，不但见于卷轶浩繁的古医籍中，而且在文史哲和儒道佛等诸家典籍中也多有论述。任何人都不得不承认，世界上任何一个民族都不曾象我们中华民族那样重视养生，五千年的中华民族文明史中，养生学也放射出夺目的光芒。

在中国传统文化中，诸子百家，无不重视养生，只是各家的养生观点和养生方法或有不同。

道家养生思想对中华养生学的影响最深，清净、自然、无为是道家学说创始人老子的核心思想，也是道家养生文化的精髓。清净是指清心寡欲，心境平和。换言之，即保持平和而良好的心理状态。自然指顺应客观世界包括自然环境和社会环境。无为即不妄作为，顺势而已，不与形势相逆。在道家看来，自然界是人类生命的源泉，人要维持其生命，必须顺应自然，顺天应人，适应自然的变化。老子的道法自然、庄子的缘督以为经，都是主张遵循自然规律的意思。道家在养生学上的主要主张有三：一是主静。静则能保养人体生生不息的和顺之气，使人心境平和，如此便可延年益寿、增进健康。二是寡欲乃至无欲。在老庄笔下，欲主要是指心智作用的巧诈之欲，也包括本能性的自然欲望和各种需求。如《庄子·达生》篇告诫人们，养生必须节制饮食和性欲，不能贪图一时痛快。所谓人之所畏者，衽席之上，饮食之间。而不知为之戒者，过也。老庄哲学极力主张摒弃一切外界影响，把全部注意力集中于人体自身，进而返回到人类生命的原始状态。三是顺天，即顺应自然的变化和社会形势。

总的来说，老庄哲学极力主张摒弃一切外界影响，把全部注意力集中于人体自身，进而返回到人类生命的原始状态。这种思想有两方面的含义：一是指达到一种无知、无欲、无求的婴儿状态，即所谓刚以致柔，能婴儿乎。二是指人类的前身即动物的状态。

基于前者，于是有了庄子提倡的坐忘、听息、心斋，葛洪的胎息，以及陶弘景的六字诀等以呼吸吐纳为特点的静气功。

基于后者，则又出现了模仿虎、鹿、熊、猿、鸟等动物形态动作之五禽戏、讲求阴阳相生、动静结合的太极拳等动态健身功。可以认为，导气令和，引体令柔，辅以自我按摩（如梳发、擦面、运目、弹耳、叩齿、咽津、摩腹、提肛、擦足心、干沐浴）的导引术，是道家养生文化的重要方面。需要指出的是：导引术并非道家所独倡、独有。

当然，道家在顺天应人理论的基础上，亦有不少有识之士提出顺天者死、逆天者生这一养生名论。这句话乍看似很狂妄，且违背客观规律，实则不然。它是对老庄理论的深化。其本意应当是：按照自然规律（即所谓天道）来讲，人应当是顺应生、长、壮、老、已这一大趋势的；但在这一轨迹下，人本身并非无所作为，而是可以通过各类积极的活动，来延缓甚至阻断这一轨迹。这是非常难能可贵的。系统地回答了为什么要以清净、自然、无为来作为养生手段的原因。

与道家清净、自然、无为的养生观相对应，儒家养生的特点是积极的处世态度，仁、义、礼、智、信五德，皆有益于养生。儒家的养生行为融合到衣食起居等日常生活的方方面面。孔子的《论语·乡党》堪称中国养生学文献中最早的衣食保健名篇：他在衣着上讲求适应四时和合体，提倡夏穿透汗凉爽的葛布单衣，冬着保暖御寒的羔裘或狐裘。在饮食方面，他提出八种饭菜不得食，其内容涉及食物的色、质、量、味、烹调、配餐、进食时间等诸方面，食不言，睡不语。在行为方面，《论语·季氏》提出君子三戒：少年不要纵欲，壮年力戒争斗，老年防止贪得。儒家十分重视尊老爱幼，包含重视老年保健和儿童保健的内涵。以优生为目的的胎教，也是儒家首先提出并实施的。孟子是中国养生史上最早提出把养老列入养生范畴的学者。孟子所论之养生有别于他人所论之养生。孟子的养生是侍奉父母，使其身心健康，贻养天年。而人人皆由父母所生，人人也将会成为父母，这就使养生极其贴近现实而人人可为，不再局限于少数修行者或道人的修炼术法，促进了养生学的大众化发展。儒家典籍中所记载的一些养生措施，常从老年人的日常生活考虑，有显著的养生保健意义。

孔子曾提出过智者寿这一观点，强调心理健康对养生长寿的重要意义；这与老子主张弃智、绝巧、无欲以及无为以返朴归真的养生观互为补充、各有奥妙。

智，在中国传统文化里的含义原仅指知人、知己。在《论语》中则可被理解为：懂得协调处理人际关系，能克制自己的欲望，自觉地做到生活规律饮食节制，劳逸适度，情绪稳定，进而达到免除疾病忧患、延年益寿的目的。这里的智与现代科学所讲的智力（intelligence）尚不可等同，前者不包括对自然科学知识的掌握。但联系儒学其他论述，智者寿的命题毕竟道出了良好的心理状态与健康长寿的关系。

此外，儒家还把养生保健的思想寓于学习中。孔子五十而学《易》，发愤忘食，乐以忘忧，不知老之将至。春秋时期管仲强调心为智舍，用进废退，所谓老不长虑，困乃速竭；清代曹慈山倡学不因老而废，都明确把学习作为养生的重要内容。另外，早期儒家主张以六艺（礼、乐、射、御、书、数）来修身养性，在当时就受到养生家的肯定。《文选》李善注引的《养生经》就总结了儒家六艺延年的经验。这种老有所为的思想至今仍有很大意义。

佛学本身所追求的目标是明心见性、彻悟成佛，如果没有健康的身体就不能进行修炼。所以佛学典籍中也含有与佛教教义结合在一起的有关养生保健的观点和方法，即历代修行者所强调的修性养命结合的性命双修。所谓修性，就是佛学上的修为；而养命，则是强身健体，锻炼体魄。佛家养生的论述主要载于《大藏经》，还见诸隋代智颉法师著的《六妙门》（即《小止观》）、《摩诃止观》（即《大止观》），以及阐述心理修养的《百法明门类》和《妙云集》中，主要表现在禅定、推拿、素食和饮茶几个方面。

禅定的禅字，本是梵语禅那（Dhyana）的音译，意译为静虑，即静中思虑的意思，一般称作禅定、参禅或修禅。它以坐禅为修炼方法，同时配合调息，是一种对身心极为有益的静气功。长期坚持坐禅，可以使身体处在一种和谐的状态，有利于慢性病的恢复和健康长寿。佛家的禅定和儒家正襟危坐以求静，二者有异曲同工之妙。佛学智者认为，不善调适身心之事，内外有所违犯则生病患。坐禅得法，病即痊愈；用心失所，病即复发。中国气功分佛、道、儒、武术、医学五大流派，坐禅则是四大皆空、主张明心见性为特点的功法。

导引、推拿非为佛家所特有，但备受佛家重视，因为导引、推拿可以为坐禅服务。相传有些高僧为保证坐禅的顺利进行，常常需要采取一些按摩、导引等手段来活动筋骨和疏通血脉，由此逐渐形成一些佛教的养生健身功法。其中有代表性的如达摩易筋经、天竺国按摩法、心意拳、罗汉十八手、少林拳及禅密功等。饮茶，是坐禅僧为提神醒志、消除疲倦以坚持坐禅的措施，其实有保健益寿作用。素食是汉族僧尼特有的饮食制度。比丘戒律中原无此项规定。梁武帝萧衍根据佛教不杀生、六趣轮回等教义提倡素食，遂得普遍实行。佛家素食制度有其自我超度、自我保健的一面，对中医食养、食疗思想影响很大。

另外，按佛教教规，僧侣修禅前必须沐浴、揩齿、搽油及整洁服饰等。佛堂环境要求经常清扫和禁止吐痰，保持佛门净地，既重视个人卫生，又重视环境卫生，客观上对推进养生保健起到积极作用。

杂家在养生方面，汇合各家之说，兼儒墨，合名法，有其自家见解和主张。杂家强调趋利避害、趋吉避凶；利于性则取之，害于性则舍之，大甘大酸等伤形，大怒大忧等害神，大热大燥等耗精，俱当禁之，如此养生才能寿享天年。杂家指出富贵之人养生有三患：出入以车辇代步，是生脚疾之开端；肥肉美酒，饮而强食，似食烂肠之食。杂家推崇流水不腐，户枢不蠹的观点，并结合对人体病理生理学的知识而大加发挥，认为人体是一个有机的整体，脏腑经络相通。血脉与精气畅行，使人保持健康无病；郁滞则百病丛生，所以强调养生必须达郁，运动自可增寿。杂家养生思想主要见于《吕氏春秋》本生、重己、贵生、情欲、尽数及达郁诸篇中。本生教人把生命作为根本；重己教人尊重自己的生命；贵生论述养生之道；情欲讲节欲与养生的关系；尽数是说如何尽终其寿数或天年之意；达郁即通达、使无积滞，亦为养生之要点。

提到纳入医学领域的养生文化，大致可以归纳出如下特点：

首先，对养生理论的阐述往往融道家、儒家、佛家、医家、武术、杂家等诸家学说于一体，尽取所长。如中医学中的四时养生学说，即源于老子的道法自然观点。中医学中的食养，强调五味调和，以清淡为宜，即多食果菜，少食肥甘，与佛教徒之素食制度颇有相近似处。元代朱震亨据此论创淡食养老说，一反古代甘旨养老的传统，认为清淡饮食更适宜于老人消导能力，很有新意。又如叩齿乃道家所提倡，揩齿是佛门教规，孙思邈《千金要方》中则两者并提，实际上是把佛、道两家的健齿方法结合起来了。究其原因，是由于很多医学养生家都有出佛入道，儒医相兼的经历，使之容易吸收诸子学说而融于医理之中。

其次，以中医学理论为指导。无论哪一种养生方法，一经纳入医学领域，都是以中医的阴阳、脏腑、气血、经络等理论为基础进行阐发的。以运动养生为例，虽以动形为基本锻炼形式，却是以阴阳理论指导运动的虚、实、动、静、刚、柔，用气机的开合升降指导运动的屈伸、俯仰，用整体观念说明运动中的形、神、气、血、表、里的协调统一，以养精、练气、调神为运动的基本要点。另如食疗的春夏养阳、秋冬养阴以及以平为期的药物养生都极有章法。

再次，养生学与临床医疗实际相结合，主要体现在以下几个方面：一是汉唐以后的养生家往往本身也是著名的医学家，具有丰富的医学理论和临床实践经验。因而对养生方法的论述，多具体实际而有成效。二是很多医学养生手段如运动、饮食、药物、针灸、推拿等方法，都是一术多用，无病健身，有病疗疾以及病后调理等，彼此之间并无严格区分。三是以临床医学发展为基础。如老年养生保健理论和技能，一般都必须在内科学等临床医学具备有一定基础后，才有可能进一步加强、丰富或发展。

总之，道、儒、佛、杂、医学各派都从不同角度阐述了养生理论和方法，丰富了中国传统养生学的内容。但无论何种流派的养生观，都是在中华文化这个大背景下形成的，这就是使传统养生学又具有与西方健身学迥异的一些共同的特点。

当然，在诸子百家中，医家与养生学的关系最密切，养生学的内容是医学的重要组成部分。中医在如何养生方面积累了数千年的丰富经验，掌握了很多行之有效养生保健的方法，因而中医在养生方面具有一定的优势。历史悠久，源远流长。如何整理和研究、发掘古代养生经验，使之古为今用，这是一个十分有意义的课题。人们称以疾病治疗为主的临床医学为第一医学，称以疾病预防为主的预防医学为第二医学，称以功能康复为主的康复医学为第三医学。现在，有人提出了第四医学的观点：第四医学是运用生命科学包括医学知识对抗危害身心健康的不良行为、疾病及衰老，调整心理与机体平衡，提高综合性的自我保健能力，以达到身心健康与延年益寿的目的。

值得深思的是：现代医学之父希波克拉底（约公元前460～公元前377年）几乎和仲景处在同一时代。希波克拉底十分重视饮食、锻炼、按摩及海水浴等自然疗法对健康的作用，他曾著《谈饮食》（On Diet），探讨多种食物对健康的益处以及其调制方法。尽管希波克拉底所采取的措施较为简略，其基本原则仅仅强调饮食适当和运动得宜，但他的思想对预防医学和临床医学有深远的影响。这一思想至今仍对预防医学和临床医学有深远的指导意义。但是，希波克拉底所提倡的养生方法远逊于同时代的张仲景。

具体地说，仲景养生与希波克拉底的养生方法的区别在于：

仲景养生：强调系统性、综合性，整体观念，辨证论治。不仅有系统的理论和方法，而且有丰富的临床实践和卓越的效果。

希氏养生：局限于饮食和运动，认为健康就是饮食和运动的比率适当。

此后，在中世纪欧洲医学中心——意大利，曾经有一位医学家萨勒诺，他著有一部韵文体养生歌诀《养生训》（Regimen Sanitatis）。《养生训》从人们日常生活的各个方面（包括饮食、睡眠、休息、娱乐、性生活及精神状态等），阐述养生保健问题。该歌诀当时就被欧洲各国人民广为传抄，风靡一时。至今仍有24种抄本存世，其影响甚为深远。由此亦可见当时的意大利乃至西方社会对养生的重视。

与中国的情况相同，在西方国家，不仅医学家也在积极地研究养生保健问题，哲学家、文学家、社会各界也乐谈养生。如英国著名的作家、哲学家弗兰西斯·培根（公元1561～1626年）就著有《论养生》一文。文章结合作者个人的经验谈养生保健，所论甚为切实中肯。

现代西方所谓的摄生法（regimen）指为维护和增进病人健康，或为控制某一特殊疾病而系统地安排生活计划（饮食、治疗、卫生、用药）。Regimen也指特定人群中安排系统的作息制度和饮食中营养要素的均衡，如运动员锻炼时所采用的规定食谱和训练方式。相比之下，中国传统养生的涵义更为广博深邃。西方所谓的摄生法通常都是医生的工作。而中国传统养生不仅局限为医家操作，它是大众化的和全社会化的卫生保健的行为。或许笔者对西方养生学缺乏足够的了解，在笔者看来，与中国传统养生学文献相比，西方养生学无论其广度，还是其深度，都较中国传统养生学逊色。

第二节　张仲景养生学研究现状

张仲景不仅是一位杰出的医家，他同时也是一位杰出的养生家。关于这一点，我们从张仲景的《伤寒论》和《金匮要略》即可看出。张仲景是一位医生，他擅长各种疾病的治疗。他同时也是一位养生家，对养生给予十分的重视，并且应当也是身体力行的。他批评那些不重视养生的人说：怪当今居世之士，竟不留神医药，精究方术，上以疗君亲之疾，下以救贫贱之厄，中以保身长全，以养其生。但竞逐荣势，企踵权豪，孜孜汲汲，唯名利是务。崇饰其末，忽弃其本，华其外而悴其内。皮之不存，毛将安附焉？……举世昏迷，莫能觉悟，不惜其命，若是轻生。彼何荣势之云哉？而进不能爱人知人，退不能爱身知己，遇灾值祸，身居厄地，蒙蒙昧昧，蠢若游魂。哀乎！趋世之士，驰竞浮华，不固根本，忘躯徇物，危若冰谷，至于是也。这段序文明确提到养生一词，充分强调了养生的重要。他强调养生，抨击轻生。轻生就是不珍惜生命，肆意损害生命。在《金匮要略》中，仲景提出了养慎的观点。所谓养慎，即内养正气，外慎风邪。这正是养生的最为基本原则。张仲景还特别强调了饮食对养生的意义：凡饮食滋味，以养于身。食之有妨，反能为害。……若得宜则益体，害则成疾，以此致危。唐·孙思邈《千金要方·食治》中，有一段仲景的语录：仲景曰，人体平和，唯须好将养。好将养正是指善于养生。笔者大胆地猜想，仲景医学技术高超，以救世为己任，每日应诊，无有暇时。如果他有足够充裕的时间，他一定会撰写一部养生学专著。

张仲景有一位弟子，名卫汛。卫汛对于养生有很深的理解。弟子对养生学感兴趣，且有卓越的见解，这从一个侧面反映出仲景也是一位养生家。《太平御览·方术部》之三云：《张仲景方》序曰，卫汛好医术，少师仲景，有才识。撰《四逆三部厥经》及《妇人胎藏经》、《小儿颅囟方》三卷，皆行于世。唐·孙思邈《千金要方·食治》载卫汛论食治的一段文字，十分精彩。其曰：河东卫汛曰：扁鹊云，人之所依者，形也。乱于和气者，病也。理于烦毒者，药也。济命扶危者，医也。安身之本，必资于食。救疾之速，必凭于药。不知食宜者，不足以存生也。不名药忌者，不能以除病也。斯之二事，有灵之所要也。若忽而不学，诚可悲夫！是故食能排邪而安藏腑，悦神爽志以资血气。若能用食平疴，释情遣疾者，可谓良工，长年饵老之奇法，极养生之术也。夫为医者，当须先晓病源，知其所犯，以食治之，食疗不愈，然后命药。药性刚烈，犹若用兵。兵之猛暴，岂容妄发？发用乖宜，损伤处众。药之损疾，殃滥亦然。高平王熙称食不欲杂，杂则或有所犯，有所犯者，或有所伤。或当时虽无灾苦，积久为人作患。又食啖鲑肴，务令简少。鱼肉果实，取益人者而食之。凡常饮食，每令节俭。若贪味多餐，临盘大饱，食讫，觉腹中彭亨短气，或至暴疾，仍为霍乱。又夏至以后，迄至秋分，必须慎肥腻饼月霍酥油之类。此物与酒浆瓜果，理极相妨。夫在身所以多疾者，皆由春夏取冷太过，饮食不节故也。又鱼烩诸腥冷之物，多损于人，断之益善。乳酪酥等常食之，令人有筋力，胆干，肌体润泽。卒多食之，亦令胪胀泄利，渐渐自已。北京中医药大学钱超尘教授评价说：此388字，几乎述尽善生之道，遵而行之，必享大年。张仲景的弟子论养生如此精辟，由此推断其老师当也是精于养生者。

在仲景论著中，直接陈述养生学理论和养生方法的文字较少。《伤寒论》毕竟是一部临床论著，它的重点在于论述伤寒以及与之相关的杂病的辨证论治。但是，这并不是说仲景论著中没有养生学理论和养生方法方面的内容，更不等于说张仲景不重视养生学。仲景论著中不仅存在着丰富的养生学思想，而且其中也记述了大量的养生方法。从重视情志调理到饮食宜忌，从注意劳逸结合到注意避免邪气，中医的各种养生原则在仲景著作里几乎匡一遗漏。

此外，根据文献记载，在《伤寒论》以外，张仲景还有其他著述，惜乎多已失传。不然我们对其养生思想和方法就能够了解得较为全面一些。在《伤寒论》以外的晋、唐医学著作中，偶尔记载着张仲景的医学语录，这些语录依然为本文研究的重要依据。

经过考证，一般认为，张仲景生于公元 160 年，卒于公元 220 年，享年 60 岁。这个年龄在东汉时期应当算是高寿的，此亦当得于养生之力。

从仲景著作问世至今，人们对张仲景医学表现出浓厚的兴趣。不过，相对于对仲景辨证论治原则和方法的研究来讲，人们对其养生思想及养生方法的研究便很少。这就决定了对仲景养生思想和养生方法进行全面和深入研究的必要，这是一个不仅具有较强学术意义，也具有很大应用价值的课题。此外，仲景医学是后世医学的一大渊源，他的思想和方法对后世有很大影响。研究张仲景养生思想及方法，对于研究中医养生学就具有高屋建瓴、从源到流的效果。

从现代研究文献来看，人们对仲景养生思想及其方法的研究较少，既缺乏广度，更缺乏深度。专门论仲景养生思想和方法的论文不过数篇，相关专题的论文亦不过 20 多篇。其他养生学论著，若及于仲景者，也大多是泛泛而论，只不过是在讨论中国古代养生学时，对仲景养生思想、原则和方法的主要内容简略述之，一笔带过，原则性地提及便罢。张仲景养生思想和方法本来有丰富的内容，但是由于没有得到充分的研究和整理，至今未能形成较为完整的、细致的体系。

综合起来看，在张仲景养生思想和养生方法研究方面，存在如下几个主要方面的问题：

（1）对仲景养生思想及其方法缺乏整理　仲景养生思想和养生方法至今没有得到全面的、系统的整理，尤其是散在于《脉经》、《针灸甲乙经》、《千金方》、《外台秘要》等书中的仲景养生思想和养生方法方面的内容没有得到完整的搜采和整理。

（2）对仲景养生思想及其方法的道理没有进行深入的探讨　仲景养生原则是否正确，其方法于养生有益，其道理何在？用传统的眼光看有何道理，从现代科学的角度看又有何道理，人们在这方面的研究很不够。

（3）对仲景养生思想和方法缺乏中肯的评析　从古到今，长期以来，人们对仲景学术肯定的多，否定的少；褒扬多而批评少。这不是全面的眼光，不是客观的态度，不是辨证法的原则，不是科学的作风。张仲景养生思想及其方法之大部分是值得肯定的，由于是原则性的内容，一般应该继承，并予以发扬光大。但是，张仲景养生方法中也存在着某些缺点甚至错误，对此就应该指出，并予以批评和纠正。

（4）对仲景养生思想和方法缺乏足够的补充和发挥 仲景养生学并不是十分完备的，不少内容只是一些空泛的原则，缺乏具体的内容，但过去的研究者很少进行拾遗补缺方面的工作，也很少做发挥性工作，其实这方面的工作非常重要。

以上所论乃仲景养生思想及方法研究方面的研究现状，不足之处甚多。正因为如此，故较好地研究张仲景养生思想和养生方法，搜采文献，广征博引，穷源竞流，继承整理，发挥创新，便很有必要。

第三章
基础理论

张仲景的养生学思想和《黄帝内经》是一脉相承的。后世医家赞许仲景为医中之圣、集群圣之大成是非常有见地的。仲景不仅系统地继承了前人之所长，而且能加以批评、改进。故其著作能传世不朽，起到了为后世垂方法、立津梁的作用。

如前所述，在仲景所处的时代里，医学流派众多。其中不乏炼丹、服饵、房室养生（当时称为房中家）、修仙（当时称为神仙家）之术。这些方法的出现和存在，并且一度能够盛行，自然有其合理的一面。但是，由于这些养生之术过于强调其益处，忽视了适度这一重要原则。而且很多人不顾自身的实际条件，盲目追求时尚，以至于害人害己，最终导致了这些养生之术走上了穷途末路。

仲景对前人留下来的养生之道不是盲目的继承。而是采取了一种扬弃的态度。所谓扬弃，就是既克服，又保留，批判地继承。他的养生思想，主要有两个方面：一个方面要保养正气，包括调护正气；另一个方面要祛除邪气，包括避免邪气。

第一节　张仲景的健康观

何种状态可称健康？仲景著作没有集中论述健康概念。不过，在《伤寒论》和《金匮要略》中，透过张仲景论述健康的一些片断，我们可以看出仲景明确的健康观念。综合言之，健康的机体包括如下内容：

一、精气充足

精气泛指人体一切的正常精微物质，包括气、血、津液、精。精气是荣养机体的精微物质，是抵御外邪的力量，是维持气血通畅的条件，因为只有精气充足，才能顺畅流布。精气充足则人之精神旺盛，体魄健强，能抵御一切有害因素对身体的损害。故仲景告诫人们：要始终注意保养身体，不遗形体有衰，病则无由入侵腠理。形体有衰并不是指身体羸瘦枯槁等外在形态改变，而是指机体气血精气不足，也就是精气衰少。精气衰少，脏腑失养，抵抗力便减弱，便容易发生疾病。正是基于这样的思想，故仲景又说血弱气尽，腠理开，邪气因入，与正气相搏，发为疾病。善养生者，要时时刻刻保护自己的精气不受损伤，保证精气充足。

二、元真通畅

仲景说：若五藏元真通畅，人即安和。腠者是三焦通会元真之处，为气血所注。理者是皮肤脏腑之文理。五脏元真也就是人体的气血津液精气物质。人体精气必须流动通畅，此是健康的状态，也是健康的必需的条件。只有精气流通，脏腑才能各得所养，机体的新陈代谢才能正常进行，而人体与自然界天地阴阳之气才能顺利交通。在《伤寒论·平脉法》中有一段韵文，虽然这段韵文可能成于西汉（钱超尘·《伤寒论》文献通考. 学苑出版社，1995），但既为仲景所录，则它仍然反映着仲景的思想和观念。而且，这段韵文亦为晋·王叔和《脉经》引用，且王叔和说这段韵文是张仲景论脉。充分说明此是仲景著作中的文字。这段韵文中有这样几句：荣卫气血，在人体躬，呼吸出入，上下于中，因息流布，津液流通。随时动作，效象形容。脉有三部，尺寸及关，荣卫流行，不失衡铨。肾沉心洪，肺浮肝弦。此自经常，不失铢分。出入升降，漏刻周旋。水下百刻，一周循环。这段韵文包含出几个方面的意思：其一，人体营（荣）卫气血、津液在不断的流动、游布；其二，营卫气血津液的流动有赖呼吸运动的促进；其三，营卫气血津液流动的基本形式是升降出入，上下表里循环，且具备一定的流行速度。如此便是正常的健康的状态，否则便非正常的或病变的状态。故仲景谆谆告诫，勿令九窍闭塞。所以养生要维持和促进气血津液的流动。古之养生家练习五禽戏、八段锦、太极拳，主要能活动筋骨，动摇关节，促进精气流通。东汉名医华佗说：人体欲得劳动，但不当使极耳。动摇则谷气得消，血脉流通，病不得生。譬如户枢不朽是也。养生家或服食具有活血化瘀作用的药物或食物（如少饮酒、服地黄等），以达到这一目的。现代研究表明，血液流变学的异常改变、血液黏度增高常常可能引起疾病。老年人活动减少，心肺功能减退，血液循环也减慢，如此便使衰老加速。

三、清虚无邪

从某种意义上讲，机体健康也是一种无邪状态。邪与正气不两立，伤害人体，损害健康，消蚀生命。仲景说：客气邪风，中人多死。千般疢难，不越三条。邪气伤人，或阻碍血脉，导致壅塞不通，引起一系列的继发危害；或导致阴阳气血和脏腑功能失调，或损伤脏腑，《金匮要略·五脏风寒积聚病脉症并治第十一》论述了风寒中伤五脏的各种病变。邪气伤人或消耗人体精气，如火热入胃，胃中水竭。（《伤寒论》）总之，邪气是健康的大敌，是养生的大敌。善养生者，要善于避免邪气伤害，既不使外邪进入身体，又不使内邪滋生。

四、气血阴阳和谐、脏腑功能协调

机体是一个有机整体。健康是一种气血阴阳和谐、脏腑功能协调的状态。在正常情况下，气血阴阳和谐，无太过不及；脏腑协调配合，无乘侮贼害。否则便是疾病，亦致生疾病。如营行脉中，卫行脉外，两两不和，便成病患。又如厥阳独行，有阳无阴，也是疾病。脏腑间也是协调配合的。如果不能协调配合，就可能产生疾病。《伤寒论》里有肝乘肺、肝乘脾之论，便是脏腑功能协调配合的负面反应。脏腑间的协调配合、平衡制约关系在《金匮要略·脏腑经络先后病脉证并治第一》中有比较充分的反映：……脾能伤肾，肾气微弱，则水不行；水不行，则心火气盛；心火气盛，则伤肺。肺被伤，则金气不行；金气不行，则肝气盛。由此可以清楚地看到，脏腑之间协调配合对健康的重要性。

以上是仲景健康观的主要内容，由笔者从仲景著作的分散的只言片语中析出。仲景养生思想和养生方法建立在如此的健康观之上。

第二节　张仲景论养生目的

仲景生活在东汉时期，其人生观打上了时代的烙印，肯定有其历史的局限性。他重视养生，劝导和告诫人们要注意养生。百年之寿命乃至贵之重器。为何要养生？事君亲、爱人知人、保身长全而已。事君亲即奉养、服侍长辈、上级乃至君王。这是儒家的思想。爱人知人，既有爱人之心，亦能爱护他人。保身长全就是保养健康、尽享天年的意思。仲景的养生目的很单纯，或许谈不上十分高尚，不似宋·范仲淹先天下之忧而忧，后天下之乐而乐那样博大的胸怀，以天下为己任，令人景仰。仲景的养生目的甚至有些狭隘，但很实在，充满爱心，包括对自身的爱和对他人的爱。仲景思想亦儒亦道，但道家观念似占主导地位。

第三节　张仲景养生的基本方针

养生的主要内容为提高生命活力，提高生命质量，延缓衰老，延长生命。在仲景著作中，凡二次提到"养生"，其同义词有"养慎"（《金匮要略·脏腑经络先后病脉证并治第一》）、"保身"（长全）、"爱身"（知己）（《自序》）。仲景的养生方针已为养慎表达出来。所谓养慎，其意思就是内养正气，外慎风邪。风为百病之长，风邪泛指各种于生命有害的因素。养慎具有极高的概括性，养生所要做的一切，悉在此二字之中。"人身如天地，和煦则春，惨郁则秋。春气融融，故能生物；秋气肃肃，故能杀物。明乎生杀之机者，可与论养生。"（见清·程杏轩《医述·养生》）故"养慎"二字，"养"字言养护人体和煦的生生之机，"慎"字言避开各种于生命有害的惨郁的肃杀之因。葛洪说："养生以不伤为本。"深得养生之要，然不如张仲景"养慎"概念更加全面。养生方法多矣，终不越此二字所规定的方针。知其要者，一言而终；不知其要，流散无穷。仲景可谓知养生之要者。

第四节　养生的前提条件

按照张仲景的观点，人人皆应该养生，养生应该成为全社会的行为，形成良好的社会风气。社会的每一阶层、每一个年龄段的人都可以也应该养生。仲景的养生方法是平民的，是日常生活型的，并不需要特别的物质条件。就今日而言，养生并不一定需要健身房、高尔夫球场。不过，仲景也似乎说出了养生的一个前提条件——学习基础医学知识：怪当今居世之士，曾不留神医药（学），精究方术，上以疗君亲之疾，下以救贫贱之厄，中以保身长全，以养其身。可见，学医学可以养生，反过来讲，欲养生就应该学习医学。有了医学基础便能够灵活而准确地理解和把握各种养生原则，可以理解各种养生方法的道理，可以较好地了解自身健康情况，当出现健康问题、需要采取养生措施的时候能够及时采取养生措施，可以选择适合自身特点的养生方法，也可以更加深刻地认识养生的必要性。笔者认为，全社会的每一个人，都应该学习一些医学常识，以此作为养生实践的基础。

第五节　张仲景的养生观

从《伤寒论》和《金匮要略》来看，仲景常常采取饮食养生、调神养生、顺时养生、导引按摩、房事养生、避邪养生等多种养生方法，达到疏通经络、畅通气血的目的。张仲景的养生观，主要有天人相应的顺时养生观、防病于未萌的避邪养生观、未雨绸缪的治未病养生观、重视食养食疗的饮食养生观、重视调畅气机的情志养生观、勿令竭乏的房室养生观、舒畅血脉之气的运动养生观、三因制宜的辨证养生观等。

一、天人相应的顺时养生观

天人相应理论到底最早由谁于什么时间明确提出，至今学者仍有争议。一般认为：天人相应理论的形成不晚于《黄帝内经》。从现存的《素问》、《灵枢》的内容看，"天人相应"、"天人相参"、"天人合一"等类似的思考多次出现。如《灵枢·岁露》云："人与天地相参也，与日月相应也。"再如《素问·咳论》："人与天地相参，故五藏各以治时感于寒则受病，微则为咳，甚者为泄为痛。"又如《灵枢·刺节真邪》有："请言解论，与天地相应，与四时相副，人参天地，故可为解。"可见，对于人与天的关系，《内经》是以"相参"、"相副"、"相应"加以概括。仲景也注意到天地阴阳变化对人体的生理、病理都会产生影响。《伤寒论·序》指出："天布五行，以运万类，人禀五常，以有五藏。"这一点，和《内经》天人相应的理论是一脉相承的。

《素问·阴阳应象大论》和《素问·五运行大论》对天人相应作出了规律性说明，提出了天人相应理论的基本模式。《素问·阴阳应象大论》曰："东方生风，风生木，木生酸，酸生肝，肝生筋，筋生心，肝主目。其在天为玄，在人为道，在地为化。化生五味，道生智，玄生神，神在天为风，在地为木；在体为筋，在藏为肝，在色为苍，在音为角，在声为呼，在变动为握，在窍为目，在味为酸，在志为怒。怒伤肝，悲胜怒；风伤筋，燥胜风；酸伤筋，辛胜酸。"在《伤寒论·平脉法第二》曰：人之脉象"春弦秋浮，冬沉夏洪。"脉象是人体脏腑功能、气血盛衰、阴阳盛衰的反应。人体五脏与四时之气相应相通，脉象也应四时而变。自然界阴阳变化影响人体的阴阳气血盛衰，所以脉象在四季有不同的常像，正如《素问·四时刺逆从论》说："春气在经脉，夏气在孙络，长夏在肌肉，冬气在骨髓中。"说明经气运行随季节变化而发生变化。仲景在《金匮要略·脏腑经络先后病脉证第一》指出："夫人禀五常，因风气而生长。风气虽能生万物，亦能害万物，如水能浮舟，亦能覆舟。"四时气候有异，每一季节都有各自不同特点，因此疾病的发生与自然界阴阳变化有关。《金匮要略·血痹虚劳病脉证并治第六》："劳之为病，其脉浮大，手足烦，春夏剧，秋冬瘥。"《金匮要略·惊悸吐衄下血胸满瘀血病脉证治第十六》曰："从春至夏，衄者太阳，从秋至冬，衄者阳明。"因此仲景认为养生、防病治病都要从天人相应的观点出发，养生要外避邪气、内养正气，不令邪风干忤经络。

仲景传承了《素问·四气调神大论篇》"春夏养阳，秋冬养阴"的思想，在《伤寒论·伤寒例》说："君子春夏养阳，秋冬养阴，顺天地之刚柔也。"仲景进一步根据天人相应的观点提出了养生要"顺天地之刚柔也"。仲景在《金匮要略·脏腑经络先后病脉证第一》篇中提出四种与时令不相符的反常气候，如"未至而至""至而不至""至而不去""至而太过"等，凡是气候先至、不至、不去、太过皆属异常之气候，这些自然界不正之气，被仲景称为"邪风"，这些异常的自然现象可以导致疾病的发生或加速疾病的恶化，因此人们养生要外避邪气，内养正气，只有这样，才能保持健康，若调摄不当，则会导致"客气邪风，中人多死。"

二、防病于未萌的避邪养生观

张仲景在《金匮要略·脏腑经络先后病脉证第一》中说："客气邪风，中人多死。"善养生者，要谨慎小心，避免伤于邪风。"若人能养慎，不令邪风干忤经络"，便能防病于未萌，此是养生的最基本的措施。仲景所说的"邪风"泛指一切有损健康、影响脏腑正常功能活动、导致疾病产生的不正之气和不利因素。《素问·风论》说："风为百病之长。"风为其它外邪的先导，故中医和古代养生家常以风概指各种邪气。古谚云"避风如避箭。"其中的"风"也是泛指一切不正之气。这句话显示出仲景提倡的一个基本养生观念——避邪养生。

三、未雨绸缪的治未病养生观

古代医家把预防疾病称做"治未病"。张仲景继承《难经》"见肝之病，知肝传脾，当先实脾"的"治未病"思想。《金匮要略·脏腑经络先后病脉证并治第一》有言："问曰：'上工治未病，何也？'师曰：'夫治未病者，见肝之病，知肝传脾，当先实脾，四季脾旺不受邪，即勿补之；中工不晓，见肝之病，不解实脾，惟治肝也。'"张仲景也发展和丰富了《内经》和《难经》"治未病"的学说。如《伤寒论》处处体现着"保胃气，存津液"的原则，便也是治未病思想的体现。这种"未雨绸缪"，防重于治的思想，不仅仅体现在人体未病之前就应采取各种措施积极预防（即未病先防），同时还体现在一旦患病之后仍应运用各种方法防止疾病发展、传变或复发（即既病防变）。例如，平素加强体育锻炼、调摄精神情志就可提高机体抗病能力，或疾病流行期间，一方面"避其毒气"，一方面服药治疗。如此均可有效地防止疾病发生，而人体适应自然环境和抵御外界有害因素侵袭的本能却是有一定限度的，某些疾病平时无论怎样预防有时仍然难以避免产生。对于这些已经发生了的疾病，一是要防止其发展与传变（即防止恶化），如"见肝之病，知肝传脾，当先实脾"，其中"实脾"的目的即是；二是要防止旧病复发，如慢性咳喘、冻疮等病易在秋冬季节发作，于是可在夏季就开始采取预防性治疗。这种既病防变与既病防发的预防思想及其方法，乃是中医预防学区别于其它预防医学的关键所在，是中医预防学的优势和特长。

四、重视食养食疗的饮食养生观

仲景非常重视食养食疗。在《伤寒论》、《金匮要略》中，常见的日常食物如大枣、黄瓜等有 34 种，食药同源食品如赤小豆、阿胶等有 28 种。除此之外，还有当归生姜羊肉汤、甘麦大枣汤等食疗药膳方。这两部著作中虽未列专篇阐述食物疗法，但全书中散载着许多与饮食相关的理论及具体实践方法。仲景饮食养生的内容主要见于《金匮要略·禽兽鱼虫禁忌并治第二十四》及《金匮要略·果实菜谷禁忌并治第二十五》两篇中，共包含有 160 余条专论饮食宜忌的条文，可概括为饮食有节、饮食搭配、饮食禁忌、饮食卫生等方面。

仲景在《金匮要略》首篇即云："人能养慎，不令邪风干忤经络……服食节其冷、热、苦、酸、辛、甘，不遗形体有衰，病则无由入其腠理"，"节"就是无太过无不及，即指出饮食要有节制，不可偏嗜。《素问·上古天真论》认为，饮食有节是享尽天年的一个重要条件。因为"饮食自倍肠胃乃伤"。饮食长期过量，必导致消化不良，使筋脉瘀滞，气血运行失常。合理安排饮食对预防疾病十分重要，饮食冷热适当、五味要调和、无所偏嗜，这样方能保证机体阴阳调和，正气充足，而无由致病。

仲景在《禽兽虫鱼禁忌并治第二十四》指出："凡饮食滋味，以养于生，食之有妨，反能有害。自非服药炼液，焉能不饮食乎？切见时人，不闲调摄，疾疹竟起，若不因食而生？苟全其生，须知切忌者矣。所食之味，有与病相宜，有与身为害，若得宜则益体，害则成疾，以此致危，例皆难疗。"这段话简明扼要告诉人们，饮食适宜则对身体有益，不适宜则对身体有害。孙思邈的《千金要方》第二十六卷"食治"篇，分"果实、菜蔬、谷米、鸟兽虫鱼"四大门，对 150 余种食物详加论述，是现存最早的饮食疗法专篇。孙思邈在《千金要方·食治》指出他之所以作《食治》一卷，正是受仲景上述论述的影响。

五、重视调畅气机的情志养生观

情志致病首先影响人体的气机的通畅，导致人体气机的紊乱。仲景重视情志因素对人体的影响，将情志作为一个重要的致病因素。尽管他在著作中没有专立情志学的长篇大论，但其情志学思想是极其丰富的，比如在《伤寒论》398 条原文中，以情志为病因或主症之一的有关条文计 40 条，涉及情志的条文计 88 条。在 113 个方中，以情志为主因或主症之一的有 22 方，涉及的有 34 方。《金匮要略》中亦有许多条文涉及到情志异常，如烦躁、神昏、谵语等，但多属于杂病过程中出现的情志症状。比如因七情刺激而引起的病证，或以情志病变为主症的病证，主要有百合病、梅核气、脏躁、奔豚气、虚烦不眠、惊悸、郁冒和乳中虚等。

中医养生非常重视精神的修养，《内经》中有很多精神静养的论述，比如《素问·上古天真论》提出："恬淡虚无，真气从之，精神内守，病安从来。是以志闲而少欲，心安而不惧，形劳而不倦，气从以顺，各从其欲，皆得所愿……无恚嗔之心，行不欲离于世……举不欲观于俗，外不劳形于事，内无思想之患。"还有很多心性修养的论述，比如"形体不敝，精神不散""无恚嗔之心""以恬愉为务、以自得为功"。张仲景非常重视精神养生，强调调神养生，在《伤寒杂病论·序》中批评当时的一些人，"竞逐荣势，企踵权豪，孜孜汲汲，惟名利是务。"张仲景极不赞同人们"唯名利是务"的做法，主张无私寡欲，清净养神。张仲景这种调神养生观符合道家养神的观点，和老子、庄子的"清净无为"的养生观是不谋而合。

六、勿令竭乏的房室养生观

张仲景认为房事不可过度，指出："房室勿令竭乏……不遣形体有衰，病则无由入其腠理"。这符合养生的一般原则：无太过不及，过犹不及，不及犹过。在仲景"房室勿令竭乏"的原则指导下，提出一系列保养肾精的方剂，对后世房事养生学产生了重大影响。

仲景重视房事因素对健康的影响，仲景在《金匮要略》第一卷开章即指明"房室伤"是一种重要的致病原因，如《脏腑经络先后病脉证第一》指出："千般疢难，不越三条：一者，经络受邪，入藏府，为内所因也；二者，四肢九窍，血脉相传，壅塞不通，为外皮肤所中也；三者，房室、金刃、虫兽所伤。以此详之，病由都尽。"《血痹虚劳病脉症并治第六》说："五劳虚极羸瘦，腹满不能饮食，食伤，忧伤，饮伤，房室伤，饥伤，劳伤，经络营卫气伤，内有干血，肌肤甲错，两目黯黑。"后世陈无择"三因学说"正是由此发展而来，至今仍具有重要的指导作用。仲景所谓房事伤，包括两方面含义，一方面，房事不节制，纵欲对身体带来的伤害；另一方面，房事方法不当、不注意房事禁忌带来的伤害。而仲景关于"房室勿令竭乏"的观点，则是仲景房事养生观的集中体现。

七、舒畅血脉之气的运动养生观

仲景在《金匮要略》指出："四肢才觉重滞，即导引、吐纳、针灸、膏摩，勿令九窍闭塞。"仲景列举了四种常见的养生方法：导引、吐纳、针灸、膏摩。这四种养生方法无论古代还是现代都是重要的养生防病方法，导引、吐纳、针灸、膏摩这些养生方法都能起到疏通经络、促进气血运行的目的。《吕氏春秋》指出："流水不腐，户枢不蠹，动也，形气亦然。"就是说，形体不动，气血、精气不能正常流动，气机就会瘀滞不通而导致疾病。比如《论衡·道虚篇》："道家或以导气养性，度世而不死。以为血脉在形体之中，不动摇屈伸，则闭塞不通，不通积聚，则为病而死。"可以看出，导引可以舒畅血脉之气。

八、三因制宜的辨证养生观

除了上述养生观念，仲景的养生还处处体现了辨证施养的原则，主张养生要因时制宜。如《金匮要略·血痹虚劳病脉证并治第六》就明确提出了因时制宜的思想："劳之为病，其脉浮大，手足烦，春夏剧，秋冬瘥。"早在东汉末年，仲景已经注意到不同年龄的人存在不同的体质特点，如在《伤寒论》中多次提到强人、赢人，在《金匮要略》中提到尊荣人等。并且仲景重视四时气候以及地理环境对人体生理、健康、病理的影响，对后世医家以及现代社会人们的养生防病有积极的指导意义。

以上养生观不仅各成体系，而且还相互融合、互相渗透。深入发掘《伤寒论》、《金匮要略》中的养生观，无论对于我们研究仲景学术思想还是指导现代养生都有着重要的意义。

第四章
饮食养生

作为重视养生并对养生学有较多较深刻研究的医家，张仲景亦十分重视饮食养生。他指出，饮食的一个重要原则是服食节其冷热苦酸辛甘。(《金匮要略·脏腑经络先后病脉证并治第一》)一个节字，就将饮食应该注意质和量二个方面的合理性表达明白。节就是无太过不及。过食任何一种性味的食物都有可能导致脏腑功能的偏盛偏衰，脏腑功能失调，疾病从而生焉。仲景又曰：凡饮食滋味，以养于生，食之有妨，反能为害。自非服药炼液，焉能不饮食乎？切见时人，不闲调摄，疾疢竟起，若不因食而生？苟全其生，须知切忌者矣。所食之味，有与病相宜，有与身为害，若得宜则益体，害则成疾，以此致危，例皆难疗(《禽兽虫鱼禁忌并治第二十四》)。这段话简明扼要：人们的食物及饮食方法，适宜则对身体有益，否则便对身体有害。珍惜生命者，应该善于通过饮食养生，对身体进行调摄。否则就可能引起疾病，影响生命的质量和数量。仲景还说：人体平和，唯须好将养，勿妄服药，药势偏有所助，令人藏气不平，易受外患。夫含气之类，未有不资食以存生，而不知食之有成败。百姓日用而不知，水火至近而难识(见《千金要方·食治》)。按照孙思邈的说法，他之所以作《食治》一卷，正是因为受到了仲景此段语言的影响。

有人以历代有关文献为依据，统计了古人常用近百种食物的养生作用，涉及聪耳、明目、乌发、生发、增力、益智、安神、健肤、美容、轻身、固齿、肥人、强筋、壮阳、滋阴、种子（助孕）及益寿等20余种。饮食还可用来治疗或辅助治疗疾病，故又称食疗或食治，其作用与药物疗法基本一致，也体现在祛邪和扶正两方面，但比药物作用和缓，因此更适合于老年人。

张仲景饮食养生方法的主要内容见于《金匮要略》中的《禽兽虫鱼禁忌并治第二十四》及《果实菜谷禁忌并治第二十五》两篇。本节饮食养生主要以此两篇为依据，并采集散在诸篇相关内容作为补充，以丰富之。此两篇到底是否属于仲景原文，历史上有不同看法。丹波元简《金匮要略辑义》曰：《金鉴》云：《金匮要略》廿二、廿五两门，原列在卷末。其文似后人补入。注家或注或删。但传世已久，难以削去。笔者认为，第二十四篇和第二十五篇虽然可能夹杂着一些后世医家和后世养生家的文字，但其主要部分应该是仲景所作。其依据如下：

（1）翰林王洙发现的《金匮玉函要略方论》本有此两篇内容。

（2）两篇内容的一部分在晋·葛洪《肘后备急方》、唐·孙思邈《千金要方》和唐·王焘《外台秘要》等书中早已存在。如《千金要方·食治》中有食甜粥，食盐即使吐。鱼无肠胆食之，三年丈夫阴痿不起。生枣味甘辛，多食令人热渴气胀。说明这些内容并不晚于唐代，很可能是从仲景著作录入。

（3）仲景本来很重视饮食卫生，《伤寒论》和《金匮要略》方后注常有饮食宜忌。在《伤寒论》全书之末列食物宜忌，分别关于动物类食品和植物类食品，自是情理中事。

还有一点需要在此加以说明。一般认为仲景著作的主要渊源为商代伊尹的《汤液经》。晋·皇甫谧《针灸甲乙经·序》说：伊尹以亚圣之才，采用神农本草以为《汤液》……仲景论广伊尹《汤液》，为数十卷。相传伊尹为商汤的宰相。按照《史记·殷本记》，伊尹名阿衡，是有莘氏之媵臣，负鼎俎，以滋味说汤，致于王道。伊尹是个厨师，善烹调，他根据烹调经验创造了汤剂。由此看来，仲景饮食养生方法更有其深远的渊源。

在张仲景养生学中，饮食养生是最为重要的内容，这是张仲景养生的一个最为突出的特点，而饮食养生中最为重要的内容便是饮食宜忌。养生家非常注意饮食宜忌，古今几无例外。《内经》言天食人以五气，地食人以五味。五味泛指各种饮食物质。这句话的基本意思是，人依赖天之五气和地之五味而生长。从现代科学的角度看，饮食养生的主要内容属于营养学的范畴，然较之营养学的内容更为丰富。因为中国古代饮食养生的内容，除了基本的营养物外，还讲特殊的促进身体健康、增强生命活力、延长生命时间的饮食物，以及饮食方法。饮食营养这一因素对于健康长寿的影响，其重要性仅在遗传因素之下，因为饮食营养是健康长寿的物质基础。

在中国传统养生文献里，有关食养或食疗的专著甚多。《汉书·艺文志》录有《神农黄帝食禁》七卷、《魏书》著录《崔浩食经》九卷，此外还有隋唐时期的《淮南王食经》及《食医心鉴》等约 60 余种，惜多散佚。另据《中国医藉考》：《汉志》记载有《神农黄帝食禁》7 卷，《宋志》记载《神农食忌》1 卷、《七录》记载《黄帝杂饮食忌》2 卷、《隋志》记载《老子禁食经》1 卷等，这些资料充分说明，在中国古代养生文化中，饮食养生具有悠久的历史，而其中的主要内容便是讲食物禁忌。既重视饮食之于人体的营养强壮作用，更重视不恰当的饮食对身体的害处，此是中国古代饮食养生的一大特色。如孔子对于饮食卫生提出了宜忌要求。他说：食不厌精，脍不厌细，鱼馁而肉败不食。色恶不食，臭恶不食，失饪不食，不时不食（《论语·乡党》）。这段话明确显示，按照孔子的观点，食物要精细、烹调要合理，进餐要定时，变色、变味、腐败变质的食品不可食用。这段话不应该仅仅视为孔子一人的饮食要求，它似乎从一个侧面反映出，讲究食禁是孔子当时的一种社会现象。

扁鹊说：不知食宜者，不足以存生也（见《千金要方·食治·序论》）。

在中医古代饮食养生方法中，饮食既是营养物质，同时也是具有调理功能甚至某种程度治疗作用的物质。唐·孙思邈说：食能祛邪而安脏腑，悦神爽志以资血气。这一句话是对食物调理作用的高度概括。孙思邈还指出了药疗与食疗的不同之处：药性刚烈，犹若御兵，若能用食平疴，适性遣疾者，可谓良工。并引用扁鹊语：为医者洞察病源，知其所犯，以食治之，食疗不愈，然后命药。

第一节　饮食养生原则

民以食为天。吃是人的本能。人类文明发展到今天。吃的学问已是一门独立的学科。有学者郑重指出，绝大多数人还没有学会科学地吃，以至因为不会吃而严重损害了健康。

随着人类科学文明的发展，饮食营养科学的重要性已越来越被人们认识，许多国家已经把对民众实行饮食营养指导，采取立法、制定政策、培养饮食营养人才、加深营养科学研究等一系列措施发展营养事业。饮食科学化是一项强国强民的重要工作，我国的实践证明，以科学的营养知识指导人们的饮食生活，已经成为社会文明发展的必然趋势。

我国的食疗，源远流长，距今至少已有 3000 年的历史。它是我国劳动人民在长期的实践过程中逐步积累形成的。

食疗在我们的日常保健与疾病治疗中都发挥着重要的作用，它既可补益身体，又免药石之苦，还可以避免因轻易用药，大剂量用药所带来的毒副作用。张仲景在《伤寒论》中采用了不少食物，书中提到的用于治疗心腹血虚寒痛的当归生姜羊肉汤就是一首典型的食疗处方；而唐代药王孙思邈则在《千金方》中列食疗专篇，首用猪肝治疗夜盲，建立了以脏补脏的原则。他还引用扁鹊语：为医者当须先洞晓病源，知其所犯，以食治之，食疗不愈，然后命药借以说明食疗的重要性。

当前，随着生活水平的改善，人们对生活质量的要求也逐步提高。然而，全社会范围内的饮食状况并不太乐观：就拿白领阶层来说吧，这批拥有较高学历、智商和综合素质的新兴阶层，一直都是优越工作环境、高薪、具有高雅气质的代名词，而据最新一项抽样调查，仅全国就有 32% 的年轻白领患高血脂、脂肪肝、动脉硬化、冠心病、脑梗死、糖尿病。这与他们平时不良的生活和饮食习惯密切相关：工作节奏快，压力大，紧张度高；长期的脑力劳动，平时少锻炼；对饮食营养无暇顾及，时常吃快餐，以节省时间；有时候又为了应酬而大吃大喝。饮食上倾向于高热量与高脂肪，膳食纤维摄入不足。饮食结构的不平衡，导致了一系列现代文明病的产生。更令人担忧的是，这种并不乐观的状况也正威胁着我们的下一代。上海市儿童医院最新研究表明，上海市 6～11 岁男童的平均身高体重已明显高于世界卫生组织同龄儿童指标。小学生单纯性肥胖发生率高达 15.6%，超重 14.4%，两部分儿童人数接近总调查儿童人数的 1/3。肥胖儿童血管硬化情况严重，甚至等同于 60 岁的老人家和吸烟 10 年以上的成年人，他们日后患上心血管病和中风的机会将比一般儿童高 4 倍。如何普及饮食知识，科学引导大众消费，将成为目前急待解决的问题。

实践证明，中国的传统膳食更有利于保持机体的健康。早在 2000 多年前，《黄帝内经》中就指出：五谷为养，五果为助，五畜为益，五菜为充，气味合而服之，以补益精气。其中，以谷类为主食，肉类为副食，用蔬菜来充实，以水果来辅助。人们根据需要，合理调配饮食，使之五味和谐，则有助于机体消化吸收，滋养脏腑、筋骨、气血，因而有利于健康长寿。将传统的食疗，与现代的营养学结合起来，运用于现代生活，将会发挥出它更大的效益。

首先，我们需要注意的是饮食勿偏。现代人所偏爱的三高一低的饮食结构（高热量、高脂肪、高蛋白质和低纤维素）实在给我们带来了沉重的负担。肥胖的笨拙的身躯且不谈，仅由这类食品所带来的沉积在血管壁上的胆固醇，就已成为人类的头号杀手。由它所导致的心血管疾病，每年夺走世界上近 1/4 人口的性命，严重影响着人类的期望寿命和生存质量。我们运用中医食疗，就是要从根本上纠正这种不平衡的膳食结构。适当减低热量的摄入，提倡在一定程度上以植物蛋白代替动物蛋白，多食豆类及豆制品。主食以米麦为主，多食杂粮、粗粮，它们往往含有丰富的维生素 B、维生素 E 和多种氨基酸等营养物质。有些食品如玉米，还能起到利尿排石、降脂、降压、降血糖的特殊功效。还应多食蔬菜、水果这些富含维生素的粗纤维食物。膳食纤维可以促进胃肠蠕动，预防便秘，降低血液中的血糖和胆固醇，减少冠心病和中风的发作机率。对于某些嗜食辛辣或寒凉的人来说，也应注意，长此下去，容易损伤后天之本——脾胃，还是少吃为佳。

其次，要做到饮食有节，在进食的量和时间上都要有一个合理的把握。进食饥饱适中，则消化、吸收功能正常。饮食自倍，脾胃乃伤，这对于现代人来说，是很有借鉴价值的。每逢节假日或出外应酬，总免不了要大吃大喝，食物停滞于肠胃，不能及时消化，加重胃肠的负担，就影响营养的吸收和输布，损伤了脾胃的功能。所以，我们应严格按照《千金要方》中指出的不欲极饥而食，食不可过饱；不欲极渴而饮，饮不可过多来规划日常的饮食。在节假日，除了餐桌上的鸡鸭鱼肉，也别忘了添加能帮助消化的水果和蔬菜，出外应酬时，也应适可而止，控制食量。饮食有节的另一方面，就是指进食要有较为固定的时间。只有这样，才能保证消化、吸收活动有节奏地进行，脾胃协调配合，有张有弛。胃不和则卧不安晚饭提倡进食少，过饱的饮食，会引起消化不良，影响睡眠。

还有一点，食宜清淡。《内经》中说：味过于咸，大骨，气劳，短肌，心气抑。饮食过咸，摄入盐量过多，可产生高血压病，影响心肾功能。据报道，每日食盐量超过 15 克以上者，高血压发病率约为 10%，正常人每天摄入盐量要控制在 10 克以下。生活中还得注意一些看不见的盐：控制咸菜、腌菜、咸鸭蛋等腌渍食品；控制酱油、辣椒酱、番茄酱、味精等调味品；控制香肠，午餐肉、烧鸡等既含有盐又含有亚硝酸盐的熟食品等。如果患有高血压，冠心病，或动脉硬化者，则必须控制在 3~5 克内。盛夏季节，人体因大量的出汗，盐分丢失，则因注意及时补充。

对于长期从事脑力劳动的人群，在饮食上有针对性的选用健脑食品，是相当有必要的。当大幅度地用脑，造成髓海不充时，就需要用水谷精微来充养脑髓。我们的中医食疗学，经常使用的是以脏补脏的方法。当感到头部空痛，精神疲惫，记忆力减退时，可用猪、牛、羊、鱼等动物的脑髓来补充，多具有一定的疗效。此外，我们生活中常见的一些食物，也有益智健脑的功用。如：粳米、荞麦、核桃、荔枝、大枣、百合、山药、黑芝麻、黑木耳、菠萝、松子、花生、大豆及豆制品等等，它们大都能益精养血，补肾健脾。脾肾健旺，气血充足，髓海便得到了充养。现代的营养学也证实了上述食物确能提供大脑所需的蛋白质、糖类、氨基酸和多种维生素。经常服用这些食品，能有效地改善疲劳，帮助睡眠，增强记忆。

饮食调养具有以下作用：

（1）防病强身　合理安排的饮食可保证机体的营养，使脏腑功能旺盛，气血充实，增强体质。正如《黄帝内经》指出的："正气存内，邪不可干"。除了从整体观出发的全面调理饮食外，某些食物还有预防疾病的作用。例如：葱白、豆豉、生姜、芫荽等可预防感冒；玉米粉粥，经常食用，有预防心血管病的作用；食用海带，既可补充碘及维生素，又可预防甲状腺肿；荔枝可预防口腔炎、胃炎引起的口臭等。

（2）滋养保健　一个人一生摄入的食物要超过自己体重的 1000~1500 倍，这些食物的营养素几乎全部转化成人体的组织和能量，以满足生命活动的需要。有些食物补益作用较强，还有很好的保健作用。例如：中医主张可用血肉有情之品来滋补脏腑。如鸡汤用于虚劳；牛乳用于病后调理；猪骨髓用于补脑益智；动物的内脏对人体相应的脏腑有补益作用。有些食物有很好的强身保健作用。例如：

莲子、芥菜、蜂蜜、浦菜、油菜、菠菜、西红柿、芹菜、牛羊肉、鱼类、动物的肝脏、核桃、栗子等有聪耳明目作用。

黑芝麻、核桃仁、黑豆、桑椹、莲藕、猕猴桃、动物的骨髓、大麦等有乌发作用。

樱桃、荔枝、黑芝麻、松子、荷蕊、黑米、薏米、猪皮、猪蹄、蜂蜜、羊奶、西红柿、冬瓜、山药、大枣等有美容作用。

核桃、葡萄、菠萝、龙眼、大枣、黑木耳、黑芝麻、豆类、鱼类、胡萝卜、鸡蛋、乌贼等有益智健脑作用。

（3）治疗康复　食物和药物都有治疗疾病的作用。所以历代医家主张药疗不如食疗。唐代伟大医学家孙思邈在《千金要方》中说："凡欲治病，先以食疗，既食疗不愈，后乃用药尔"。食疗作用是多方面的，例如：

调整阴阳：利用食物的性味可以调节阴阳失调。如阳虚的人可选用牛肉、羊肉、狗肉、干姜等甘温、辛热类食物来调补阳气；而阴虚的人当用清补，选甲鱼、淡菜、海参、银耳等甘凉、咸寒类食物滋阴生津。

泻实祛邪：针对病情进行全面调理，又可食用某些食物直接驱除病因，即所谓祛邪安脏。如山楂消食积；鳗鱼治肺痨；赤小豆治水肿；猪胰治糖尿病；蜂蜜治便秘等等。

在现代社会，饮食养生的重要性越来越凸显出来。从全球范围看，到21世纪，由不良生活方式所导致的疾病将成为危害人类健康的头号杀手，其中不良的饮食习惯是最为重要的原因。例如，高热量摄入、脂肪过剩、烟酒过量等等，导致多种富裕病的广泛发生，如心脑血管病、肥胖症、脂肪肝、高血压、糖尿病、癌症等。故建立科学的生活方式，养成良好的饮食习惯就非常必要。随着人类科学文明的发展，许多国家已经把对民众实行饮食营养指导，采取立法、制定政策、培养饮食营养人才、加深营养科学研究等列为加强国民健康的重要措施。饮食科学化是一项强国强民的工作，以科学的营养知识指导人们的饮食生活，已经成为社会文明发展的必然趋势。

按照中国古代饮食养生的要求，饮食必须符合人体生理需要，这是一条重要原则。中医通过不同性质的饮食调整机体的功能，这是符合现代营养学的基本原则的。不过，中医饮食养生方法是用四气五味、升降浮沉的观点认识食物，是一种宏观的方法，不似现代营养学主要通过现代科学手段分析认识饮食物的化学成分，是一种微观的方法。

中医饮食养生强调因时、因地、因人而异地正确选用饮食，提倡五味合和，主张节制饮食。如《素问·生气通天论》提出：人应该饮食有节，谨和五味。具体来说，就是以五谷为养，五果为助，五畜为益，五菜为充，使气味相和，达到补养调节人体的效果。

张仲景的饮食养生法有如下几个基本原则和内容：

其一，摄取对生命有益的饮食物。如仲景说：凡饮食滋味，以养于生。意思是说，饮食是养生之物。

其二，避免进食对身体有害的食物。这类食物包括一些本来并不是食物，但被错误地当成了食物的物质。仲景明确说这样的物质不可食之，如果误食，可能害人、杀人。

其三，注意食物的合理搭配。在《金匮要略》第二十四、二十五两篇论述中，仲景列举了一些于身体有害的食物搭配。如羊肉不可共生鱼、酪食之，害人。马肉、豚肉共食，饱醉卧，大忌。

其四，注意进食时间。按照仲景的观点，食物之宜忌受到进食时间的影响。有些食物在特定的时间内服用于身体有益。若不在适宜的时间内进食，则对身体有害。如《金匮要略》说：春不食肝，夏不食心，秋不食肺，冬不食肾，四季不食脾。又如凡蟹未遇霜，多毒。不可食。

其五，注意食量。不可太过，亦不可不及。过犹不及。即使对生命有益的饮食，多食亦为害。如《金匮要略》说：桃子多食，人热；仍不得入水浴，令人病淋沥寒热病。梅多食坏人齿。李不可多食，令人胪胀。

其六，食物与身体状态相宜，如因身体之虚实而用补泻饮食，补不足，损有余。

其七，若不慎摄入了有毒食物，要迅速采取有效的解毒措施消除其毒性，以免伤害人体，或减轻毒性物质对身体的伤害。

一、饮食得宜

《金匮要略》说："凡饮食滋味，以养于生"。饮食是生命的物质基础，能够给身体补充营养，通过脏腑的气化作用，化生为气血精津等精微物质，使身体强壮，能有效地抵御外邪。食物可以分为普通营养性食物和特殊功效性食物。普通营养性食物主要是谷、肉、果菜。《素问·脏气法时论》说：五谷为养，五果为助，五畜为益，五菜为充，气味合而服之，以补精益气。用现代营养学的语言讲，它们是碳水化合物、脂肪、蛋白质和水等。而特殊功效性食物主要为那些具有振奋、调节、平衡脏腑功能等作用的食物。

中国传统营养学是食养杂食观，现代营养学是营养平衡观，其实，在本质上是一致的。在世界饮食科学史上，最早提出平衡饮食观的是中国。《黄帝内经》明确指出："五谷为养，五果为助，五畜为益，五菜为充，气味和而服之，以补精益气"。膳食营养平衡是健康长寿的关键。现在谈饮食营养当然已不是三高，而是注意三点：多样（Variety），平衡（Balance），适度（Moderation）。这种平衡饮食观有很高的实用价值。仲景的养生方法就充分体现出这种思想。他对谷类、蔬菜类、瓜果类、畜类、禽类、水产类等六大类食物的运用和现代医学的膳食平衡理论是殊途同归的，和《黄帝内经》理论也是一脉相承的。具体地讲：

五谷为养，是指黍、秫、菽、麦、稻等谷物、豆类作为养育人体的主食。

五果为助，是指枣、李、杏、栗、桃等水果和干果。在这里泛制指水果和瓜果食品。是平衡饮食中不可缺少的辅助食品。

五畜为益，是指牛、犬、羊、猪、鸡等禽畜肉食，在这里泛指肉食类及海产品。这些三高食品是人体生长、修复组织及增强抗病能力的重要营养物质。

五菜为充，是指葵、韭、薤、藿、葱等，这里泛指植物蔬菜类，蔬菜类食物富含多种微量元素、维生素、纤维素等，也是一种不可缺少的辅助食品。具有增强食欲、帮助消化和补充营养的作用，又有防便秘、降血脂、降血糖和防肠癌的作用。

哪些食物能养身益体？仲景说：所食之味，若得宜则益体。这是很好的一种表达。张仲景关于饮食养生的观点与大多数古代养生家的观点相一致。其基本精神为：五味各补五藏，五味杂食是益体饮食的重要原则之一。古代养生家讲究食物五味与五脏对应，仲景亦不例外。饮食之酸者入肝而补肝，苦者入心补心，甘者入脾补脾，辛者入肺补肺，咸者入肾补肾。《金匮要略·脏腑经络先后病脉证并治第一》说："夫肝之病，补用酸，助用焦苦，益用甘味之药调之。酸入肝，焦苦入心，甘入脾……"说的就是这个意思。

仲景是辨证论治原则的倡导者，对于饮食养生，他也坚持因人制宜的原则。不同的身体情况，其得宜的饮食不同。虚者补益为得宜，实者泻之为得宜，寒者温之为得宜，热者清之为得宜，多膏粱厚味者，粗淡为得宜；藜藿辛苦之人，适量增加禽畜肉为得宜。就补虚泻实而言，也要有针对性，有针对性乃为得宜。脾虚补脾，肝虚补肝，故《金匮要略·脏腑经络先后病脉证并治第一》说："补肝之法，肝虚则用此法，实则不在用之。……补不足，损有余，是其义也。余藏准此"。此一条论脏腑的五味补泻，并不仅仅就药物补泻而言，而是药物与饮食合论。

饮食要因人制宜，若得宜则益体。与具体的身体状况相宜的饮食便对身体有益。得宜的饮食人人不同，不可整齐划一，不可用一种模式定天下人饮食。中医临床治病讲辨证论治，在饮食养生方面也讲辨证用膳。在中医饮食养生中，没有一个与所有人相宜的、固定不变的食物模式。饮食的选择要根据不同的个体因人制宜，要注意个体在年龄、体质、个性、习惯等方面的差异。如老年人脾胃虚弱，运化较差，故忌饮食的五味、寒热不和。元代医学家朱震亨在其《格致余论·养老论》中说，夫老人内虚脾弱，阴亏性急……所以物性之热者，炭火制作者，气之香辣者，味之甘腻者，均属不可食之列。当然，丹溪的不可食应理解为不可多食。其意思是，凡有碍胃肠，不利消化，生痰助火之物皆应慎用。此外，老年人还忌黏硬难消、劳腥油腻、香燥炙煿、咸浊生冷的食物。如《寿亲养老新书》主张：老人之食，大抵宜温热熟软，忌黏硬生冷。

张仲景与其他养生家一样，强调饮食的针对性。归纳起来，按照仲景的意思，养生者要从如下几个方面考虑饮食的针对性：

其一为体质状态：人的体质有寒热虚实之异，寒者当温、热者当清，虚者宜补，实者宜泻。从反面讲，寒者忌凉，热者忌温，实者忌补，虚者忌泻。如仲景指出：羊肉热，故其有宿热者，不可食之。（《金匮要略·禽兽鱼虫禁忌并治第二十四篇第 46 条》）食之内热必增，不唯无益，反而有害。

其二为疾病状态：中医很重视人在疾病过程中的饮食禁忌，也就是说，中医很重视疾病过程中的忌口。如《金匮要略》说：扁豆，寒热者不可食之（《金匮要略·果实菜谷禁忌并治第二十五篇第 62 条》）。又说：病人不可食胡荽及黄花（《金匮要略·果实菜谷禁忌并治第二十五篇第 51 条》）。不仅疾病过程中当讲求饮食禁忌，即使是在疾病的恢复阶段，患者的饮食也要注意。如仲景说：时病差未健，食生菜，手足必肿。（《金匮要略·果实菜谷禁忌并治第二十五篇第 33 条》）

其三为妊娠状态：妊娠是妇女的一个特殊生理时期。妊娠期的饮食是否得宜，这不仅关系到妊妇本身的身体健康，也关系到胎儿的发育，故妊妇饮食不可不讲。仲景说，妊妇食姜，令子余指。（《金匮要略·果实菜谷禁忌并治第二十五篇第 53 条》）又说，妇人妊娠，食雀肉，令子淫乱无耻（《金匮要略·禽兽鱼虫禁忌并治第二十四篇第 73 条》）。这二条表达的就是这一方面的意思。

笔者体会到，仲景饮食养生法有二个基本原则，其一曰趋利，其二曰远害。趋利即上面所说的饮食得宜，远害饮食勿犯禁忌。趋利便要远害，远害即是趋利，二者是一种辩证的关系。如果知道哪些食物、哪些饮食方法对身体有害，从而避之，如此便能保护身体。笔者认为，食物其味爽于口，香沁于鼻，色美于目，人们往往随心所欲，恣于口腹，少有顾忌。所以，在谈论饮食养生问题时，既要强调得宜饮食的益处，更要强调不适宜饮食的害处，规定禁忌。为什么《金匮要略》用了整整两篇的篇幅论饮食禁忌，而没有一篇论得宜之饮食？其道理即在于此。

仲景在《金匮要略》第二十四、二十五二篇中，提到一些食物不可多食，如桃、李、梅、杏、橘、柚、樱桃、石榴、胡桃、枣、荞麦等。是否可以这样理解，按照仲景的意思，这些食物若不过量，它们对身体是无害的或者是有益的。张仲景《伤寒论》方大多用大枣、生姜，是否可以理解为仲景认为姜、枣为适合大多数人的得宜食物？

《伤寒论》中记载的食物品种很多，按其种类可以分为谷类、蔬菜类、瓜果类、畜类、禽类、水产类六大类。每类食品都有其共同的特性，也有不同于其他类别食物的特点。认识每类食物的特点，对于饮食养生具有一定的意义。

（1）谷类　仲景著作中的谷类食物有粳米、黍米、小麦、大麦、麦酱、荞麦、豆豉、大豆、小豆、扁豆、莜面、葵子。谷类是人类的主要食粮，有滋补五脏、益气生津的作用。如粳米补脾肺，益肠胃，止烦渴，利小便。小麦甘温，补心脾，益肝气，并可利小便，敛汗。扁豆健脾。

（2）蔬菜类　仲景著作中记载的蔬菜类食物有胡荽、椒、蒲白、苋菜、冬瓜、干姜、蒜、葱、韭菜、山药、食茱萸、薤、白卷（即白卷心菜）、芜菁（又名蔓菁）、野苣、黄瓜、芋、蓼、芥菜、荠苨、莼、苦瓠、生苍耳、小豆藿等。蔬菜的性味作用差别较大，或苦寒，或辛热，或补益，或清泻。如莴苣有利五脏，通血脉，通乳、利尿等作用，可治乳汁不通，尿血诸病。葱、姜、辣椒等食物辛辣温热，适用于胃肠虚寒的病人，但多食会生痰动火、散气耗血、损伤目力，阴虚阳亢及痈疽疮疡等病人尤应避免。

（3）果类　仲景著作中记载的果类食物包括枣、桃、李、梅、杏（杏酪）、樱桃、橘、柚、石榴、胡桃、百合、林檎（即花红，一名沙果）等。这些食品性多寒，以生食为主，也可熟食。瓜果大多能清热解渴，如梨能止渴除咳，大枣补脾养血，橘子理气。

（4）畜类　仲景著作中记载的畜类食物有牛肉、牛肺、猪肉、猪脂、猪骨、马肉、马肝、驴肉、狗肉、羊肉、羊肝、羊脑、鹿肉、麋脂、獐肉、兔肉、狸肉、猴肉等。畜类是人类重要的食物品种，它们对人体有滋养作用。如猪肉能润肠胃、生津液、丰肌肤、益阴；羊肉能补元阳、安心止惊；牛肉能补脾胃、安中益气。动物的内脏能补益人体相应的脏腑。

（5）禽类　仲景著作记载的禽类食物有鸡、鸭、鸭卵、雀肉、燕肉、鹭鸶肉、雉肉等。禽类一般具有补养作用，适用于身体虚弱者食用。如鸡肉能补虚劳羸弱、益产妇；鸭肉可养胃生津、滋阴补虚、除热止嗽。

（6）水产类　仲景著作记载的水产类食物有鱼、青鱼、鲤鱼、鲫鱼、虾、蟹、鳖、鲵鳝、鲦鲥鱼（河豚）等。水产类食物多具有补益阴血、清利脏腑的作用。如鲤鱼能利小便、消水肿，通乳汁；鳝鱼补中益血、通经脉、祛风湿；

鳖鱼凉血补阴、滋肾阴、清虚热；虾补阳下乳、祛风痰；蟹除热散结、散血通经、续筋骨。

（7）酿造类及其他 在上述六类食物以外，仲景还记载了酒、蜜、乳、酪、醋、肉桂、木耳、枫树菌等。

上述诸食物的作用分别见表 1（89 页）、表 2（110 页）、表 3（121 页）、表 4（130 页）、表 5（136 页）、表 6（148 页）、表 7（164 页）。

兹将仲景论饮食要与身体状况相适应的条文汇集于此，并简要释之：

羊肉，其有宿热者，不可食之。（《金匮要略·禽兽鱼虫禁忌并治第二十四篇第 46 条》）

[注] 羊肉性温。若人体素有内热者，不可食羊肉，食之内热必增。

痼疾不可食熊肉，令终生不愈。（《金匮要略·禽兽鱼虫禁忌并治第二十四篇第 58 条》）

[注] 古人认为腹中有积聚寒热者，若食熊肉，其病将终生不愈，不知是何道理。但是，从爱护野生动物的角度讲，是不应当伤害这种保护动物的。

扁豆，寒热者不可食之。（《金匮要略·果实菜谷禁忌并治第二十五篇第 62 条》）

[注] 寒热者，外感病而见恶寒发热。按照《医宗金鉴》的观点，扁豆性滞而补，若寒热病患者食之，邪滞于内而不得散，病难痊愈，故不得食之。今寒热病多不禁食扁豆。骤难辨孰是孰非。

时病差未健，食生菜，手足必肿。（《金匮要略·果实菜谷禁忌并治第二十五篇第 33 条》）

[注] 时病指外感伤寒热病，古称大病。差，痊愈。大病初瘥，身体未完全康健，脾胃之气尚弱，若食生菜，其寒凉之性必致脾胃气伤，脾失运化，水湿聚积，手足肿胀即有可能。

妊妇食姜，令子余指。（《金匮要略·果实菜谷禁忌并治第二十五篇第 53 条》）

[注] 古人认为，姜之形状如手指排列，若孕妇食姜，由于物性相感，可能使胎儿手生六指。此说缺乏科学性，有明显的时代局限。

妇人妊娠，食雀肉，令子淫乱无耻。（《金匮要略·禽兽鱼虫禁忌并治第二十四篇第 73 条》）

[注] 雀好淫。如根据古代方书所述，麻雀有助阳益肾作用。正因为如此，故古人设妊妇不可食雀肉之禁。此禁或许没有充分道理。不过，古人认为孕妇当慎其饮食，以免影响胎儿，这种观点应予肯定。

妇人妊娠，不可食兔肉、山羊肉，及鳖、鸡、鸭，令子无声音。(《金匮要略·禽兽鱼虫禁忌并治第二十四篇第62条》)

[注] 本条带有明显的迷信色彩，取类比象，缺乏科学性。清代医家程林（云来）在其《金匮要略直解》中说：妊妇食兔肉，则子缺唇；食羊肉，则令子多热；食鳖肉，则令子项短，不（当作亦）令子无声音；若食犬肉，则令子无声音。不过，程林认为，胎产需要补益，鸡、鸭肉不必忌之。这种观点比较合理。

病人不可食胡荽及黄花菜。(《金匮要略·果实菜谷禁忌并治第二十五篇第51条》)

[注] 荽菜辛散，且不易消化，故患病之人，不可多食荽菜，否则易致旧病复发。黄花菜亦然。

二、饮食避害

病从口入。这是人们早已清楚认识到的道理。趋利避害是饮食养生的一个根本原则。北齐·颜之推《颜氏家训·养生第十五》说：夫养生者先须虑祸。在饮食养生方面，虑祸避祸主要就是避免进食对身体有害的食物。既然曰食物，那么就应该是具有营养作用而无毒性的物质，不应该对人体有害。但在下列情况下，食物可能对健康有害：

其一，有些本来很平常的食物，其某个部位或许有毒，对身体有害。如葵菜乃平常食物，但是《金匮要略》说：葵心不可食，伤人。(其)叶尤冷，(更不可食)。

其二，食物一般是没有毒性的。但有些食物在某个特定的时间里却可能具有一定毒性。如《金匮要略》说：凡蟹未遇霜，多毒，不可食用。

其三，有些寻常的食物，不知由于何种原因出现变异，不仅其形状改变，其性质也发生变化，营养性物质变为有毒之物，食之害人。如《金匮要略》第二十四篇第94条说：虾无须及腹下通黑，煮之反白者，不可食之。

其四，食物腐败，或受到污染，对身体有害，不可食用。

另有一种情况，有些具有毒性的非食用性植物或动物，其形状与寻常无毒的食物相似，很容易被人误食，伤害身体。如有毒蘑菇，人若误食之，或狂或笑不休，甚危及性命。

关于避免进食有害食物的问题，《金匮要略》第二十四篇和第二十五篇用大量的篇幅记载了这方面的内容，十分丰富。今天看来，其中绝大多数的内容是正确的或比较正确的，养生者当予注意，不可忽略。《金匮要略》所论者，有相当一部分是食物腐败和食物污染问题。众所周知，今天的人类面临着十分严重的食物污染问题。所谓食物污染，即食品在生产、加工、运输、贮存、销售、烹调等各个环节，混入、残留或产生各种不利于人体健康、影响其食用价值与商品价值的因素。食物污染不包括作为食品组成成分、天然存在的有害物质。根据污染食品有害因素的性质，食品污染可分为生物性污染、化学性污染和放射性污染三大类。生物性污染主要指微生物、寄生虫和虫卵、昆虫的污染。这类污染是古代食物污染的主要形式。古代由于贮存手段不发达，食物腐败变质是很常见的现象。从实质上讲，食物腐败变质也属于食物污染。化学性污染在古代较少发生，而在现代则是食物污染的主要形式，其涉及范围广，情况复杂，主要污染物有农药及化肥、工业"三废"、食品添加剂和在食品加工贮存中产生的物质以及食品容器和包装材料等。放射性污染主要是来自放射性矿物的开采、冶炼和各种用途中对食品的污染，特别是半衰期较长的放射性核素污染有重要意义。放射性污染在古代较少发生。食品污染对人体健康造成的危害不容忽视，除了急性损害、慢性损害外，还可出现致突变作用、致畸作用和致癌作用。善养生者，必须采取积极措施，避免进食被污染的食物和腐败变质了的食物。

如何避免摄食于身体有毒害的食物？综合《伤寒论》《金匮要略》的相关内容，笔者等认为大抵有如下几条注意事项：

（1）形状怪异的食物不可轻食。

（2）不可轻易进食动植物的非食用部位。

（3）除非已有可靠的安全保证，不可轻易进食还没有到食用时令的动植物。

（4）不可食用被污染的、腐败变质的食物。

（5）制备或贮存方法不当的食物不可轻易食用。

下面将《伤寒论》、《金匮要略》相关内容汇集于一起，并予以简单注释。

凡肝脏自不可轻啖，自死者弥甚。（《金匮要略·禽兽鱼虫禁忌并治第二十四篇第 4 条》）

[注] 肝脏为机体重要的解毒器官，若动物体内存在有毒物质，往往会在肝脏蓄积，因此将动物肝脏作为食物要谨慎，不可轻率，以免中毒。人类摄食动物肝脏而中毒者，其事故较多，不可不慎。故古代医书中常有解食肝脏中毒的药方。对仲景凡肝脏自不可轻啖的说法，古人还有另外一种近于神秘和诡诞的解释，他们认为动物在被杀死的时候，必然惊恐忿怨。肝者，魂藏焉。惊恐忿怨，则肝脏亦为之变，食之于人不利，故不可轻啖。《三元延寿书》说："动物临死惊风入心，绝气归肝，俱不可多食，必伤人。这种解释虽显得怪诞，但是也不能说没有一点道理。因为动物在被宰杀时，其身体内部必然出现相应的生化反应，是否产生出一些毒性物质，并集中到动物肝脏，这一可能性也不能说不存在，只是目前尚难证实。对于此条，《医宗金鉴》的注解比较全面，其曰：诸畜兽临杀之时，必有所惊，肝有所忿，食之俱不利。故曰'不可轻啖'。如兽自死者，必中毒，或疫病而死，更不可食也"。

凡肉及肝，落地不着尘土者，不可食之。（《金匮要略·禽兽鱼虫禁忌并治第二十四篇第 6 条》）

[注] 肉及肝落地而不着尘土，这种现象似不可理解。清代医家程林认为事涉怪异，食之必有非常之害。笔者认为，动物肌肉、肝脏，若为新鲜组织，落地必沾尘土。此处既不言脯，那就不是干肉，而是尚未制备的食物。落地而不着尘土，可能已不新鲜，表面干燥，深部变质，自然不宜食用。

猪肉落水浮着，不可食。（《金匮要略·禽兽鱼虫禁忌并治第二十四篇第 7 条》）

[注] 猪肉质地重于水，落水应该沉于底。如果落水而浮，此猪肉必定已经腐烂变质，其中含有因腐烂而产生的气体，比重较小，落水之后，自然会浮在水面。既已变质，不可食用。

诸肉及鱼，若狗不食，鸟不啄者，不可食。（《金匮要略·禽兽鱼虫禁忌并治第二十四篇第 8 条》）

[注] 肉、鱼者，美食也，为狗、鸟所喜。而今狗不食，鸟不啄，此必腐败，或中毒死亡者，必不可食。《医宗金鉴》说：凡禽兽不食之肉，必有毒。不可食之。

肉中有如朱点者，不可食之。（《金匮要略·禽兽鱼虫禁忌并治第二十四篇第10条》）

[注] 肉中有红色点状物，其可能的解释有二。其一，此红点为出血点，多为急性感染性出血性疾病的表现。《医宗金鉴》说：朱点为恶血所聚。此色恶不食也。其二，此红点或许为感染的寄生虫虫卵或虫体。凡此二种情况，为肉中有如朱点者，俱不可食。

六畜肉，热血不断者，不可食之。（《金匮要略·禽兽鱼虫禁忌并治第二十四篇第11条》）

[注] 六畜，指马、牛、羊、猪、狗、鸡六种家畜。《左传·僖公十九年》：古者六畜不相为用。六畜肉在此当泛指各种畜生肉。死而热血不断，说明血液不能凝固，此多是感染性疾病的表现，其肉不可食。

自死肉，口闭者，不可食之。（《金匮要略·禽兽鱼虫禁忌并治第二十四篇第16条》）

[注] 动物自死，多为非正常死亡。按照古人经验，自死动物，若口闭者，毒气在内。程林说：自死既已有毒，口闭则其毒不得泄，不可食之。若为非正常死亡动物，即使口张，也要小心，尚未可以口闭口合断毒之有无。

六畜自死，皆疫死，则有毒，不可食之。（《金匮要略·禽兽鱼虫禁忌并治第二十四篇第17条》）

[注] 本条恰可作为对上二条的解释。因疫病而死亡的动物，其身体组织肯定存在有毒物质，不可食用。

食生肉，饱饮乳，变成白虫。（《金匮要略·禽兽鱼虫禁忌并治第二十四篇第19条》）

[注] 古人认为，肉不可生食。如清·程林说："生肉非人所食。食生肉而饮乳汁，西北人则有之。脾胃弱者，未有不为虫为蛊"。《医宗金鉴》未尝反对食生肉，但是反对食生肉后即饮乳酪。其曰：食生肉饱，即饮乳酪，则成湿热，必变生白虫。用现代眼光看，生肉只要无污染，符合卫生学标准，亦未尝不可食。在

西方国家、日本，食生鱼生肉十分普遍。至于白虫，并非由食生肉、饱饮乳，以致湿热内生，遂变生白虫。言食生肉饱饮乳即生白虫，此是古人认识的局限。白虫不是湿热变成，而是生肉为寄生虫感染，其虫卵在肉，由于是生食，未有经过加热杀死，虫卵进入人体以后，在组织中生长繁殖，其危害甚大。所以，食生肉宜慎之。鱼、肉还是熟食为宜，没有可靠的安全保证，不可生食。

疫死牛肉，食之令病洞下，亦致坚积，宜利药下之。(《金匮要略·禽兽鱼虫禁忌并治第二十四篇第 20 条》)

[注] 牛因疫病而死，其身体中往往有病原微生物，或有病原微生物的毒素，或有炎性坏死物等毒性物质，人若食之，必被其毒，有可能出现中毒性腹泻，或食物停滞不消，以致腹部硬满，导致癥积一类的病变。如若疫死牛肉中毒，腹部坚积，可以选择应用攻下的方法，以泄出毒物。《医宗金鉴》说：疫死牛肉有毒，不可食。食之若洞泻，为其毒自下。或致坚积，宜下药利之。笔者认为，由疫死兽肉中毒产生急性中毒性腹泻，即使腹泻，亦当适度攻下，通因通用，以泄出毒物。

脯藏米甕中，有毒，及经夏食之，发肾病。(《金匮要略·禽兽鱼虫禁忌并治第二十四篇第 21 条》)

[注] 脯，干肉。《金匮要略》第二十四、二十五多处提到脯，此反映出古代人民常制作干肉的事实。肉脯若缺乏合理的保存方法，藏于米甕中，甚易变质腐败。夏天气温高，湿度大，肉脯更容易腐坏。如果摄食腐败的肉脯，中其毒，很可能导致肾病发生。《医宗金鉴》说："脯肉藏米甕中，受湿热郁蒸之气，及经夏已腐者，食之腐气入肾，故发肾病"。本条示人，肉脯亦可能腐坏，食之损人。原文言发肾病，仅是举例言之，也可能导致其他病变。

诸五藏及鱼，投地尘土不污者，不可食之。(《金匮要略·禽兽鱼虫禁忌并治第二十四篇第 14 条》)

[注] 对于本条的解释，可参考《金匮要略·禽兽鱼虫禁忌并治第二十四篇第6 条》。鱼、肉落地而不着尘土，可能已不新鲜，表面干燥，深部变质，故不宜食用。

秽饭、馁肉、臭鱼，食之皆伤人。(《金匮要略·禽兽鱼虫禁忌并治第二十四篇第 15 条》)

[注] 馁肉，腐败之肉。《论语·乡党》：鱼馁而肉败。鱼已臭、肉已馁、饭已秽，俱已变质，食之必伤人。

疫死牛，或目赤，或黄，食之大忌。（《金匮要略·禽兽鱼虫禁忌并治第二十四篇第 38 条》）

[注] 牛因疫病而死，目赤或黄，肉必有毒，万勿食之。仲景在此仅言牛肉，乃举例言之。其实六畜因疫病而死者，皆不可食其肉，且必须按卫生防疫方法处置之。

牛肺从三月至五月，其中有虫如马尾，割去勿食，食则损人。（《金匮要略·禽兽鱼虫禁忌并治第二十四篇第 41 条》）

[注] 牛肺中有虫如马尾，此是寄生虫感染，必须弃而不食。仅仅将有虫如马尾的部分割去也是不安全的，因为有些感染物肉眼看不到。不惟三月至五月，其他时间亦然。

白犬自死，不出舌者，食之害人。（《金匮要略·禽兽鱼虫禁忌并治第二十四篇第 59 条》）

[注] 犬自死，多为疫死，或中毒而死，其肉不可食，无论白犬黑犬，亦无论出舌与不出舌。古人认为不出舌者，毒气闭而未出，食之伤人。

食狗、鼠余，令人发瘘疮。（《金匮要略·禽兽鱼虫禁忌并治第二十四篇第 60 条》）

[注] 狗或鼠食余之物，已被污染，不可食之，食之必害人。至于是否发生瘘疮，又未可言一定，本条举例言之。

凡鸟自死，口不闭，翅不合者，不可食之。（《金匮要略·禽兽鱼虫禁忌并治第二十四篇第 65 条》）

[注] 本条所描述者，鸟死口不闭，翅不合，为古人观察到的鸟中毒而死的状态。中毒死鸟，其骨肉亦有毒，不可食之。前面注家有言畜死口闭为毒气不得外泄，本条言鸟死口不闭亦有毒，由此可见不得以口之闭合与否断有毒无毒。

诸禽肉，肝青者，食之杀人。（《金匮要略·禽兽鱼虫禁忌并治第二十四篇第 66 条》）

[注] 肝青者，亦说明此禽为中毒而死，或疫死，不可食其肉。

燕肉勿食，入水为蛟龙所啖。(《金匮要略·禽兽鱼虫禁忌并治第二十四篇第75 条》)

[注] 古人认为蛟龙嗜燕。故祈祷家有用燕召龙，为兴波祈雨，以救干旱者。古人由此推论，那些需要在水中作业的人，断不可食燕肉，否则入水后将为蛟龙所啖。此条所论缺乏科学性。

虾无须及腹下通黑，煮之反白者，不可食之。(《金匮要略·禽兽鱼虫禁忌并治第二十四篇第 94 条》)

[注] 虾无须，或腹下通黑而煮之反白，此虾有毒，不可食。

凡蟹未遇霜，多毒，其熟者乃可食之。(《金匮要略·禽兽鱼虫禁忌并治第二十四篇第 102 条》)

[注] 按照古人的解释，霜降节前，蟹食水莨莕，水莨莕有大毒，故蟹亦有毒，不可食。隋·巢元方《诸病源候论》说，食霜前蟹多有中毒者，令人闷乱，精神不安。经霜以后，蟹即不能害人。

蜘蛛落食中，有毒，勿食之。(《金匮要略·禽兽鱼虫禁忌并治第二十四篇第103 条》)

凡蜂、蝇、虫、蚁等多集食上，食之致瘘。(《金匮要略·禽兽鱼虫禁忌并治第二十四篇第 104 条》)

[注] 此二条不待注而其义自明。

果子生食生疮。(《金匮要略·果实菜谷禁忌并治第二十五篇第 1 条》)

[注] 果子不是不可生食，而是生果多不洁，洗干净依然可以生食。现在提倡多食新鲜而无污染的果子。

果子落地经宿，虫蚁食之者，人大忌食之。(《金匮要略·果实菜谷禁忌并治第二十五篇第 2 条》)

[注] 落地经宿，虫蚁食之，已被污染，不可食。

生米停留多日有损处，食之伤人。(《金匮要略·果实菜谷禁忌并治第二十五篇第 3 条》)

[注] 损处，指有被虫鼠咬破之处，说明已被污染，不可食之。笔者疑本条生米可能是生果之误。

木耳赤色及仰生者，勿食。(《金匮要略·果实菜谷禁忌并治第二十五篇第 16 条》)

[注] 对于形状怪异的动植物，《金匮要略》都主张勿食之。本条所论木耳者，向上卷翻而生，其色或赤，此为怪异现象，注意勿食。

菌仰卷及赤色者，不可食。(《金匮要略·果实菜谷禁忌并治第二十五篇第 17 条》)

[注] 本条所论道理与上一条相同。蘑菇向上翻卷而生，其赤红色，此属怪异现象，万勿食之，食之必受其害。

葱、韭初生芽者，食之伤人心气。(《金匮要略·果实菜谷禁忌并治第二十五篇第 36 条》)

[注] 本条不甚好理解。程林注曰，植物的萌芽含抑郁之气未伸，食之可能伤心气。有些未成熟的植物可能含有不利于人的成分。

葵心不可食，伤人，叶尤冷，黄背赤茎者，勿食之。(《金匮要略·果实菜谷禁忌并治第二十五篇第 49 条》)

[注] 葵指冬葵菜，《神农本草经》列为上品，称之曰百菜之长。今江西、湖南等地尚有种植者。本条言冬葵菜之嫩心不可食，其叶冷利，更不可食。若黄背赤茎者，乃异常形状，亦不可食。

苦楝无子者，杀人。(《金匮要略·果实菜谷禁忌并治第二十五篇第 88 条》)

[注] 根据古人的观察，苦楝无子者有毒，不可食。《中药大词典》谓，楝科植物苦楝的果实有毒，曾有小孩食入而中毒致死的报告。中毒症状为恶心、呕吐、下泻、呼吸困难及心悸等。犬口服后很快引起呕吐，故不易中毒。牛、马亦可中毒；而猪则最为敏感，服 200 克半小时即中毒，2～3 小时即可死亡。主要中毒症状为中枢抑制、昏迷、解剖时除见有胃、小肠的炎症及扩张外，尚有肝、肾组织充血，脂肪变性，肺中有多量血液，显著紫绀等。成熟核果的毒性较未成熟者大。毒性成分可能是毒性蛋白。

三、饮食有节

仲景说：饮食滋味，以养于生。饮食能滋养脏腑，补充气血，为生命之必需。

然每一个生命体对于饮食的需求量是有限的，任何食物都不是越多越好，若摄入量超过了身体的需要，便会对身体产生危害。水能载舟，亦能覆舟。仲景在其论著中明确地提出，善养生者，应该服食节其冷热、苦酸辛甘，即在食物的性味方面进行节制，不可太过。虽然仲景没有直截了当地说过养生应该节制食量，但在《伤寒论》中却存在一个明确的基本观点：饮食过量将危害身体。《金匮要略·血痹虚劳病脉证并治第六》在论羸瘦腹满，不能饮食，内有干血，肌肤甲错的原因时，明确指出其原因之一就是食伤。所谓食伤，即身体为饮食所伤，主要就是过量饮食，损伤脾胃，以致痰湿内生，气血瘀阻，或营卫气血化源不足，疾病从而生焉。此即《内经》所谓饮食自倍，肠胃乃伤的意思。在《金匮要略》第二十五篇，一句贪食，食多不消，便将食物不可过量的饮食养生原则清楚地表达出来。《金匮要略》又有《腹满寒疝宿食病脉证并治》一篇，论宿食为病。对宿食之病，仲景或用硝黄下之，或用盐汤、瓜蒂吐之，这些内容也间接说明，饮食过量会伤害身体。此外，《伤寒论》第 398 条损谷则愈的护理原则，也从另一个侧面说明了节制食量对身体的益处。

中国古代饮食养生法对节制食量予以了足够的重视。《管子》曰："……饮食节，则身利而寿命益；……饮食不节，则形累而寿命损"。唐·孙思邈《千金要方》说："不欲极饥而食，食不可过饱；不欲极渴而饮，饮不可过多。饮食过多，则结积聚；渴饮过多，则成痰癖"。这段话说明，进食宜饥饱适中，否则易伤肠胃。人体对饮食的消化、吸收、输布、贮存，主要靠脾胃的功能。食入过少，则营养不足，气血化源缺乏。然饮食滋味甘美于口，人们往往恣口腹之欲，易失之于多，不易失之于少，往往失之于过量，一般不会失之于不足。尤其是在现代社会，安定而且富裕，歌舞升平，物品丰富，人们更容易多饮多食。若饮食过量，在短时间内进食大量食物，势必加重胃肠负担，食物停滞于肠胃，不能及时消化，便会影响营养物质的吸收和输布，脾胃功能受损，导致积聚等疾病的发生。故节制饮食对保证机体健康具有重要的意义。

节制食量也符合《内经》五味不可偏食过食的道理。《素问·五脏生成论》说："是故多食咸，则脉凝泣（血流不畅）而变色；多食苦，则皮槁（皮肤不润泽）而毛拔（毛发脱落）；多食辛，则筋急而爪枯（指甲干枯）；多食酸，则胝皱（变硬皱缩）而唇揭（口唇掀起）；多食甘，则胃痛而发落，此五味之所伤也"。根据前述五味入五脏的理论，五味的偏嗜会使某脏之气偏胜，这样就破坏了人体脏腑的和谐统一，从而导致疾病。如味过于甘，反而滋腻碍胃，影响消化吸收。味过于咸，会渗透伤肾，影响肾的功能。所以《素问·至真要大论》说："气增而久，夭之由也"。《素问·生气通天论》又说："阴之所生，本在五味；阴之五官，伤在五脏"。意思是说，阴精的产生，是来源于饮食五味，但是产生和收藏阴精的五脏，却可因饮食五味的太过而受到伤害。

嵇康说：穰岁多病，饥年少疾（引自孙思邈《千金要方·食治》）。这个道理也得到现代科学证实。现代科学研究证明，节制食量能增进健康，贪食过食会损害健康。20 世纪 30 年代，美国营养学家麦卡完成的实验很具说服力：他首先限制一组小白鼠的热量摄取，但保证其他必需营养素的给予。另一组动物则自由进食。结果自由进食组的小白鼠在 175 天以后，骨骼便停止生长，在两年半内全部死亡。而限食组的小白鼠在 1000 天后骨骼还在缓慢生长，其生命存活期达 3～4 年，且该组动物的肿瘤发病率比自由进食组低许多。这就是老年医学研究中的麦卡效应。20 世纪 60 年代末，美国科学家马克赖顿用含 20% 的蛋白质和 5% 的植物油制成的饲料喂养小白鼠，第一组喂以热量为 20 千卡的正常饮食，另一组则为 10 千卡热量的饲料，结果后一组寿命比第一组延长 2 倍以上。此时，麦卡效应被重新提起，并受到普遍重视。人们认为，限制热量摄入是使体温下降的最有效的方法，甚至可使体温下降 2～3 度，从而使免疫中枢器官——胸腺的定时紊乱得以推迟，延缓了衰老过程。近年来的研究发现，饱腹时，体内营养积聚过多，造成细胞膜增厚，使血液和组织中吞噬细胞和淋巴细胞的敏感性降低，导致免疫力下降，加速衰老过程。饱食会致使血液过久地存积于胃肠以助消化，造成大脑缺血、缺氧而妨碍脑细胞发育，降低智商。饱食可诱发大脑中一种叫做纤维芽细胞生长因子的蛋白质大量分泌，促使血管壁细胞增殖、管腔狭窄、供血能力削弱，从而加重脑缺氧。目前尚无有效药物能抑制这种损伤脑组织和功能的物质的分泌，只有靠适当减少食量来预防。

日本关东大学的调查发现，大约有 30%～40% 的老年性痴呆病人，与其年轻时食量偏多有关。日本九洲大学医学院的实验也得出了同样的结论。在让实验鼠摄入过量食物后，鼠脑中的酸性纤维芽细胞生长因子比实验前增加了数万倍。实验检测人的大脑也是如此，过饱后人脑中酸性纤维芽细胞生长因子较进食前可增加上万倍。该因子可使毛细血管内皮细胞和脂肪细胞增殖，并能促进脑动脉粥样硬化。酸性纤维芽细胞生长因子是促使机体组织细胞衰退的惰性因子，它可使大脑皮质的血氧量减少，脑神经细胞因缺血、缺氧而逐渐退化、坏死，致使大脑早衰。研究现已了解到，限食可控制酸性纤维芽细胞生长因子的生成，延缓大脑衰老。上述研究结果提示，勿过量饮食，注意适当节食对保持健康具有重要意义。仲景关于节制食量的养生学观点得到了现代科学研究结果的佐证。

现代人把吃饱、吃好与增强营养连在一起，其实，这是不科学的。一般人认为吃好的概念，主要是指吃鸡、鸭、鱼、肉、奶等中高档荤腥食品或味道好的食品，而缺乏整体观念。尽管中国都市中膳食结构已由主食型变为副食型，肉、蛋、奶、蔬菜、水果的摄入是主食的 10 倍，但饮食结构是不合理的，营养供给不平衡。具体表现在以下几个方面：①蛋白质摄入量不足，摄入的钙、核黄素、维生素 A 也明显低于正常标准。据有关部门对 22 个省市 11 万婴幼儿调查，佝偻病发病率达 32%以上，对 3 万名城市儿童调查，缺铁性贫血患儿达 40%。②脂肪摄入量过高。以北京为例，北京人均摄入的脂肪量超标 46%，再加上独生子女不科学的饮食，出现了许多体重超标的胖子。北京市儿童中超标的小胖子就占儿童总数的 7%～8%，而成年人体重超标的胖子高达 30%，北京人高血压患病率位居全国之首。因肥胖引起的疾病也在发展，如成年人的高脂血症、冠心病、脂肪肝等。③山珍海味的饮食观应改变。山珍海味等所谓美味佳肴和饮食营养学之间，并不能划等号。由于历史上封建王朝的宫廷御膳追求是那些老百姓难以见到和吃到的东西，所以驼峰、熊掌、猩唇、鱼翅、燕窝、海参等等，因其稀贵而成为珍品。可是这些东西，其氨基酸、维生素、无机盐和微量元素的含量，都没有什么特别的营养价值，也没有任何科学数据证明它们都是高级营养品。

仲景与节制食量观点有关的论述散在于《金匮要略》第二十四、二十五两篇，内容较为丰富。兹辑释如下：

雉肉久食之，令人瘦。（《金匮要略·禽兽鱼虫禁忌并治第二十四篇第 71 条》）

[注] 清代医家程林认为，雉肉有小毒，发疔疮，生诸虫，久食之令人瘦。此

解有误。如果仲景以雉肉有毒，则当言禁食之，而不会言久食之令人瘦。既言久食之不可，则短时间食之不会为害。疥疮乃疥虫感染，不与食肉相关。笔者认为，若雉肉久食之令人瘦，那它倒是一种很好的减肥食品。古代本草书言海藻久食之使人瘦，后大陆市场上便有海藻减肥制品热销，不知其效果如何。

桃子多食，令人热，仍不得入水浴，令人病淋沥寒热病。(《金匮要略·果实菜谷禁忌并治第二十五篇第 4 条》)

[注] 桃本为养人之物，但养人之物亦不可多食，否则令人热中。若食桃多而入水中，则热气内闭，故有可能令人病淋沥、寒热。不过，笔者认为，淋沥寒热之病的发生与多食桃可能并无直接关系。

梅多食，坏人齿。(《金匮要略·果实菜谷禁忌并治第二十五篇第 6 条》)

[注] 梅实酸，过食之坏人齿。道理本来简单，然程林绕弯抹角：梅实能致津液，津液出则骨伤，以肾主五液，齿为肾之标故也。古代医家的注释，类此者甚多，应当予以重视。

李不可多食，令人腹胀。(《金匮要略·果实菜谷禁忌并治第二十五篇第 7 条》)

[注] 酸味收敛，多者有碍气机运布。《医宗金鉴》说：李味酸涩，若多食，则中气不舒，故令人腹胀。

林檎不可多食，令人百脉弱。(《金匮要略·果实菜谷禁忌并治第二十五篇第 8 条》)

[注] 林檎，又名花红、沙果。蔷薇科，落叶小乔木，果实秋季成熟，扁圆形，直径 4~5 厘米，黄或红色。按照古人的认识，林檎酸涩而闭百脉，若多食，令人百脉弱。

橘、柚多食，令人口爽，不知五味。(《金匮要略·果实菜谷禁忌并治第二十五篇第 9 条》)

[注] 橘柚小曰橘，大曰柚。味酸能恋膈，聚生痰饮，在于膈上，则令人口不知五味。原文口爽可能有误，或许爽字之前脱一不字。

梨不可多食，令人寒中；金疮、产妇，亦不宜食。(《金匮要略·果实菜谷禁忌并治第二十五篇第 10 条》)

[注] 梨性大寒，多食令人中寒，脾阳不足，或有下利、腹痛之变。金疮家、

产妇亡血家，其人身体多寒，故亦不可多食梨。

樱桃、杏，多食伤筋骨。(《金匮要略·果实菜谷禁忌并治第二十五篇第 11 条》)

[注] 樱桃、杏，味酸性寒，寒伤阳，味过酸则伤肝，肝伤则筋骨亦伤，故樱桃与杏，不可过食。

安石榴不可多食，损人肺。(《金匮要略·果实菜谷禁忌并治第二十五篇第 12 条》)

[注] 安石榴其味酸。酸性收敛，过食之有滞塞之弊。《医宗金鉴》说：安石榴味酸涩，酸涩则气滞。肺主气，宜利而不宜滞，滞则伤损矣。故不可过食。

胡桃不可多食，令人动痰饮。(《金匮要略·果实菜谷禁忌并治第二十五篇第 13 条》)

[注] 胡桃性热补肾、补肺，益人之处甚多。然亦不可多食，多食则煎熬津液，而为痰饮矣。

生枣多食，令人热渴气胀。寒热羸瘦者，弥不可食，伤人。(《金匮要略·果实菜谷禁忌并治第二十五篇第 14 条》)

[注] 枣为养生上品。然按照古人的认识，生枣味甘辛而气热。辛热则令人渴，甘则令人气胀。寒热羸瘦者，内热盛而脾胃虚，故不可多食。笔者认为，枣性补益。寒热羸瘦者，多为感染性疾病，不宜补益，补则留邪，补亦伤人。

荞麦面多食之，令人发落。(《金匮要略·果实菜谷禁忌并治第二十五篇第 67 条》)

[注] 本条所论缺乏科学依据。正如《金匮要略辑义》说，今人多食荞麦面，未有致令发落者。脱发另有原因。

盐多食，伤人肺。(《金匮要略·果实菜谷禁忌并治第二十五篇第 68 条》)

[注] 味过咸则伤肾，肾伤则水不行而停于内，上逆凌肺，可能引起哮喘等病。现代科学研究表明，过量食盐有损健康。

芜菁根，多食令人气胀。(《金匮要略·果实菜谷禁忌并治第二十五篇第 43 条》)

[注] 多食芜菁，令人气胀，唐·孙思邈《千金方要》、宋·寇宗奭《本草衍义》俱有明言。

专多食，动痔疾。(《金匮要略·果实菜谷禁忌并治第二十五篇第 45 条》)

[注]蓴，莼的异体字，即睡莲科植物莼菜。素有痔疮之人，若食莼菜过多，可能诱发痔疮，因为莼菜性滑易下。陶弘景说：性滑，服食家不可多啖。孙思邈《千金要方·食治》说："多食动痔病"。《本草拾遗》说："常食薄气，令关节急，嗜睡"。《食疗本草》说："虽冷而补，热食之，亦壅气不下，甚损人胃及齿。不可多食，令人颜色恶。又不宜和醋食之，令人骨痿，久食损毛发"。《本草汇言》说："莼菜，凉胃疗疸，散热痹之药也。此草性冷而滑，和姜醋作羹食，大清胃火，消酒积，止暑热成痢。但不宜多食久食，恐发冷气，困脾胃，亦能损人"。

黄瓜食之，发热病。(《金匮要略·果实菜谷禁忌并治第二十五篇第 48 条》)

[注]今人食黄瓜甚多，或生食或熟食。本条言热病过后，不可食黄瓜，程林说是因为黄瓜可能诱发寒热、虚热。

胡荽久食之，令人多忘。(《金匮要略·果实菜谷禁忌并治第二十五篇第 50 条》)

[注]今人食胡荽较多。然《金匮要略》言久食之，令人健忘，慎之。

茱萸不可多食，动病。(《金匮要略·果实菜谷禁忌并治第二十五篇第 52 条》)

[注]茱萸辛温发散，若食之过多，可能导致疾病或导致疾病复发。

蓼多食，发心痛。(《金匮要略·果实菜谷禁忌并治第二十五篇第 54 条》)

[注]蓼辛温，多食之，可能导致心胃疼痛。

小蒜多食，伤人心力。(《金匮要略·果实菜谷禁忌并治第二十五篇第 57 条》)

[注]小蒜辛温，有小毒，多食则散气，伤人心力。

久食小豆，令人枯燥。(《金匮要略·果实菜谷禁忌并治第二十五篇第 63 条》)

[注]小豆含赤小豆与绿豆言之。赤小豆与绿豆俱能利水。若久食之，将使人丢失津液，而致身体枯燥。

大麦久食，令人作㿯。(《金匮要略·果实菜谷禁忌并治第二十五篇第 65 条》)

[注]久食大麦，令人生疥疮，此必古人误解。疥疮是一种由疥虫感染的皮肤病。无法证明久食大麦与疥虫感染之间存在因果关系。

四、合理调配饮食

在《金匮要略》第二十四、二十五两篇中，有大量的篇幅论述食物搭配禁忌。如羊肉不可共生鱼、酪食之，害人。马肉、豚肉共食，饱醉卧，大忌。在食物的搭配方面，仲景强调搭配禁忌，而略于搭配之宜，这是仲景饮食养生方法的一大特点。笔者注意到，重视食物搭配也是中国古代饮食养生法的一大特点。

食物搭配得宜则对身体有益，否则便对健康有害，其道理可以从食物的酸、苦、甘、辛、咸五味调和来理解。食物的五味是人体所不可缺少的，分别对人体产生不同的滋养调节作用。古代养生学主张饮食的五味要配合得当，除非为了用食物之偏调理身体之偏，一般不得太过不及，偏多偏少，否则就会使脏腑之气出现偏盛偏衰，影响身体健康，导致疾病发生。《黄帝内经》非常重视食物的五味调和。《素问·生气通天论》曰："谨和五味，骨正筋柔，气血以流，腠理以密，如是则骨气以精。谨道如法，长有天命"。其意思是说，养生者要注意饮食的五味调和，以保证骨骼正直，筋脉柔和，气血流通，毛孔固密，这样人体的健康就得到了保证，体格才能健壮。如果人们谨慎严格地遵守这一养生原则，就会享有天年，获度百岁。又《素问·脏气法时论》曰："饮食当以五谷为养，五果为助，五畜为益，五菜为充，气味合而服之，以补精益气"。其意思是，粮食、肉类、蔬菜、果品等是人类的主要食物，谷类为主食，果类为辅助性食物，肉类为副食品，蔬菜类为补充性食物。但人类在接受这样多种类的食物时，有一个必须遵守的原则，那就是气味合而服之。人们必须根据需要，兼而取之。只有合理调配，气味合和，才能有益于人体健康。

食物的合理搭配可以通过现代营养学的观点得到部分的解释。合理调配，全面配伍是健康饮食的一个标准。饮食的种类多种多样，所含营养成分各不相同，只有做到各种食物的合理搭配，才能使人体得到各种不同的营养，充分满足生命活动的需要。全面而平衡的营养，各营养素能够充分满足机体的需要，并达到平衡，这便是合理营养。合理营养是饮食的基本原则，而平衡膳食（balanced diet）是获得合理营养的惟一途径。所谓平衡膳食，是指全面达到营养素供给量的饮食，又称合理膳食（rational diet）或健康膳食（health diet）。现代营养学给平衡膳食规定了一些基本要求，如膳食应供给足量的热能及各种营养素，以满足机体的营养需要；各种营养素之间要保持数量上的平衡。某种营养素过多或过少，均可影响其他营养素的吸收和利用；要有合理的烹调加工手段，以减少营养素的损失，提高消化吸收率；要有合理的膳食制度，即把全天的食物定质、定量、定时地给人们食用；食物应对人体无害，不含致病性微生物和有毒化学物质等。全面的饮食、充足的营养，乃是保证人体生长发育和健康长寿的必要条件。如果食品调配不合理，就会影响人体对所需营养物质的摄取，导致营养不良，发育障碍，抵抗力低下，甚至引起疾病。

（一）宜搭配的食物

近年来国内外一些营养专家发现，一些食物注重"搭配"食用，不仅使人体更有效地吸收营养，而且还有一定的防病治病疗效。试举例如下：

（1）苹果、洋葱配茶叶　荷兰医学研究者认为，苹果、洋葱及茶叶中含丰富的黄酮类物质，可保护心脏。经过 805 名 65～84 岁男子长达 5 年的观察证明，饮食中的黄酮类物质，主要来自苹果、洋葱和饮茶。坚持每天饮 4 杯茶以上的男子，死于心脏病的危险减少 45%，吃一个或一个以上苹果者减少 50%。

（2）蔬菜、水果配鱼肉　国外专家发现，合理的调整饮食结构有助于降低血压。研究表明，蔬菜、鱼和水果是控制血压的最佳饮食。蔬菜中含有大量的纤维素，水果中的钾、钙、镁等矿物质元素，以及鱼所含的不饱和脂肪酸，皆有利于增加血管壁的弹性，从而降低血压，使其恢复正常。

（3）豆腐配鱼　豆腐煮鱼不仅味道鲜，而且可预防多种骨病，如儿童佝偻病、老年人常见的骨质疏松症等。豆腐含大量钙质，若单吃其吸收率较低，但与富含维生素 D 的鱼肉一起吃，对钙的吸收与利用能起相加效应。

（4）鸭肉配山药　鸭肉既可补充人体水分又可补阴，并可消热止咳。山药的补阴之力更强，与鸭肉伴食，可消除油腻，补肺效果更佳。

（5）鲤鱼配米醋　鲤鱼本身有涤水之功，人体水肿除肾炎外大都是湿肿。米醋有利湿的功能，若与鲤鱼伴食，利湿的功效则更强。

（6）豆腐配萝卜　豆腐属于植物蛋白，脾胃弱的人多食会引起消化不良。萝卜有很强助消化能力，特别是白萝卜的消化功能强，若与豆腐伴食，有助于豆腐营养被人体吸收。

（7）猪肝配菠菜　猪肝富含叶酸、维生素 B_{12} 以及铁等造血原料，菠菜也含有较多的叶酸和铁，同食两种食物，一荤一素。相辅相成，是防治老年贫血的食疗民方。

（8）羊肉配生姜　羊肉和生姜均为辛温之品，羊肉可补气血和温肾阳，生姜有止痛祛风湿等作用。同时生姜既能去腥膻滋味，又能助羊肉温阳祛寒之力，二者搭配，可治腰背冷痛、四肢风湿疼痛等。不愧为冬令补虚佳品。

（9）牛肉配土豆　牛肉为营养非常丰富的高蛋白食品，但牛肉粗糙，吃下时会影响胃黏膜功能，如果土豆与牛肉同煮，不但味道好，而且由于土豆含多种维生素，可起着保护胃黏膜，帮助消化作用。

（10）鸡肉配栗子　鸡肉为造血疗虚之品，栗子重在健脾。栗子烧鸡味道鲜美，更在于二者共煮其营养成分极高，造血功能更强，尤以老母鸡烧栗子效果更佳。

（11）黄豆与玉米混食　将黄豆与玉米混合在一起，磨成粉，用其熬成粥或制成各类再制品，生物学价值就可提高到 76%左右，几乎与牛肉媲美。黄豆含有丰富的蛋白质，并含有较多的植物脂肪和丰富的铁质等。玉米不仅含有蛋白质，而且有丰富的镁钙等矿物质，还含有丰富的维生素 E 和胡萝卜素，对人体健康极为有益。更令人感兴趣的是，玉米最容易富集土壤中硒元素，而微量元素硒的防癌功能早已被证实。可见，黄豆、玉米混食，其营养物质丰富而全面。此外，黄豆和玉米都含有较多的纤维素，摄食后能加强肠壁自身的蠕动，有预防大肠癌的功效。

（12）豆腐配海带　日本盛行豆腐与海带配吃，他们认为这是"长生不老"的妙药。制作豆腐用的大豆，含有一种叫皂角苷的物质，皂角苷能阻止容易引起动脉硬化的过氧化脂质的产生，能抑制脂肪的吸收，促进脂肪的分解。大豆还含有卵磷脂和亚油酸、维生素 B_1、维生素 E、以及铁、钙等矿物质。但皂角苷能促进排碘，碘缺乏了，人易患甲状腺肿，配吃海带就解决了这个缺陷。

（13）黄豆配排骨汤　黄豆蛋白质中的赖氨酸含量较高，蛋氨酸含量较低；而排骨（即畜肉）蛋白质中的蛋氨酸含量较高，两者同煮，氨基酸即可互相补充，以提高蛋白质的营养价值。另外黄豆中铁含量丰富，排骨中也含铁，两者同食对补铁也有益。我国民间喜欢用黄豆和排骨煨制浓汤，作为老、弱、病人的调理和滋补食品。

凡此等等，不胜枚举。这是劳动人民智慧和经验的结晶，也是无数次疾病甚至血的教训换来的。仲景在当时就能有此认识实属难能可贵。

（二）不恰当的食物搭配

但是，现代营养学只是强调营养的平衡与合理。而对于不恰当的食物搭配所可能产生的害处却缺少说明。笔者认为，这不能不说是现代营养学的一大缺陷。食物种类繁多，而某种食物不能与某种食物同食，道理何在？是产生了何种化学反应，还是影响了营养物的吸收与利用，亦或可能导致器官功能的偏盛偏衰？笔者选择仲景养生思想和养生方法为研究课题，细读《金匮要略》，乃知日日所食者，竟然有如此多的禁忌。研读再三，静夜思之，解者与未解者参半。古人既然郑重言之，亦必有其道理，有其依据。我们今天在对这样一些内容进行研究时，若无充分的理由否定这些内容，便应该暂且存之，姑且信之。删繁就简，古今同理。日常生活中，为了方便起见常把某些食物在一起存放或烹调。这是再正常不过的事情。很少有人会考虑食物的禁忌。然而，很多食物是不宜放在一起的，倘若硬要放在一起，搭配不当，会发生反应，轻则降低营养价值，重则引起不良反应或致病，甚至产生毒素，危害人体健康。颜之推说：养生当先虑祸。某种食物不能与某种食物同进，疑其无不若信其有。窃怪当今人之饮食，多不注意合理搭配，何物与何物不宜同食，似乎任何人都不去讲究。现代人的饮食惟美味是务，惟务种类繁多，惟务品种奇异，务快其口，务快其心。《金匮要略》说：羊肉不可共生鱼、酪食之，害人。而羊肉与生鱼或与奶酪同时而食之者，今日宴席比比皆是。是耶？非耶？笔者在对这一部分内容进行研究以后，有时在宴席之上竟然不知当下箸。看来，有必要对这一课题进行深入研究。

汇集历代文献与民间习俗，常用食物大致有如下禁忌：

（1）鲜蛋与生姜、洋葱　蛋壳上有许多小气孔，生姜、洋葱的强烈气味会钻入气孔内，加速鲜蛋的变质，时间稍长，蛋就会发臭。

（2）米与水果　米易发热，水果受热则容易蒸发水分而干枯，而米亦会吸收水分后发生霉变或生虫。

（3）面包与饼干　饼干干燥，也无水分，而面包的水分较多，两者放在一起，饼干会变软而失去香脆，面包则会变硬难吃。

（4）黄瓜与西红柿　黄瓜忌乙烯，而西红柿含有乙烯，会使黄瓜变质腐烂。

（5）小葱配豆腐　豆腐中的钙与葱中的草酸，会结合成白色沉淀物——草酸钙，同样造成人体对钙的吸收困难。

（6）豆浆冲鸡蛋　鸡蛋中的黏液性蛋白会与豆浆中的胰蛋白酶结合，从而失去二者应有的营养价值。

（7）茶叶煮鸡蛋　茶叶中除生物碱外，还有酸性物质，这些化合物与鸡蛋中的铁元素结合，对胃有刺激作用，且不利于消化吸收。

（8）炒鸡蛋放味精　鸡蛋本身含有许多与味精成分相同的谷氨酸，所以炒鸡蛋时放味精，不仅不增加鲜味，反而会破坏和掩盖鸡蛋的天然鲜味。

（9）红白萝卜混吃　白萝卜中的维生素 C 含量极高，但红萝卜中却含有一种叫抗坏血酸的分解酶，它会破坏白萝卜中的维生素 C。一旦红白萝卜配合，白萝卜中的维生素 C 就会丧失殆尽。不仅如此，在与含维生素 C 的蔬菜配合烹调时，红萝卜都充当了破坏者的角色。还有胡瓜、南瓜等也含有类似红萝卜的分解酶。

（10）萝卜与水果同吃　近年来科学家们发现，萝卜等十字花科蔬菜进入人体后，经代谢很快就会产生一种抗甲状腺的物质——硫氰酸。该物质产生的多少与摄入量成正比。此时，如果摄入含大量植物色素的水果如橘子、梨、苹果、葡萄等，这些水果中的类黄酮物质在肠道被细菌分解，转化成羟苯甲酸及阿魏酸，它们可加强硫氰酸抑制甲状腺的作用，从而诱发或导致甲状腺肿。

（11）海味与水果同食　海味中的鱼、虾、藻类，含有丰富的蛋白质和钙等营养物质，如果与含有鞣酸的水果同食，不仅会降低蛋白质的营养价值，且易使海味中的钙质与鞣酸结合成一种新的不易消化的物质，这种物质会刺激胃而引起不适，使人出现腹痛、呕吐、恶心等症状。含鞣酸较多的水果有柿子、葡萄、石榴、山楂、青果等。因此这些水果不宜与海味菜同时食用，以间隔两个小时为宜。

（12）牛奶与橘子同食　刚喝完牛奶就吃橘子，牛奶中的蛋白质就会先与橘子中的果酸和维生素 C 相遇而凝固成块，影响消化吸收，而且还会使人发生腹胀、腹痛、腹泻等症状。

（13）酒与胡萝卜同食　最近，美国食品专家告诫人们：酒与胡萝卜同食是很危险的。专家指出，因为胡萝卜中丰富的 β 胡萝卜素与酒精一同进入人体，就会在肝脏中产生毒素，从而引起肝病。特别是在饮用胡萝卜汁后不要马上去饮酒。

（14）白酒与汽水同饮　因为白酒、汽水同饮后会很快使酒精在全身挥发，并产生大量的二氧化碳，对胃、肠、肝、肾等器官有严重危害，对心脑血管也有损害。

（15）吃肉时喝茶　有的人在吃肉食、海味等高蛋白食物后，不久就喝茶，以为能帮助消化。殊不知，茶叶中的大量鞣酸与蛋白质结合，会生成具有收敛性的鞣酸蛋白质，使肠蠕动减慢，从而延长粪便在肠道内滞留的时间。既容易形成便秘，又增加有毒和致癌物质被人体吸收的可能性。

（16）开水配蜂蜜　蜂蜜中的酶类物质遇热水后，会释放出过量的羟甲基糖酸，使蜂蜜中的有效营养成分被迅速破坏。

（17）肉类配茶饮　茶中鞣酸与蛋白质结合，会生成具有收敛性鞣酸蛋白质，使肠蠕动减慢，延长粪便在肠道内的滞留时间，易形成便秘。

（18）豆浆配红糖　红糖中含有大量的有机酸，能与豆浆中的蛋白质结合，易产生沉淀，降低蛋白质的营养价值。若用白糖则无此弊。

（19）米汤配奶粉　奶粉中有一般食物所缺乏的维生素 A，而米汤则以淀粉为主，含有脂肪氧化酶，能破坏奶粉中的维生素 A。长期用米汤冲奶粉喂孩子，会使孩子生长发育缓慢，抗病能力减弱。

（20）啤酒配海味　饮啤酒时用海鲜作菜下酒，易引发痛风。这是因为痛风本身即有高尿酸血证。而海味又会刺激人体制造更多的尿酸，使病情加重。

（21）咸鱼配西红柿　咸鱼不宜与西红柿（香蕉以及乳酸饮料）搭配食用。由于咸鱼制品中的硝酸盐在乳酸菌作用下还原成亚硝酸盐，再加上西红柿所含的胺类，可产生强致癌物质，引起胃、肠、肝等消化器官癌变。

（22）虾配维生素 C 食物　无论河虾与海虾，由于环境污染的缘故，都含有浓度很高的五价砷化合物。它们本身对人体无害，若与含维生素 C 的食物同食，虾体内的五价砷可转化成剧毒的三价砷，造成人体中毒。

除上述禁忌外，我国各地民间还有不少饮食禁忌，值得注意，摘录如下：猪肉菱角同食会肝疼。鸡肉芹菜相忌伤元气。牛肉栗子食后会呕吐。兔肉芹菜同食伤头发。鹅肉鸡蛋同食损脾胃。狗肉如遇绿豆会伤身。黄鳝皮蛋不可同食。鲤鱼甘草同食有害。蟹与柿子结伴会中毒。孕妇忌甲鱼黄鳝与蟹。柿子红薯搭配损脾胃。洋葱蜂蜜相遇伤眼睛。萝卜木耳同食皮肤疮疡。豆腐蜂蜜相拌耳失聪。胡萝卜白萝卜相互冲。蕃茄黄瓜不能一起食。黄瓜进食之后忌花生。萝卜水果不利甲状腺。香蕉芋艿入胃酸胀痛。马铃薯香蕉面部起斑。

上述禁忌虽然很多，但是，有不少是缺乏科学依据的，很难判别其合理性。有待深入研究。

不过，食物搭配若得宜则益体，不得宜则可能危害身体，这一道理肯定是成立的。食物搭配之与方剂配伍，其理相通。《神农本草经·名例》有言：方药有单行者，有相须者，有相使者，有相畏者，有相恶者，有相反者，有相杀者。凡此七情，合和视之。方剂配伍讲究七情合和，食物搭配也当讲究七情合和。药食原本同源。笔者认为，就安全来讲，食物的搭配，种类不宜太多。这样不仅大大降低了发生不良反应的机率，而且符合中华民族节俭的传统。

（四）有关食物搭配禁忌的条文

兹辑《金匮要略》关于食物搭配禁忌的条文，简要释之如下。

牛肉共猪肉食之，必作寸白虫。（《金匮要略·禽兽鱼虫禁忌并治第二十四篇第39条》）

[注] 寸白虫即绦虫，常感染猪、牛。本条言猪牛肉同食，导致身体出现绦虫，此是古人认识的局限和错误。今人牛肉共猪肉食者多矣，很少因此作寸白虫。究感染绦虫的原因，还是所食之牛肉或猪肉已为绦虫感染，虫卵留于肉中，人食之亦被感染。

青牛肠不可合犬肉食之。（《金匮要略·禽兽鱼虫禁忌并治第二十四篇第40条》）

[注] 青牛即水牛。青牛肠何以不可与狗肉同食，不易理解。清代医家程林认为，青牛肠性温，犬肉性热。温热之物，不可合食。如此注解，未免牵强。若《金匮要略》说某种温性食物不可与某种凉性食物同食，则释之曰寒温不和，如此注释，谁不可为？今人很少食牛肠。

啖蛇牛肉杀人。何以知之，啖蛇者，毛发向后顺者是也。（《金匮要略·禽兽鱼虫禁忌并治第二十四篇第43条》）

[注] 本条的意思是，牛误食在草丛中的有毒之蛇，或食为蛇毒污染的草，则牛肉亦含其毒，人若食之，必受其害。牛是否食蛇，或蛇毒是否能留着于草，或蛇毒是否会在牛体内蓄积，这些问题都有待研究。但有一点是可以肯定的，那就是古之养生者的防范意识很强，任何有可能损伤身体、危害生命的因素，都在他们的防范考虑之中。

羊肉不可共生鱼、酪食之，害人。(《金匮要略·禽兽鱼虫禁忌并治第二十四篇第 47 条》)

[注] 羊肉温，生鱼凉，奶酪腻，三物同食，寒温不调，腻滞难以消化，必不利于身体。清代医家程林说：生鱼与酪，食尚成内瘕。加以羊肉食之，必不益也。

马肉、独肉共食，饱醉卧，大忌。(《金匮要略·禽兽鱼虫禁忌并治第二十四篇第 33 条》)

[注] 独肉就是猪肉。按照古代养生家的观点，马属火，其肉热，猪属水，其肉寒，马肉、猪肉其性不和，不可共食之。若共食之，且醉饱而卧，于身体更为不利，故大忌之。

驴、马肉合猪肉食之，成霍乱。(《金匮要略·禽兽鱼虫禁忌并治第二十四篇第 34 条》)

[注] 程林认为：诸肉杂食，伤损肠胃，撩乱脏腑，故成霍乱。笔者认为，本条所论情况，其所以成为霍乱者，并非由于诸肉杂食，其最大的可能是不卫生。现代人之饮食，诸肉杂食的情况多矣，何以不成霍乱？当然，亦有可能是食者脾胃弱，不能受纳运化，故成上吐下利之病。吐利交作，即是霍乱。

羊肝共生椒食之，破人五藏。(《金匮要略·禽兽鱼虫禁忌并治第二十四篇第 50 条》)

[注] 古人认为，羊肝和生椒皆属于火，共食之，可能灼人脏腑。对于本条的科学性，还需要进一步讨论。

猪肉共羊肝和食之，令人心闷。(《金匮要略·禽兽鱼虫禁忌并治第二十四篇第 51 条》)

[注] 心闷，心胸满闷。猪肉与羊肝同食而发生心闷，其主要的原因或许还是食者脾胃气弱，不能受纳运化。程林有另一番解释，他说：猪肉能闭血脉，与羊

肝合食，则滞气，故令人心闷。

猪肉以生胡荽同食，烂人脐。(《金匮要略·禽兽鱼虫禁忌并治第二十四篇第52条》)

[注] 程林说：胡荽，损精神，发痼疾。猪肉，令人乏气少精，发痼疾。宜其不可共食。若烂脐则不可解。今人猪肉共生胡荽同食者，不鲜见，未见有烂脐者。

猪脂不可合梅子食之。(《金匮要略·禽兽鱼虫禁忌并治第二十四篇第53条》)

[注] 猪脂既滑利，亦滋腻，梅酸敛，二物合食，可能不利消化。《医宗金鉴》说：猪脂滑利，梅子酸涩，性相反也。故不可合食。

猪肉和葵食之，少气。(《金匮要略·禽兽鱼虫禁忌并治第二十四篇第54条》)

[注] 葵，冬葵菜，其性冷利。猪肉亦性冷之物。二物不宜合食。程林说：葵性冷利，生痰动风。猪肉令人乏气。合食之，非止于少气也。

鹿肉不可和蒲白作羹，食之发恶疮。(《金匮要略·禽兽鱼虫禁忌并治第二十四篇第55条》)

[注] 蒲白：蒲笋。程林说：鹿肉，九月以后至正月以前堪食。他月食之，则发冷痛。蒲白，想是蒲笋之类。鹿肉何以不能与蒲白同食，其义难解。古代注家都不过顺文敷衍，俱难可取。

麋脂及梅、李子，若妊妇食之，令子青盲。男子伤精。(《金匮要略·禽兽鱼虫禁忌并治第二十四篇第56条》)

[注] 本条当理解为孕妇不可麋脂、梅、李合食，否则生子可能出现青盲。程林说：麋脂忌梅、李，故不可合食。按麋蹄下有二窍，为夜目。淮南子曰，孕女见麋而子四目。今食麋脂而令子青盲，物类相感，了不可知。其于胎教，不可不慎也。又麋脂能萎阳伤精，麋角能兴阳益髓。可见，本条的依据又是物类相感的道理。

獐肉不可合虾及生菜、梅、李果食之，皆病人。(《金匮要略·禽兽鱼虫禁忌并治第二十四篇第57条》)

[注] 根据古人的认识，十二月至七月不可食獐肉，否则能伤人正气。虾能引发风热，生菜、梅、李俱能生痰，故不可合食。

兔肉不可合白鸡肉食之，令人面发黄。(《金匮要略·禽兽鱼虫禁忌并治第二

十四篇第 63 条》）

[注]《医宗金鉴》说：二物合食，动脾气而发黄，故不可合食。日本汉方医家丹波元简《金匮要略辑义》说：千金黄帝云：兔肉和獭肝食之，三日必成遁尸。共白鸡肝、心食之，令人而失色，一年成疸黄。《千金要方·食治》引述了《黄帝食经》的不少内容。

兔肉着干姜食之，成霍乱。（《金匮要略·禽兽鱼虫禁忌并治第二十四篇第 64 条》）

[注]虽然程林亦附和本条，说：兔肉味酸，干姜味辛，辛能胜酸。故合而食之，成霍乱。但笔者认为，本条所论，似乎与事实不符。程林之解，也很牵强。

鸡不可共胡蒜食之，滞气。（《金匮要略·禽兽鱼虫禁忌并治第二十四篇第 69 条》）

[注]程林顺文敷衍说：鸡能动风，蒜能动痰。风痰发动，则气壅塞。笔者认为，本条所论之禁是否合理，尚难评说。今人食鸡，常用蒜为佐料，似未见大碍。

山鸡不可合鸟、兽肉食之。（《金匮要略·禽兽鱼虫禁忌并治第二十四篇第 70 条》）

[注]本条所言，道理难明。不妨用程林的注解：山鸡，翟鸟鸡也。小于雉而尾长。人多畜于樊中，性食虫蚁而有毒。非唯不可共鸟、兽肉同食，即单食亦在所忌也。

雀肉不可合李子食之。（《金匮要略·禽兽鱼虫禁忌并治第二十四篇第 74 条》）

[注]本条所言雀肉，大概是指麻雀肉之类。雀肉何以不能与李合食，笔者难解其义，只能依程林之说，顺文敷衍：雀肉壮阳益气，得李子酸涩，则热性不行，故不可共食。信乎？

鱼不可合鸡肉食之。（《金匮要略·禽兽鱼虫禁忌并治第二十四篇第 83 条》）

[注]今人常常鱼、鸡同食，未见为害。古人何以禁之？

鱼不得合鸬鹚肉食之。（《金匮要略·禽兽鱼虫禁忌并治第二十四篇第 84 条》）

[注]唐·孟诜《食疗本草》说：鸬鹚性制鱼，合食则不利。古人常从物类相感立论。妊妇不可食兔肉，不可食鳖肉，皆此类，缺乏科学道理。

鲤鱼鲊不可合小豆藿食之，其子不可合猪肝食之，害人。（《金匮要略·禽兽

鱼虫禁忌并治第二十四篇第85条》)

[注] 鲊，经过加工过的鱼类食品，如干鱼、糟鱼之类。鲤鱼鲊、小豆藿，皆咸味之品。咸能胜血。故陶弘景说，二物合食成消渴。小豆藿，即小豆叶。

鲤鱼不可合犬肉食之。(《金匮要略·禽兽鱼虫禁忌并治第二十四篇第86条》)

[注] 鲤鱼性凉利，犬肉性温热，合食之，容易导致脾胃寒热不调。而程林则持另一种解释，他认为鲤鱼、犬肉俱令热中，故不可共食之。

鲫鱼不可合猴、雉肉食之。一云不可合猪肝食。(《金匮要略·禽兽鱼虫禁忌并治第二十四篇第87条》)

[注] 程林认为鲫鱼合猴、雉肉食之，生痈疽。仲景不言猴肉禁食，但言不可合鲫鱼肉食之，殊不可解。人之食猴，由来尚矣。

鳀鱼合鹿肉生食，令人筋甲缩。(《金匮要略·禽兽鱼虫禁忌并治第二十四篇第88条》)

[注] 鳀鱼，鲇鱼。程林说鳀鱼鹿肉，皆能治风。生食之反伤其筋脉，致令筋甲缩。从本条看来，鳀鱼鹿肉，若熟食是可以的。

青鱼鲊，不可合生胡荽及生葵并麦中食之。(《金匮要略·禽兽鱼虫禁忌并治第二十四篇第89条》)

[注] 按照程林的解释，青鱼鲊，不益人。胡荽、生葵能动风，引发痼疾，必与青鱼鲊不相宜。鱼鲊味咸，麦酱亦咸，合食必作消渴。

鳅鳝不可合白犬血食之。(《金匮要略·禽兽鱼虫禁忌并治第二十四篇第90条》)

[注] 泥鳅、鳝鱼为无鳞鱼类，性善走串，能动风。白犬血，性热能动火，为卫生家所当忌也。

饮白酒，食生韭，令人病增。(《金匮要略·果实菜谷禁忌并治第二十五篇第37条》)

[注] 本条针对病人而言，然不知所患何病。白酒、生韭皆性热之物，食之恐助热增病，故不论所患何病，饮白酒、食生酒，总非所宜。

生葱不可共蜜食之，杀人。独颗蒜，弥忌。(《金匮要略·果实菜谷禁忌并治第二十五篇第38条》)

[注] 孙思邈《千金要方·食治》曰，葱同蜜食，令人利下。独头蒜亦不可共

蜜食，以独头蒜气味辛臭，与蜜更不宜也。

枣合生葱食之，令人病。(《金匮要略·果实菜谷禁忌并治第二十五篇第 39 条》)

[注] 枣不能与生葱同食，其道理不甚明了。

生葱和雄鸡、雉、白犬肉食之，令人七窍经年流血。(《金匮要略·果实菜谷禁忌并治第二十五篇第 40 条》)

[注] 本条所列诸食物，皆为生风发火之物，合食之，则令人血气淖溢，阳络损伤，七窍流血。

食糖、蜜后四日内食生葱、韭，令人心痛。(《金匮要略·果实菜谷禁忌并治第二十五篇第 41 条》)

[注] 糖蜜，即饴糖与蜂蜜。程林说糖、蜜、葱、韭皆相反，不可同食。即使在食饴蜜后四日内，亦不可食葱、韭，否则可能导致心胃疼痛。孙思邈《千金要方·食治》中亦有类似文字。

龟肉不可合酒果子食之。(《金匮要略·禽兽鱼虫禁忌并治第二十四篇第 91 条》)

[注] 酒果子，大概是用酒渍过的干果。程林说：仲景以龟肉忌酒果子，而苏恭以龟肉酿酒治大风。陶弘景曰，龟多神灵，人不可轻杀，更不可轻啖。

(鳖) 其肉不得合鸡、鸭子食之。(《金匮要略·禽兽鱼虫禁忌并治第二十四篇第 92 条下》)

[注] 程林说：鳖肉令人患水，鸡子令人动风，鸭子令人短气，不可合食。程氏所言，未免太过，大概不可多食。今人鳖、鸡、鸭单食，很少见患水、动风或短气。亦有合食者，亦未见大害。

龟、鳖肉不可合苋菜食之。(《金匮要略·禽兽鱼虫禁忌并治第二十四篇第 93 条》)

[注] 按照古人的认识，龟鳖肉皆反苋菜，食之成鳖瘕。

食脍饮乳酪，令人腹中生虫为瘕。(《金匮要略·禽兽鱼虫禁忌并治第二十四篇第 95 条》)

[注] 脍乃生鱼所制，胃气弱者不宜。乳酪黏滞，与生鱼脍合食之，可能会停留胃中，致生瘕病。若生鱼为寄生虫污染，食之亦可能导致寄生虫病。

薤不可共牛肉作羹，食之成瘕病，韭亦然。(《金匮要略·果实菜谷禁忌并治

第二十五篇第 44 条》）

[注] 薤韭牛肉，俱为难以消化之物。合而食之，可能积而不消，变成瘕。这条表明，不易消化的食物要少食、慎食。

野苣不可同蜜食之，作内痔。（《金匮要略·果实菜谷禁忌并治第二十五篇第 46 条》）

[注] 野苣，即生长在路边，田野的苣荬菜，幼苗可供食用，性苦寒。

白苣不可共酪同食，作匿虫。（《金匮要略·果实菜谷禁忌并治第二十五篇第 47 条》）

[注]《本草纲目》言，白苣处处有之，似莴苣而叶色白，不可与奶酪中食。

蓼和生鱼食之，令人夺气，阴核疼痛。（《金匮要略·果实菜谷禁忌并治第二十五篇第 55 条》）

[注] 古人认为生鱼不可合蓼食，可能伤人正气，导致睾丸疼痛。

芥菜不可共兔肉食之，成恶邪病。（《金匮要略·果实菜谷禁忌并治第二十五篇第 56 条》）

[注] 程林说，芥菜昏人眼目，兔肉伤人神气。合食之，必致恶邪之病。

食大豆屑，忌啖猪肉。（《金匮要略·果实菜谷禁忌并治第二十五篇第 64 条》）

[注] 大豆有致气壅之弊，猪肉肥腻滞膈。若同食之，必致气机壅塞，转矢气而不得，胸膈胀满，故忌之。

白黍米不可同饴蜜食，亦不可合葵食之。（《金匮要略·果实菜谷禁忌并治第二十五篇第 66 条》）

[注] 黍米饴糖俱能壅气致满，故不可同食。黍米亦不可同冬葵菜食，未知其道理何在。

饮酒，食生苍耳，令人心痛。（《金匮要略·果实菜谷禁忌并治第二十五篇第 71 条》）

[注] 古人亦食苍耳根叶，然苍耳有毒，食之可能导致心胃疼痛，若饮酒后食苍耳，其害更大。

醋合酪食之，令人血瘕。（《金匮要略·果实菜谷禁忌并治第二十五篇第 78 条》）

[注] 醋酸敛，酪黏滞，俱能壅气，气壅则血滞，故不可合食。

食白米粥，勿食生苍耳，成走疰。(《金匮要略·果实菜谷禁忌并治第二十五篇第 79 条》)

[注] 程林说，白米粥能利小便，苍耳子能搜风。小便利则亡津液，反食搜风之物，则经络更虚，有发生走注疼痛的可能。

食甜粥已，食盐即吐。(《金匮要略·果实菜谷禁忌并治第二十五篇第 80 条》)

[注] 甜令人中满，腻于膈上。盐有涌泄作用。甜粥腻于膈上而食盐，易致涌吐。

饮酒食猪肉，卧秫稻穰中，则发黄。(《金匮要略·果实菜谷禁忌并治第二十五篇第 75 条》)

[注] 此条所论情况，似是酒精性肝炎所致黄疸，与卧秫稻穰中似无相关。

食饴，多饮酒大忌。(《金匮要略·果实菜谷禁忌并治第二十五篇第 76 条》)

[注] 饴乃甘壅性温之物，有壅气生湿之弊。酒乃湿热之体，多饮亦可致生湿热。甘饴、酒俱不可过量，更何况二物同食。故忌之。

五、 饮食宜与天时相应

一年四季，春夏秋冬，春生夏长，秋收冬藏，春温夏热，秋凉冬寒。人生天地之中，与天时相应，故在不同的季节，人体亦有不同的状态，而不同状态的身体也需要不同的饮食。从反面讲，处于不同季节、不同状态的身体，它与某些饮食也不相适宜，应当避免食用。张仲景在《金匮要略》中指出："春不食肝，夏不食心，秋不食肺，冬不食肾，四季不食脾"。其道理在于，春季肝气旺盛，食肝则肝气更旺，过则为害，故春季不宜食肝。夏季心气旺，秋季肺气旺，冬季肾气旺，故夏、秋、冬季分别不宜食心、肺、肾。脾旺四季，故四季不可食脾。"春生、夏长、秋收、冬藏，此天地之大经也，弗顺则无以为纲纪"(汉·司马迁语)。四季气候对人体健康有影响，养生家必须懂得如何适应其变化，采取包括饮食调养在内的相应措施，调理人体阴阳、脏腑、气血，使之保持平和，如此保养身体，免生疾病，颐养天年。

强调饮食与天时相应是中医饮食养生的重要内容。《内经》所谓春夏养阳，秋冬养阴的原则，也可以理解为饮食养生原则。晋·葛洪《抱朴子·养生论》曰："冬朝勿空心，夏夜勿饱食"。人受谷气则气血充实，气有余便为热。冬日严寒，空腹则谷气虚乏，虚乏则体寒，体寒则不能抵御外界的寒冷，容易受寒邪之伤。夏季天时炎热，饱食则谷气盛，谷气盛则阳热增，热多则不耐外界的高温。唐·孙思邈《千金翼方》告诫："秋冬间，暖里腹"。其道理相同，总在固护阳气。元·忽思慧《饮膳正要》主张用食物寒热温凉的不同特性来调节人体，使之能较好地适应四时的变化。他说："春气温，宜食麦以凉之；夏气热，宜食菽以寒之；秋气燥，宜食麻以润其燥；冬气寒，宜食黏，以热性治其寒"。北京中医学院养生康复文献编委会编著的《中医养生学》提出，养生者要根据四季气候变化和人体体质差异安排饮食，其饮食养生方法又有新义：春季阳气升发，饮食须注意扶助阳气，葱、荽、麦、豉、枣、橘、花生等都很适宜。夏日切勿过量，每次进餐都需要有热食才行。秋季燥气胜，要少用辛燥食品，如辣椒、生葱等，而宜芝麻、糯米、粳米、蜂蜜、枇杷、甘蔗、菠萝、乳品等柔润食物。冬月宜慎保阴潜阳，谷、羊、鳖、龟、藕、葡萄、木耳等皆为有益食品。

归纳起来，在饮食宜与天时相应方面，仲景论著中大致有如下几个方面的内容：

（1）善养生者要注意四时饮食宜忌，其原则为保持脏腑之气平和协调，不可虚虚实实，以致脏腑之气出现偏盛偏衰。

（2）善养生者亦要注意一日朝暮饮食宜忌。一日分四时，朝为春，午为夏，暮为秋，夜为冬，人气应之，早晚饮食亦应与时相应。如夜晚不可食姜，夜食诸姜、蒜、葱等，伤人心。（《金匮要略·果实菜谷禁忌并治第二十五篇第42条》）

（3）生活经验的总结，一时骤难解者。如四季勿食生葵，令人饮食不化，发百病，非但食中，药中皆不可用，深宜慎之。（《金匮要略·果实菜谷禁忌并治第二十五篇第32条》）

（4）迷信的产物。如六甲日，勿食鳞甲之物（《金匮要略·禽兽鱼虫禁忌并治第二十四篇第82条》）。道理何在？因为六甲日有六甲之神值日，食有鳞甲的动物则犯其禁忌。又如春不得食肝。何哉？因为春为肝旺之时，食肝则肝之死气入肝伤魂。这些内容显然有时代的局限，既无足取，亦无足怪也。

下面将仲景有关条文汇集于一起，并简要释之：

春不食肝，夏不食心，秋不食肺，冬不食肾，四季不食脾。辩曰，春不食肝者，为肝气旺，脾气败，若食肝，则又补肝，脾气败尤甚，不可救。又肝旺之时，不可以死气入肝，恐伤魂也。若非旺时即虚，以肝补之佳，余藏准此。

[注] 春季肝气旺盛，食肝则肝气更旺。然五运道理，亢则害，承乃制。肝气更旺，则乘其所胜，而侮其所不胜，有可能导致脾土或肺金受损。故春季不宜食肝。夏季心气旺，秋季肺气旺，冬季肾气旺，故夏、秋、冬季分别不宜食心、肺、肾。脾土旺于四季，故四季不可食脾。都是五运生克制化道理。

六甲日，勿食鳞甲之物。(《金匮要略·禽兽鱼虫禁忌并治第二十四篇第 82 条》)

[注] 按照程林的解释，六甲日有六甲之神值日。是日无食有鳞甲的动物。否则犯其禁忌。

正月勿食生葱，令人面生游风。(《金匮要略·果实菜谷禁忌并治第二十五篇第 22 条》)

[注] 按程林的解释，正月甲木始生，人气始发。葱能走头面、通阳气。正月食之，更能乘春生之气，引风邪伤于头面，可能诱发游风之病。游风，《金匮要略辑义》认为是指鼻疱面皮干粉刺等病。

二月勿食蓼，伤人肾。(《金匮要略·果实菜谷禁忌并治第二十五篇第 23 条》)

[注] 二月木气旺，若食蓼，伤肾水，水不涵木，则木不生。故二月不能食蓼。

三月勿食小蒜，伤人志性。(《金匮要略·果实菜谷禁忌并治第二十五篇第 24 条》)

[注] 三月为阳气长养之时，小蒜辛热，助阳气，有导致过于升散之虞，故禁之。

四月、八月勿食胡荽，伤人神。(《金匮要略·果实菜谷禁忌并治第二十五篇第 25 条》)

[注] 程林说，胡荽为荤菜，其气辛香，损人精神。四月心火正旺，八月肺将敛。由于心藏神，肺藏魄，胡荽为辛散之物，食之可能伤神，故禁食之。

四月、五月勿食韭，令人乏气力。(《金匮要略·果实菜谷禁忌并治第二十五篇第 26 条》)

[注] 程林说，韭菜春食则香，夏食则臭。脾恶臭而主四肢。若五月食之，则

伤脾气，使人乏力。

五月五日勿食一切生菜，发百病。（《金匮要略·果实菜谷禁忌并治第二十五篇第 27 条》）

[注] 五月五日为天中节，为纯阳之日，人当养阴以顺节令。生菜寒凉，若食之则碍阳气而伐天和，故禁之。

六月、七月勿食茱萸，伤神气。（《金匮要略·果实菜谷禁忌并治第二十五篇第 28 条》）

[注] 吴茱萸辛热，或云有小毒，辛能走气，热能增热，六七月阳气盛于外。若食茱萸，易伤神气。

八月、九月勿食姜，伤人神。（《金匮要略·果实菜谷禁忌并治第二十五篇第 29 条》）

[注] 八月、九月为秋令，人气收敛，食物当顺节令，助人气收敛，勿令逆之。姜味辛性温，走散发越，不利人气收敛，若食之则伤神。《金匮要略辑义》辑录了诸家关于秋不食姜之论，兹引述于此：《云籍七签》云，九月食生姜，成痼疾。孙真人曰，八九月食姜，至春多患眼，损筋力，减寿。朱晦庵有秋姜夭人天年之语，谓其辛走气泻肺也。

十月勿食椒，损人心，伤心脉。（《金匮要略·果实菜谷禁忌并治第二十五篇第 30 条》）

[注] 十月人气在心。椒能走气伤心，伤心脉，故十月不可食椒。

十一月、十二月勿食薤，令人多涕唾。（《金匮要略·果实菜谷禁忌并治第二十五篇第 31 条》）

[注] 薤白能引涕唾。十一月十二月为冬季，肺气易伤，多涕唾，故其时节忌食薤白。

四季勿食生葵，令人饮食不化，发百病，非但食中，药中皆不可用，深宜慎之。（《金匮要略·果实菜谷禁忌并治第二十五篇第 32 条》）

[注] 生冬葵菜冷滑，不宜于脾。脾气旺于四季，言四季皆赖脾气健运，不得有伤。故四季不宜食生冬葵菜。

以上诸条，论十二月食物禁忌。其大要不外保护、顺应人体天和，勿犯虚虚实实寒寒热热之戒，当藏气正旺，万勿伤之。古人饮食审慎如此，是耶非耶尚难评说。

夜食生菜，不利人。（《金匮要略·果实菜谷禁忌并治第二十五篇第 34 条》）

[注] 夜，阴也，阴气重而食生菜，有伤阳气之虞，故设此禁。

十月勿食被霜生菜，令人面无光，目涩心痛，腰疼，或发心疟。疟发时，手足十指爪皆青，困顿。（《金匮要略·果实菜谷禁忌并治第二十五篇第 35 条》）

[注] 生菜性冷，经霜生菜尤冷，寒冷之物，能损阳气，十月乃初冬，阴气已重，不可更食寒冷之物。否则，阳气损伤，必致人面无光泽，心痛腰疼，种种病状，不一而足。

夜食诸姜、蒜、葱等，伤人心。（《金匮要略·果实菜谷禁忌并治第二十五篇第 42 条》）

[注] 姜、蒜、葱皆辛散走窜之物。而人之气昼行于阳，夜行于阴，昼行速而夜行缓。若夜食辛散之物，可能干扰人气运行，或伤心气。

总的说来，四季养生应遵循如下方案：

春天，万物复苏，人体阳气随之生发，此时养阳。在饮食上能选择一些助阳的食品，在饮食品种上为清温平淡，多吃蔬菜。当春之时，食味宜减酸益甘，以养脾气，米面团饼不可多食，致伤脾胃，难以消化。

夏天，酷热多雨，暑湿之气易乘虚而入，人的食欲降低，消化能力减弱，因此在膳食上宜少食辛甘燥烈食品，以免过分伤阴；多食甘酸清润之品，如绿豆、西瓜、乌梅等，但是不宜冷饮无度，对于孕妇更是如此。

秋天，气温凉爽、干燥，人们的食欲增加，再加上瓜果上市多，孕妇特别注意秋瓜坏肚。立秋之后不论是西瓜还是香瓜、菜瓜，都不能吃，否则会损伤脾胃的阳气，甚至残留渣滓长期不化。同时因气候干燥，注意少食辛辣如辣椒、生姜、生葱等。宜食用芝麻、糯米、蜂蜜、枇杷、甘蔗、菠萝、乳品等柔润食物。

冬天，气候寒冷，虽宜热食，但是燥热食品不可以过食，以免使内伏的阳气郁而化热，饭菜口味适当重一些，有一定的脂类。因绿叶蔬菜较少，所以可以摄取一定量的黄色蔬菜如胡萝卜、油菜、菠菜、绿豆芽等，避免发生维生素 A、维生素 B_2、维生素 C 的缺乏症。为了抵御严寒，可以在调味料上多用些辛辣食品，如辣椒、胡椒、葱、姜、蒜等。此外，炖肉、炖鱼、火锅等可以多食一些。冬季切忌黏硬、生冷食物，此类属于阴，易伤脾胃之阳。

六、其他饮食养生禁忌

仲景著作中，论饮食养生方法的内容十分丰富，如食物应与身体相宜、避免进食有害健康的食物、节制食量、注意食物搭配、饮食顺天等，五大方面，俱已细述如前。在这些方法以外，仲景著作还提到其他一些饮食养生方法，归纳起来，大抵有如下一些原则性的内容：

（1）饮食当如法烹饪制备，否则不可食之　如杏酪不熟伤人。（《金匮要略·果实菜谷禁忌并治第二十五篇第 5 条》）因为杏仁有毒，若酿制不如法，半生半熟，毒气尚存，食之害人。在《金匮要略》第二十四、二十五两篇中，仲景多次提出鱼、肉、蔬菜，不可生食。原始人茹毛饮血，近水则食鱼鳖螺蛤，未有火化，腥臊多害肠胃，以致疾病丛生。燧人氏出，教民熟食，民少疾病，大悦之（见《韩非子》）。所以熟食是人类饮食史上的进步。现代人较多地生吃鱼肉果菜，营养学家有时也鼓励生食。需知现代卫生条件较好，养殖加工方法比较进步，一般能够保证生食符合卫生学标准。这是生食的不可动摇的前提条件。然而在古代社会，缺乏有效的卫生监控，生食的安全性难以得到保证，故生食往往是不安全的。《伤寒论》太阴病及少阴病、霍乱，饮食不洁便是其重要原因。所以，食物还是熟食为宜。

（2）饮食当适寒温　《灵枢·师传第二十九》指出：食饮者热无灼灼，冷无沧沧。仲景也讲求这样的饮食原则，他指出食物要冷热适宜，不可过热，不可过凉，否则可能损害健康，导致疾病。《金匮要略》指出：食冷物，冰人齿。（《金匮要略·果实菜谷禁忌并治第二十五篇第 69 条》）《伤寒论》和《金匮要略》诸汤药的服法，仲景皆指出要适寒温。适寒温就是使药液温度不凉不烫，如此便能保护胃气，不致伤害胃气。古代养生家指出，爱生者要注意不以胃热冷物，不以胃冷热物，正是这个道理。

（3）饮食不可使冷热相搏　《金匮要略》说：食热物，勿饮冷水（《金匮要略·果实菜谷禁忌并治第二十五篇第 70 条》）。又说：食肥肉及热羹，不得饮冷水（《金匮要略·禽兽鱼虫禁忌并治第二十四篇第 13 条》)。仲景反对饮食忽而热食，忽而冷饮。《医宗金鉴》的解释甚好：食肥肉热羹，后继饮冷水，冷热相搏，腻膈不行，不腹痛吐利，必成痞变。慎之慎之。古代养生家都讲究食物的冷热调和。肥肉热羹，主要为高脂肪食物，热则易于消化，若饮冷水，必碍于消化。中国古代养生家反对饮食冷热相搏，而现代西方人常常如此饮食，冷热杂进，似无大碍。今日中国城市之文明人，食肥肉热羹而饮冷水者，亦常有之，不乏其事，似乎未见其害。不过，眼前无害，日后得无害乎？或许营养学家、养生学家对其远期影响还没有足够清楚的考察。

（4）见异常现象的食物不可食　　如"凡水及酒，照见人影动者，不可饮之"（《金匮要略·果实菜谷禁忌并治第二十五篇第 77 条》)。"鳖目凹陷者，及厌下有王子形者，不可食之"（《金匮要略·果实菜谷禁忌并治第二十四篇第 92 条》)。笔者认为这是一条十分重要的饮食原则，人人皆当记取，常须识之，勿令忘也。第一个吃螃蟹的人是勇敢的。庆幸的是这第一人吃的是螃蟹，他不是吃的有毒之物，否则就不是勇敢，而是鲁莽，是冒险。第一个吃螃蟹的平安无事，第一个吃番茄的人亦平安无事，但是或许第一个吃某种蘑菇的人因此丧命。在没有确保安全的情况下即第一次吃某种不知可不可吃的东西，这样的人到底有多少，其中必定有相当多的人付出了沉重的代价。在没有确保安全的情况下，即贸然吃那些不知可不可吃的东西，此为饮食养生之忌。现代常有喜奇珍异味者，窃以为殊不安全。

（5）食物讲究礼节情义　　笔者在本文的前面已经说过，仲景学兼儒、道，兼及于佛。其术以道胜，心以儒胜。故仲景在谈饮食养生时，亦讲礼节情义。合礼节情义者，食之；不合礼节情义者，明言勿不食。仲景之仁心见焉。如《金匮要略》说：父母及身本命肉，食之令人神魂不安（《金匮要略·禽兽鱼虫禁忌并治第二十四篇第 12 条》)。又说：凡心皆为神识所舍，勿食之，使人来生复其报对矣（《金匮要略·禽兽鱼虫禁忌并治第二十四篇第 5 条》)。此论又融合了佛学的观念。当然，仲景在这一方面的认识和观点缺乏充分的科学道理，有其时代的局限性。

兹将仲景相关内容汇集于此，并简要释之：

杏酪不熟伤人。（《金匮要略·果实菜谷禁忌并治第二十五篇第 5 条》)

［注］古人用酒、蜜酿制杏酪，亦有用生姜、甘草熬制者。杏仁有毒，若酿制

不如法，半生半熟，毒气尚存，不可食之，食之害人。

食冷物，冰人齿。(《金匮要略·果实菜谷禁忌并治第二十五篇第 69 条》)

[注] 食热物饮冷水，则寒热相搏，脾胃乃伤。今人常常食热物而饮冷水，眼前虽未看到伤害，谁言日后没有负面的影响？

食热物，勿饮冷水。(《金匮要略·果实菜谷禁忌并治第二十五篇第 70 条》)

[注] 食热物饮冷水，则寒热相搏，脾胃乃伤。今人常常食热物而饮冷水，眼前虽未看到大碍，谁言这种饮食方式对日后没有影响？

饮酒大忌灸腹背，令人肠结。(《金匮要略·果实菜谷禁忌并治第二十五篇第 75 条》)

[注] 酒性热，饮酒后复灸其腹背，两热相合，津液损伤，令人肠结便秘。

醉后勿饱食，发寒热。(《金匮要略·果实菜谷禁忌并治第二十五篇第 76 条》)

[注] 醉酒后，胃脾损伤，若饱食，更伤脾胃。脾胃伤亦可能招感外邪，发生寒热。

凡水及酒，照见人影动者，不可饮之。(《金匮要略·果实菜谷禁忌并治第二十五篇第 77 条》)

[注] 水与酒都可照见人影，若人不动而其影自动，是怪异现象，此酒不可饮用。

牛、羊、猪肉，皆不得以楮木、桑木蒸炙，食之令人腹内生虫。(《金匮要略·禽兽鱼虫禁忌并治第二十四篇第 42 条》)

[注] 本条所论，其道理显然不能成立。可能古人曾见牛肉或羊、猪肉以楮木、桑木蒸炙，人食之而腹内生虫的现象，故尔戒之。古人不知其咎不在用楮木、桑木火，而在于其肉已为寄生虫污染。从《伤寒论》看来，在东汉前后，寄生虫感染是很普遍的现象。

鳖目凹陷者，及厌下有王子形者，不可食之。(《金匮要略·禽兽鱼虫禁忌并治第二十四篇第 92 条上》)

[注]《淮南子》说，鳖无耳，以目为听。鳖目凹陷则历年多，而神内守，故名曰神守。若厌下有王字，则物已灵异也，食之有害。

凡心皆为神识所舍，勿食之，使人来生复其报对矣。(《金匮要略·禽兽鱼虫

禁忌并治第二十四篇第 5 条》）

［注］本条事涉迷信。心者藏神之官，神识所舍，此是生理现象。动物即使具有神识，也是较为低级的简单的思维。若动物已经死亡，则其神识消灭。若为新鲜无污染、未腐败的心脏，食之何妨？又哪里来来生复其报对？古人的看法有其时代局限，不足为怪。清·程林说：畜兽虽异于人，其心亦神识所舍。勿食之。生杀果报，谅不诬也。生杀果报，今生来生，此是佛教的观点。佛教在东汉时传入了中国，仲景著作受到其影响，亦是正常现象。

诸肉不干，火炙不动，见水自动者，不可食之。（《金匮要略·禽兽鱼虫禁忌并治第二十四篇第 9 条》）

［注］此是怪异现象，不可食之。

父母及身本命肉，食之令人神魂不安。（《金匮要略·禽兽鱼虫禁忌并治第二十四篇第 12 条》）

［注］本条的意思是，不要摄食父母和自己属相动物肉。若食之，将神魂不安。古代的术数家拿十二种动物来配十二地支，子为鼠，丑为牛，寅为虎，卯为兔，辰为龙，巳为蛇，午为马，未为羊，申为猴，酉为鸡，戌为狗，亥为猪。见东汉·王充《论衡·物势》和《论衡·言毒》。后以为人生在某年就肖某物，故曰十二生肖或十二相属。十二相属之说起于东汉。隋·肖吉《五行大义》说：十二属，并是斗星之气，散而为人之命，系于北斗。是故用以为属。《春秋运斗枢》曰，枢星散为龙、马，旋星散为虎，机星散为狗，摧星散为蛇，玉衡散为鸡、兔、鼠，阖阳散为羊、牛，摇光散为猴猿。此等皆上应天星，下属年命也。本条反映了古人推崇的一种伦理，一种文化。程林说：仁人孝子，当自识之。

兽自死，北首及伏地者，食之杀人。（《金匮要略·禽兽鱼虫禁忌并治第二十四篇第 18 条》）

［注］程林说：首，头向也。凡兽向杀方以自死，及死不僵直斜倒而伏地者，皆兽之有灵知，故食之杀人。檀公曰，狐死正丘首，豹死首山，乐其生不忘本也。兽岂无灵知者邪？

马脚无夜眼者，不可食之。（《金匮要略·禽兽鱼虫禁忌并治第二十四篇第 18 条》）

[注] 此段的解释，不妨采用《医宗金鉴》：凡马皆有夜眼。若无者，其形异，故勿食之。《本纲》张鼎云：马生角，马无夜眼。白马青蹄，白马黑头者，并不可食，令人癫。

妇人妊娠，不可食兔肉、山羊肉，及鳖、鸡、鸭，令子无声音。(《金匮要略·禽兽鱼虫禁忌并治第二十四篇第62条》)

[注] 本条带有较多的迷信色彩，取类比象，甚不科学。程林说：妊妇食兔肉，则子缺唇；食羊肉，则令子多热；食鳖肉，则令子项短，不令子无声音；若食犬肉，则令子无声音。程林纠正说：鸡、鸭肉，胎产需以补益，二者不必忌之。

鸡有六翮四距者，不可食之。(《金匮要略·禽兽鱼虫禁忌并治第二十四篇第67条》)

[注] 形有怪异，不可食。本条所体现的原则很重要，不唯鸡，凡物之形状怪异者，皆不可妄食之。

乌鸡白首者，不可食之。(《金匮要略·禽兽鱼虫禁忌并治第二十四篇第68条》)

[注] 乌鸡白首亦属于形状异常者，不可食之。《医宗金鉴》认为乌鸡白首，其色不和，故不可食。又备一说。

马鞍下肉，食之杀人。(《金匮要略·禽兽鱼虫禁忌并治第二十四篇第30条》)

[注] 何以马鞍下肉不可食？程林说：马鞍下肉，多臭烂有毒，食之必杀人。

白马黑头者，不可食之。(《金匮要略·禽兽鱼虫禁忌并治第二十四篇第31条》)

[注] 此条不甚好解。《医宗金鉴》认为乌鸡白首，其色不和，故不可食。白马黑头，亦色不和，不可食之。

白马青蹄者，不可食之。(《金匮要略·禽兽鱼虫禁忌并治第二十四篇第32条》)

[注] 程林说：虎钤经曰，白马青蹄，皆马毛之利害者，骑之不利人。若食之，必能取害也。白马青蹄，亦色不和，不可食之。

马肝及毛，不可妄食，中毒害人。(《金匮要略·禽兽鱼虫禁忌并治第二十四篇第35条》)

[注]按照古人的认识,马肝及毛皆有毒,不可妄食。王充《论衡》就说,马肝气勃而毒盛。故食马肝害人。从仲景著作来看,动物肝脏食之宜慎。

羊蹄甲中有珠子白者,名羊悬筋,食之令人癫。(《金匮要略·禽兽鱼虫禁忌并治第二十四篇第48条》)

[注]此条所论,亦怪异不可食者。《医宗金鉴》说:此义未详。

白羊黑头,食其脑,作肠痈。(《金匮要略·禽兽鱼虫禁忌并治第二十四篇第49条》)

[注]古人认为羊脑有毒,不可食。程林说:羊脑有毒,食之发风疾,损精气。不唯作肠痈也。另一方面,白羊黑头,其色不和,不可食。

鱼头正白如连珠至脊上,食之杀人。(《金匮要略·禽兽鱼虫禁忌并治第二十四篇第77条》)

鱼头中无腮者,不可食之,杀人。(《金匮要略·禽兽鱼虫禁忌并治第二十四篇第78条》)

鱼无肠胆者,不可食之,三年阴不起,女子绝生。(《金匮要略·禽兽鱼虫禁忌并治第二十四篇第79条》)

鱼头似有角者,不可食之。(《金匮要略·禽兽鱼虫禁忌并治第二十四篇第80条》)

鱼目合者,不可食之。(《金匮要略·禽兽鱼虫禁忌并治第二十四篇第81条》)

蟹目相向,足斑目赤者,不可食之。(《金匮要略·禽兽鱼虫禁忌并治第二十四篇第100条》)

[注]上六条皆怪异之象,不可食之。怪异之物不可食,此是一条原则。

食酸马肉,不饮酒,则杀人。(《金匮要略·禽兽鱼虫禁忌并治第二十四篇第28条》)

[注]按照古代人的认识,食马肉的禁忌较多,如《巢源》云:凡骏马肉,及马鞍夏肉,皆有毒,不可食之。食之则死。酒能解毒,故食酸马肉,要饮酒以制解其毒。酸马肉,又作骏马肉。

马肉不可热食,伤人心。(《金匮要略·禽兽鱼虫禁忌并治第二十四篇第

29 条》)

[注] 古人认为马属火，肉热火甚。心属火，热食马肉，恐伤心。故马肉当冷食之。《金匮要略》中食马肉的禁忌较多。现实生活中人们较少食马肉。

食肥肉及热羹，不得饮冷水。(《金匮要略·禽兽鱼虫禁忌并治第二十四篇第13 条》)

[注]《医宗金鉴》的解释甚好：食肥肉热羹，后继饮冷水，冷热相搏，腻膈不行，不腹痛吐利，必成痞变。慎之慎之。古代养生家都讲究食物的冷热调和。肥肉热羹，大抵为高脂肪食物，热则易于消化，若饮冷水，必碍于消化。此为古代养生家所反对者。西方人常常如此饮食，似无大碍。今中国城市文明人，食肥肉热羹而饮冷水者，亦常有之，不乏其事。笔者认为，此是不健康饮食方式，应该改变。

第二节　养生食物

一、谷类

(一) 粳米

根据文献，仲景时代的粳米，是粳稻的种仁，又称大米。其味甘淡，其性平和，每日食用，百吃不厌，古人称之为"天下第一补人之物"。粳米粒各部分的营养成分分布是不均匀的。除淀粉外，其他营养成分大多贮藏在胚芽和外膜中。米粒碾得越精越白，胚芽及外膜碾掉就越多，营养成分损失也越多。长期食用精白米，可引起 B 族维生素，尤其是硫胺素缺乏症——脚气病。在标准米中，含有较多的胚芽及外膜，保存了大部分营养素，因此在食用时，最好选用标准米。

粳米米质黏性较强，胀性小，无论煮饭还是熬粥，口感都比较好，是我国南方人民的主食，含有大量碳水化合物，约占 79%，是热量的主要来源。粳米中的蛋白质虽然只占 7%，但因摄入量很大，所以仍然是蛋白质的重要来源。粳米所含人体必需氨基酸也比较全面，还含有脂肪、钙、磷、铁及 B 族维生素等多种营养成分。每 100 克粳米含水分 14 克，蛋白质 6.9 克，脂肪 1.7 克，碳水化合物 76 克，钙 10 毫克，磷 200 毫克，维生素 B_1 0.24 毫克，维生素 B_2 0.05 毫克，尼克酸 1.5 毫克，可供热量 347 千卡。

米饭，是补充营养的主食；米汤，又是治疗虚证的食疗佳品。中医学认为，粳米性味甘平，为滋养强壮品，有补脾养胃的功效。粳米煮粥是胃肠功能薄弱者的滋养佳品。粳米最突出的特点，是粗纤维少，各种营养成分的可消化率和吸收率很高。煮饭产生的米汤，是产妇、婴幼儿、体弱者的营养滋补品。因此，粳米可以说是人们日常生活中主要的粮食品种，不但可以养身体还可以治病。

粳米治病宜作粥食。米粥具有补脾、和胃、清肺功效，是老弱妇孺皆宜的饮食，尤其对病后脾胃虚弱或有烦热口渴的病人更为适宜。食养食疗专著《随息居饮食谱》就十分推崇米汤的补养功效，认为浓稠的米汤，可以代替人参汤，用以治疗虚证。米粥营养丰富，又容易消化，便于吸收，所以医药学家常以米粥作为配合药疗的调养珍品，《随息居饮食谱》就强调说：病人、产妇，粥养最宜。经常食用米粥，是最简便的食养之法，许多文人墨客也深受其益，有的写文章谈体会，有的吟诗作赋，大加赞誉。

唐代医药学家孙思邈在《千金方·食治》中强调说，粳米能养胃气、长肌肉；《食鉴本草》也认为：粳米有补脾胃、养五脏、壮气力的良好功效。

北宋文人张耒，对米粥养人的体会很深，认为每日清晨吃米粥是进食补养的第一妙诀。他在《粥记》中写道："每日起，食粥一大碗，空腹胃虚，谷气便作，又极柔腻，与肠胃相得，最为饮食之妙诀。"

北宋文豪苏东坡，也经常食用米粥以调补，他的体验是夜晚吃粥更妙，他说："粥既快美，粥后一觉，妙不可言也。"

诗坛寿翁陆游，享年八十有六，他深受米粥补养之益，从中悟出吃粥养生是延年益寿最简便有效的妙法。他专门写了一首《食粥》诗，大力赞颂："世人个个学长年，不悟长年在目前，我得宛丘平易法，早将食粥致神仙。"

（二）黍子

仲景时代的黍米就是现在的糜米，亦称大黄米、软黄米。由黍加工成的黍米。种子含粗蛋白质 10%～16%，无氮浸出物 70%左右，粗纤维 10%左右。蛋白质品质较好，含有较多的苏氨酸、蛋氨酸和亮氨酸。黍米可煮饭，用籽粒加工而成的炒米，是蒙古族人民喜爱的食品。苏联和东欧一些国家常用以制作黍片粥和糕饼。黍米是中国北方的主要粮食，也是酿造黄酒的原料。营养成分：蛋白质与氨基酸，糜米中蛋白质含量相当高，特别是糯性品种，其含量一般在 13.6%左右，最高可达17.9%。从蛋白质组分来分析，糜子蛋白质主要是清蛋白，平均占蛋白质总量的14.73%。其次为谷蛋白和球蛋白，分别占蛋白质总量的 12.39%和 5.65%，醇溶蛋白含量最低，仅占 2.56%，另外，还有 64.67%的剩余蛋白。与小麦籽粒蛋白质相比较，二者差异较大，小麦籽粒蛋白中醇溶蛋白含量高，占蛋白质总量的 71.2%，黏性强，不易消化。糜子蛋白主要是水溶性清蛋白、盐溶性球蛋白及白蛋白，这类蛋白质黏性差，近似于豆类蛋白。因此，糜子蛋白质优于小麦、大米及玉米。糜子籽粒中人体必需 8 种氨基酸的含量均高于小麦、大米和玉米，尤其是蛋氨酸含量，每 100 克小麦、大米、玉米蛋氨酸含量分别为 140 毫克、147 毫克和 149毫克，而糜子为 299 毫克，几乎是小麦、大米和玉米的 2 倍。淀粉、脂肪与维生素，糜子籽粒淀粉含量在 70%左右，其中糯性品种为 67.6%，粳性品种为 72.5%。不同地区、不同品种及不同栽培条件下的淀粉含量差异较大，最大变幅可达 15.7%。同一品种在不同地区、同一地区不同品种间的淀粉含量差异也很大。糜子粳性品种淀粉中直链淀粉的比例比糯性品种高，糯性品种中直链淀粉含量很低，仅为淀粉总量的 0.3%，优质糯性品种不含直链淀粉，而粳性糜子品种中直链淀粉含量为淀粉总量的 4.5%～12.7%，平均为 7.5%。糜米中脂肪含量比较高，平均为 3.6%，高于小麦粉和大米的含量。糜子籽粒中含有多种维生素，其中每 100 克中含维生素 E 3.5 毫克、维生素 B_1 0.45 毫克、维生素 B_2 0.18 毫克，均高于大米。无机盐与微量元素，糜子籽粒中常量元素钙、镁、磷及微量元素铁、锌、铜的含量均高于小麦、大米和玉米。每 100 克籽粒中镁的含量为 116 毫克，钙的含量为 30 毫克，铁的含量为 5.7 毫克，可见糜子经过加工，可制成老人、儿童和病患者的营养食品。

在其他食品中添加糜子面粉，可提高营养价值。糜子籽粒中食用纤维的含量在 4% 左右，高于小麦和大米。纤维素是膳食中不可缺少的成分。一方面纤维素吸水浸胀后，使粪便的体积增加，可促进肠道蠕动，有利于粪便排出，减少细菌及其毒素对肠壁的刺激，可降低肠内憩室及肿瘤的发病率。另一方面，纤维素还能与饱和脂肪酸结合，防止血浆胆固醇的形成，从而减少胆固醇沉积在血管内壁的数量，有利于防止冠心病的发生。

糜米中碳水化合物的含量非常高，经过水解能产生大量还原糖，可制造糖浆、麦芽糖；糜子还是酿酒的好原料，用糜子酿酒，出酒多且酒味香醇。宁夏固原县出产的杨郎白酒就是以糜子原料酿制而成的。糜子可制作饮料。我国中药中常用的黄酒就是用糜子制成的，它含有多种氨基酸和维生素，营养和药用价值很高。据测定：黄酒中含有 14 种氨基酸，总酸量为 1.24～1.5 克/100 毫升，总糖量为 21.5～124 微克/100 毫升。如果对传统的黄酒生产技术加以科学改进，可以制成黄酒系列营养保健饮料。

糜子不仅具有很高的营养价值，也有一定的药用价值，是我国传统的中草药之一。《内经》、《本草纲目》等书中都有记载：糜子性甘、味平、微寒、无毒。据《名医别录》记载：黍入脾、胃，功能和中益气、凉血解暑。主治气虚乏力、中暑、头晕、口渴等症。煮熟和研末食。黍米入脾、胃、大肠、肺经。功能补中益气、健脾益肺、除热愈疮。主治脾胃虚弱、肺虚咳嗽、呃逆烦渴、泄泻、胃痛、小儿鹅口疮、烫伤等症。煮粥或淘取泔汁服。

（三）小麦

小麦是禾本科小麦属一年生或越年生草本植物。中国栽培小麦历史悠久。据考古学研究，小麦是新石器时代的人类对其野生祖先进行驯化的产物，栽培历史已有 1 万年以上。中亚的广大地区，曾在史前原始社会居民点上发掘出许多残留的实物，其中包括野生和栽培的小麦小穗、籽粒，炭化麦粒、麦穗和麦粒在硬泥上的印痕。其后，从西亚、近东一带传入欧洲和非洲，并东向印度、阿富汗、中国传播。1955 年在安徽省亳县钓鱼台发掘的新石器时代遗址中，发现有炭化小麦种子；殷墟出土的甲骨文有告麦记载，说明公元前 1238～前 1180 年小麦已是河南海上北部的主要栽培作物。《诗经·周颂·清庙思文》:"贻我来牟,亦作麰"。三国时期魏张揖(3世纪)《广雅》有:"大麦,麰也;小麦,麳也"的记载。以后的古代文献中,将小麦简称为麦,其他麦类则于麦前冠以大、穬等字,以与小麦相区别。根据《诗经》中提及的麦所代表的地区,说明公元前6世纪,黄河中下游已普遍栽培小麦。据以后史书记载,长江以南地区约在公元1世纪,西南部地区约在公元9世纪都已经种植小麦。到明代《天工开物》(1637年)记载,小麦已经遍及全国,在粮食生产上占有重要地位。

小麦适应性强,分布广,用途多,是世界上最重要的粮食作物,其总面积、总产量及总贸易额均居粮食作物的第一位,有1/3以上人口以小麦为主要食粮。在我国,小麦的地位仅次于水稻。

小麦碾去麸皮,即得面粉。面粉营养价值的高低,与其加工精度十分密切。根据加工精度,面粉分为标准粉、富强粉和精白粉。标准粉加工精度较低,保留了较多的胚芽和外膜,因此各种营养素的含量较高,以面食为主食的地区,宜选用标准粉。精白粉加工精度最高,胚芽及外膜保留的也最少,所以维生素和无机盐的损失也越多,与标准粉比较,营养价值较差。但是精白粉色较白,含脂肪少,易保存,做成面包、馒头或糕点时较为可口。精白粉中植酸及纤维含量较少,消化吸收率比标准粉高。每100克小麦粉(标准粉)含水分12克,蛋白质9.9克,脂肪1.8克,碳水化合物74.6克,钙38毫克,磷268毫克,铁4.2毫克,维生素B_1 0.46毫克,维生素B_2 0.06毫克,尼克酸2.5毫克,可供热量3.54千卡。

中医学认为,小麦性味甘凉,有养心益肾,健脾厚肠,除热止渴的功效。治失眠、神志不安等症:小麦100克(去壳)、甘草30克、大枣15个与水同煎汤饮。治虚汗症:用陈小麦煎汤饮。小麦是营养比较丰富、经济价值较高的粮食。小麦籽粒含有丰富的淀粉、较多的蛋白质、少量的脂肪,还有多种矿物质元素和维生素B。小麦籽粒的蛋白质,主要由麦谷蛋白和醇溶蛋白组成,俗称面筋。它在面粉加水制成面团后,可形成有弹性的网状结构,经发酵膨胀后适于烤面包、蒸馒头。小麦食品工艺品质的好坏,取决于蛋白质的含量与质量,这两者受品种和环境条件的影响都很大。籽粒蛋白质含量高的可达20%以上,一般为10%~15%,高于其他谷物。一般是硬粒小麦高于普通小麦,春小麦高于冬小麦。硬质普通小麦含蛋白质、面筋较多，质量也较好，主要用于制面包、馒头、中国面条等主食品；软质普通小麦粉质多、面筋少，适于制饼干、糕点、烧饼等；粒质特硬、面筋含量高、质量较韧实的硬粒小麦，适于制通心面、意大利式面条和挂面。少数地区也有种植普通小麦供放牧或收籽粒作饲料用的。小麦籽粒还可以作为制葡萄糖、白酒、酒精、啤酒、酱、酱油、醋的原料；麦粉经细菌发酵转化为麸酸钠后，可提制味精。面粉加水揉成面团后，可漂洗出湿面筋，经油炸后制成油面筋，作为美味副食品。

张岱的夜航船说："魏作汤饼，晋作不托"。他自己注解说，不托即面，简于汤饼。不托是什么？有人说是指不托之作，表示比做汤饼更简单的做法，所以判断不托正是近似面条的麦制食品了。所以一般都认为汤饼之后有不托，之后有索饼，而索饼两个字是随形而起的名字，绳索似的饼，不是面条是什么？齐民要术记载的水引饼做法，即是索饼的做法，就是把面团搓到好像筷子那般粗细，以一尺长度为一段，再在锅边上搓到像菜叶那般薄。这岂非就是粗面条？因此面条的起源，应该是在魏晋前后这段时期。

在古时候，不管是面饼还是面条，吃的时候都用热汤，因此吃起来便会大汗淋漓。这大汗淋漓的情况，在历史上有个故事，是利用来测试一个人是否在脸上抹了粉。那是世说新语里的故事，说何叔平是个美男子，脸色白得很俊，魏明帝怀疑这是涂脂抹粉的效果，便在夏天的时分，请何叔平去吃热腾腾的汤饼，吃得何叔平大汗淋漓，自然用红色的衫袖去擦汗。一擦的结果，那个俊脸不但没有变色，反而白里透红。可见当时吃的面大多是乘热吃的。因此，仲景用食以索饼的方法判断热病病情的反复是大有深意的。食后虽有汗出，不发热者，胃气尚在，虽病无忧。反之，食后发热持续者，胃气已绝，其人病势沉重，难以救治。

到了唐朝，便有了凉面。杜甫有首诗叫《槐叶冷淘》。唐六典有冬月造汤饼及黍臛，夏月冷淘、粉粥的句子，这冷淘，后人考据的结果，是过水凉面。面条的吃法，便开始有变化了。

面食的变化，是到了宋代才开始多样，有了炒、熬（即是焖）、煎等方式，而且还在面中加入或荤或素的浇头。根据《东京梦华录》、《梦梁录》、《武林旧事》等书的记载，当时的面有拌肉面、火熬面、鸡丝面、三鲜面、盐煎面、笋泼肉面、大熬面、银丝冷淘、大片铺羊面、炒鳝鱼面、笋辣面等。发展至今，面食的方法加上随意的变化，应当不止千种吧？

（四）大麦

大麦分有稃和无稃两种类型。无稃大麦成熟收获时，是无壳的裸粒，故又称裸大麦，青海、西藏等地群众又称它们为青稞。大麦的营养成分和含量与小麦类似。巍峨的青藏高原，地势雄伟，景色绮丽。在海拔 3000 米到 4500 米以上高位农田里，由于地势高耸，风寒霜冷，生长期短，一般作物在恶劣气候的威逼下萎缩了，但青稞和小油菜却能迎风斗雪，抵御霜寒，能够适应高原的特殊环境，独显奇能地生存下来，成为高原人非常喜爱的作物。为此，藏族人民为它们编了一个美丽动人的故事：古代有一对年轻恩爱的藏族夫妇，他们在高原上耕耘播种，生活得非常幸福。他们的幸福生活引起恶魔的嫉恨，就派黄风怪驱赶他们离开高原。他们热爱自己的家乡，决不愿向恶魔低头屈服，结果惹恼了恶魔，恶魔就以严寒将他们冻死。他们宁折不屈，临死前发誓永不离高原，死了也要为高原人民造福。男的便化为青稞。女的则化为小油菜，依然形影不离，永远在高原上生活下来。

青稞，是青藏高原人们给裸大麦起的名字；在我国其他地方则叫元麦、裸大麦或稞麦等。据我国科学家考察研究，青稞起源于青藏高原的平原和河谷地带，认为二棱有稃的野生二棱大麦，是现代栽培大麦惟一的野生祖先。古代高原人经过选择、驯化和栽培，把野生二棱大麦驯化成现代栽培大麦，包括青稞在内。因此，青藏高原是世界上最早栽培青稞的地区。《诗经·周颂》中有"贻我来牟"的句子，经考证，来指小麦，牟是古代对大麦与青稞的通称。《隋书·附国传》对青藏高原种青稞的盛况，有较详细的记载。今天，藏语仍把青稞叫做来，与古代称呼麦类的发音相似，而把野生大麦，则称为则大、热大、色达等，译成汉语，意思是野家伙。

青稞，耐寒力强，生长期短，高产早熟，适应性广，宜于在高原地区栽培。青海青稞栽培的海拔高度，最高限约在 4000 米左右，所有农业区都有栽培，而以高寒农田栽培较广，种植面积较大。

　　青稞是高原人们，特别是藏族人民喜欢食用的粮食作物。把青稞炒熟磨碎，做成炒面，藏语称为糌粑，和以酥油、曲拉（奶酪）、茯茶、青稞酒等，拌匀捏成小团而食，香甜可口，营养丰富，别有风味。据分析，青稞的营养成分并不低于小麦，尤其是皮色较深的黑青稞、瓦兰青稞，蛋白质含量达 13.4%，脂肪为 2.1%，碳水化合物为 71.1%，100 克青稞的产热量高达 357 千卡。用青稞酿制的青稞酒，醇香味美，甘甜适口，远近驰名。用青稞做的甜醅，溢香诱人。青稞制成的食物具有健脾消食、回乳，消水肿，除食积，消乳胀的功效。因而深受人民群众的欢迎。

（五）荞麦

　　荞麦是一种耐饥抗寒食品，营养价值很高。种植荞麦在我国有着悠久的历史。特殊的地理环境和气候特点形成了荞麦独特的品质。荞麦富含蛋白质、脂肪和具有保健功能的多种矿物质元素及维生素 B_1、B_2 等。经国家商检局、中科院卫生研究所的鉴定和营养成分分析，荞麦籽粒中，含蛋白质 10.3%～11.9%、淀粉 63.3%～75%、粗纤维 10.3%～13.8%，维生素 B_1、维生素 B_2、维生素 E 的含量均高于水稻、小麦、玉米等作物。同时还有微量的铁、钙、铜、锌、硼等元素和各种氨基酸，据测定在蛋白质中含有 18 种氨基酸，人体必需的 8 种氨基酸含量比较丰富，配比合理，其中赖氨酸和精氨酸的含量均超过大米，尤其是所含的芦丁是荞麦特有的成分，具有软化血管、降低血脂和胆固醇的功能，对心血管疾病和高血压有较好的预防、治疗作用，对控制和治疗糖尿病总有效率达 93%。另外，它还有健胃、免疫、消炎、防癌变之功能。荞麦又有甜荞和苦荞之分。

　　甜荞食味好，有良好的适口性，且易被人体吸收，在我国东北、华北、西北、西南地区以及日本、朝鲜、前苏联都是很受欢迎的食物，许多国家已把甜荞列为高级营养食品。

　　甜荞的营养成分：甜荞籽粒营养丰富，并含有一些其他粮食作物不含或少含的营养物质。据分析，甜荞籽粒含蛋白质 10.6%～15.5%，脂肪 2.1%～2.8%，淀粉 63%～71.2%，纤维素 10.0%～16.1%。甜荞面粉的蛋白质含量除低于燕麦面粉（莜面）和糜子米面粉（黄米面）外，明显高于大米、小米、高粱、玉米面粉及糌粑。

其蛋白质的组成也不同于一般粮食作物，很近似豆类的蛋白质组成，既含有水溶性的清蛋白（清朊），又含有盐溶性的球蛋白。而且清蛋白和球蛋白的总量占蛋白质含量的百分数较大。甜荞面粉的氨基酸含量高、种类多，营养价值高，很容易被人体吸收和利用。甜荞的脂肪含量仅次于燕麦面粉和玉米面粉，高于大米、小麦、糜子米面粉和糌粑。甜荞脂肪在常温下呈固形物，黄绿色，无味，含 9 种脂肪酸，其中油酸和亚油酸含量最多，占脂肪酸总量的 75%，还含有棕榈酸 19%、亚麻酸 4.8% 等。淀粉粒呈多角形单粒体，且很小，单粒淀粉直径为普通淀粉粒的 1/5～1/14 倍。淀粉中直链淀粉含量高于 25%，煮成的米饭较干、疏松、黏性差。甜荞籽粒中还含有丰富的钙、磷、镁和微量元素铁、铜、锌、硼、碘、镍、钴、硒等。其中镁、钾、铜、铁等元素的含量为大米和小麦面粉的 2～3 倍。此外，甜荞还含有柠檬酸、草酸和苹果酸。籽粒中的硫胺素（维生素 B_1）、核黄素（维生素 B_2）、尼克酸（维生素 B_3）、叶酸的含量也高于其他主要粮食。另外，甜荞还含有其他谷物所不含的叶绿素、生物类黄酮，不仅有利于食物的消化和营养物质的吸收，也有利于人们的身体健康。

荞米是甜荞的籽粒在碾米中去皮壳（即果皮和种皮），再用一定孔径的筛子过筛后得到的。出米率因品种、栽培条件和碾米技术而异，一般为 70%～80%。荞米的营养价值很高，含有同牛奶、鸡蛋相似的成分，尤其含有丰富的赖氨酸、色氨酸和精氨酸等。荞米常用来做荞米粥和荞麦片。

甜荞面粉可精制美馔拨面，宴请贵宾；也可制面条、烙饼、面包、糕点、荞酥、凉粉和饸饹等民间食品。甜荞凉粉有消暑防病之效，甜荞饺子风味别具一格。由于荞面的氨基酸中含有较多的双氨基蛋白，作荞面疙瘩汤，营养丰富，食味鲜美。甜荞还可酿酒，酒色清澈，营养丰富，酒精度低，饮之，清香可口，久饮有益身心健康。

荞叶中的营养也十分丰富，约含蛋白质 7.4%，脂肪 1.6%，还有 1%～2% 的生物类黄酮，且具奇特食味。中国、日本、朝鲜等国也常用荞麦幼嫩茎叶作凉拌菜及其他风味食品。

甜荞的保健功能：我国古书中有很多关于荞麦治病防病的记载：《备急千金要方》（625 年）记有"荞麦叶酸微寒无毒，食之难消，动大热风。其叶生食，动刺风令人身痒"。《图经本草》（1061 年）有"实肠胃、益气力"的记述。《群芳谱·谷谱》（1621 年）有"荞麦性甘寒，无毒，降气宽中，能炼肠胃。……气盛有湿热者宜之；秸……烧灰淋汁，熬干取碱，蜜调涂烂瘫疽。蚀恶肉、去面痣最良。淋汁洗六畜疮及驴马躁蹄"。《台海使槎录》（1722 年）记有"婴儿有疾，每用面少许，滚汤冲服立瘥"。《齐民要术》（1846 年）有"头风畏冷者，以面汤和粉为饼，更令镶罨出汗，虽数十年者。皆疾。又腹中时时微痛，日夜泻泄四五次者，久之极伤人。专以荞麦作食，饱食二三日即愈，神效。其秸作荐，可辟臭虫蜈蚣，烧烟熏之亦效。其壳和黑豆皮菊花装枕，明目"记述。《植物名实图考》（19 世纪中期）记"荞麦性能消积，俗呼净肠草"。现代医学临床实践表明，荞麦面食有杀肠道病菌、消积化滞、凉血、除湿解毒、治肾炎、蚀体内恶肉之功效；荞麦粥营养价值高，能治烧心和便秘，是老人和儿童的保健食品；荞麦青体可治疗坏血病，植株鲜汁可治眼角膜炎；使用荞麦软膏能治丘疹、湿疹等皮肤病；甜荞含有多种有益人体的无机元素，不但可提高人体内必需元素的含量，还有保肝肾功能、造血功能及增强免疫功能，达到强体、健脑、美容、提高智力，保持心血管正常、降低胆固醇的效果。如 100g 甜荞中含有 21.85mg 铜，相当于大麦的 2 倍，燕麦的 2.5倍，小米的 3 倍，小麦、大米的 2～4 倍。铜能促进铁的利用。人体内缺铜会引起铁的不足，导致营养性贫血。故食荞麦有益于贫血病的防治。荞麦还含有其他粮食稀缺的硒，有利于防癌。甜荞还含有较多的胱氨酸和半胱氨酸，有较高的放射性保护特性。

苦荞麦属蓼科双子叶植物，俗称苦荞。苦荞麦喜凉爽，耐瘠薄，多生长在高寒山区，籽粒供食用。它在世界上主要分布在我国西南山区，四川省凉山彝族自治州是苦荞麦的主要产区和起源地之一。彝族同胞长期以苦荞麦为主食，身体健壮，肌肤红润，很少有人患有高血压。《本草纲目》记载：苦荞麦性味苦、平、寒，有益气力，续精神，利耳目，有降气宽肠健胃的作用。现代临床医学观察表明，苦荞麦粉及其制品具有降血糖、高血脂，增强人体免疫力的作用，对糖尿病、高血压、高血脂、冠心病、中风等病人都有辅助治疗作用。这些作用都与苦荞麦中含有的营养成分有关。据科学工作者证实，苦荞麦中含有黄酮类物质，其主要成分为芦丁。芦丁含量占总黄酮的 70%～90%，芦丁又名芸香苷、维生素

P，具有降低毛细血管脆性，改善微循环的作用，在临床上主要用于糖尿病、高血压的辅助治疗。近年人们又从苦荞麦中制备出苦荞麦蛋白复合物（Tartary buckwheat protein complex，TBPC），并研究了其营养成分和抗衰老作用，结果如下：在苦荞蛋白复合物中蛋白质含量为 63.4%，脂肪 12.7%，碳水化合物 10.2%，灰分 3.5%，粗纤维 0.4%，水分 9.8%。同时还含有多种氨基酸，其人体必需氨基酸和非必需氨基酸占到全部氨基酸的 45.8%左右，并含一定的脂肪酸和微量元素等物质。

苦荞含有特殊的蛋白质，可作为高蛋白质的食物来源。它不仅蛋白质含量丰富，而且各种人体必需的氨基酸种类齐全，数量较多，比例适合。在苦荞脂肪中油酸和亚油酸占多数，在体内生成花生四烯酸，有降血脂的作用。另外，苦荞中磷的含量显著高于大米和小麦，是儿童生长和智力发育必不可少的元素。钙、镁在扩张血管、抗栓塞、降低血脂胆固醇方面有重要意义。苦荞籽粒的外层中芦丁含量高达 500 毫克，烟酸含量为 2.2 毫克，是其他粮食不能比拟的。芦丁有降低毛细血管的通透性，维持微血管循环，加强维生素 C 作用及促进维生素 C 在体内的蓄积。芦丁和烟酸均有降低人体血脂、胆固醇，防止心脑血管疾病的作用。苦荞中还含有大量的食用纤维，无论是在减肥、降血脂及降血糖方面都有极为重要的作用。

苦荞营养丰富，全身是宝，是保健食品的原料。目前，国际食品工业正在向着合理的平衡膳食方向发展，提倡增加植物性食品，减少动物性食品的摄入，特别是限制动物性脂肪的摄入量。因此，苦荞作为一种融营养和保健于一体的功能食物源，开发前景广阔。近年来，我国已在积极进行苦荞的综合开发利用，荞麦界的专家作了大量的研究工作，研制出了苦荞系列食品，较好地解决了苦荞的口感问题，受到了广大群众特别是糖尿病、心血管疾病患者的欢迎。

（六）豆豉

豆豉是以黄豆或黑豆为原料，利用微生物发酵而制成的一种传统调味食品，以豉香诱人、风味独特而深受消费者的喜爱。豆豉制作历史悠久，据史料记载：我国的豆豉生产起源于秦朝，它不仅是佐餐佳品，还具有极高的营养价值和药用价值。明朝吴录《食品集》中记云："豆豉味甘咸，无毒，主解烦热，调中发散通关节，香烈腥气"。明代《本草纲目》谷部中即有记载："豆豉，诸大豆皆可为之，以黑豆者可入药"。有淡豉、咸豉，治病多用淡豉汁及咸者，当随方法。《食医心鉴》中亦有十二条目豉汁加入药中的记载。据最新介绍，日本的文献记载中，豆豉对心血管疾病的辅助治疗和延缓衰老等也有奇特的功效。目前，我国的豆豉按使用的微生物不同，可分为三大类：传统毛霉型发酵豆豉、米曲霉型发酵豆豉及细菌型发酵豆豉。

传统毛霉型自然发酵豆豉产品以毛霉为生产菌种，在低温下生产及常温下后熟发酵。发酵时间长达一年以上，致使其中的各种酶系充分作用，产生出人体所需的 18 种氨基酸。成品光亮油黑、滋润散籽、清香回甜、味美化渣。这种豆豉是理想的天然黑色食品。

米曲霉型发酵豆豉，因其发酵时间短，俗称为速酵豆豉。它是以米曲霉为生产菌种，后期发酵中采取加温催速发酵。由于其酶系单一且发酵时间过短，使其无毛霉型传统豆豉的清香和醇香，只有酱香；色泽上也不似毛霉型传统豆豉那般光亮油黑，只显黑色；还因其是短时发酵，只起到了前期水解的效果，后期发酵微生物酶系的降解则不完全，营养价值和理化指标均逊于毛霉型传统豆豉，口感也显酸、涩、苦味。且有些生产厂家在生产过程中为求利益还使用化学添加剂，对人体健康极为不利。

细菌型发酵豆豉所使用的菌种和制作工艺与前两类均不同，豆豉中需加入香辛料，是区别于前两种的风味豆豉。

豆豉富含蛋白质、各种氨基酸、乳酸、磷、镁、钙及多种维生素，色香味美，具有一定的保健作用，我国南北部都有加工食用。但若不注意加工艺，会致使品质下降，甚至霉变，造成经济损失。

（七）大豆

大豆类按其色泽可分为黄、青、黑、褐和双色大豆五种。其中黄豆最有代表性，通常所说的大豆就指黄豆。大豆的营养特点如下：

蛋白质的含量较高，且质量比粮食中的蛋白质好，与肉类的蛋白质接近。黄豆蛋白质含量约占 40%左右。（瘦猪肉含量 16.4%，鸡蛋含量 14.7%，牛奶含量

3.3%）。其他豆类如蚕豆、豌豆、绿豆和赤豆的蛋白质含量也较谷类高，达 20%～30%（谷类 10%左右）。豆类蛋白质的氨基酸组成接近人体的需要，其组成比例类似动物蛋白质，其中谷类食物中较为缺乏的赖氨酸在豆类中含量较高，所以宜与谷类搭配食用，从而提高膳食中蛋白质的生理价值。

大豆脂肪含量比较高，达 15%～20%，其中以黄豆和黑豆的含量最高，常作为食用油脂的原料。豆油是最常用的烹调油之一。豆类的脂肪组成，以不饱和脂肪酸居多。以大豆为例，其脂肪组成是：棕榈酸含量 2.4%～6.8%，硬脂酸 4.4%～7.3%，花生酸 0.4%～1.0%，油酸 32%～35.6%，亚油酸 51.7%～57.2%，亚麻酸 2%～10%；其中不饱和脂肪酸达 86.1%以上。此外，豆类中还含有约 1.64%的磷脂。故大豆和豆油常被推荐为防治冠心病、高血压、动脉粥样硬化等疾病的理想食品。

大豆是植物，所以不含胆固醇。蛋白质含量高价值好而胆固醇极少（甚至没有）的食物只有大豆一种。这也是大豆蛋白比肉类蛋白更有利于健康的原因之一。

大豆含有丰富的钙，再加上加工过程中加入的凝固剂，大豆制品的钙含量非常突出，250 克豆腐的钙含量和 250 毫升奶的钙含量相当。如果说奶和奶制品是食物补钙的第一选择的话，那么豆制品无疑就是第二。

大豆类还含 B 族维生素，特别是维生素 B_2 含量比较多。大豆还富含磷、钠及钾等元素，是矿物质的良好来源。当然，大豆中也含有一些不利于消化、吸收或有豆腥味的成分，包括引起肠胀气的低聚糖、干扰蛋白质消化利用的抗胰蛋白酶因子、影响微量元素吸收的大豆皂苷和可能对甲状腺不利的致甲状腺肿大因子等。

我国大豆传统制品中食用最多的是豆腐、豆浆和豆芽等。

大豆经过霉菌发酵酶解而加工成的制品有豆酱、豆豉、豆腐乳等，不仅可提高大豆营养成分的利用，还可使维生素 B_{12} 的含量提高，维生素 B_6 及核黄素的含量亦增高。豆类发酵食品也是我国古代在食品科学上的一项重大发明。发酵豆制品不仅可以助消化，还有促进人体造血，营养神经的作用，既可减慢老化、增强脑力、提高肝脏的解毒功能，又能降低血脂、解除疲劳、预防癌症。中医还将淡豆豉列为一味药物，使用十分广泛。

大豆蛋白的营养价值与肉类蛋白非常接近，大豆曾被作为肉类的廉价代用品，有植物肉之说。然而近年的研究证实，大豆蛋白具有肉类蛋白所不具有的保健价值。大豆蛋白在降低体内胆固醇方面的医疗作用，已日益引起人们的重视和关注。

美国食品和药物管理局（FDA）已正式批准大豆为健康食品，认为每天进食25克大豆蛋白（相当于62.5克大豆）的低脂食品能大量降低引起冠心病的胆固醇。英国学者也认为，当大豆蛋白平均摄取量为25克或50克时，估计可使血清胆固醇浓度分别降低8.9或17.4毫克/100毫升，而对初始血胆固醇值＞250毫克/100毫升的患者则会有更明显的效果。

大豆蛋白降低胆固醇的作用是由许多个别因素或相关因素综合作用产生的效果。这些起作用的因素及其功效主要有：①大豆球蛋白：大豆蛋白可降低低密度脂蛋白胆固醇的水平，从而有利于防治心血管疾病。研究表明，大豆球蛋白能刺激人体肝细胞培养剂中的高亲合性低密度脂蛋白胆固醇受体，能明显降低其血液中胆固醇水平。②氨基酸：某些氨基酸，主要是赖氨酸，会提高血液中胆固醇水平，而精氨酸则具有反作用。因此，膳食中赖氨酸与精氨酸的比例是影响胆固醇含量及其所导致动脉粥样硬化的关键因素，大豆蛋白所含的赖氨酸与精氨酸比率较动物蛋白明显为多，现知 L-精氨酸为皮衍生的舒张因子的前体，一般认为舒张因子即一氧化氮（NO）不仅具有强烈的血管舒张作用，而且还可抑制血小板黏连聚集、抗单核细胞依附趋化、抗血管平滑肌细胞增生，这些都对动脉粥样硬化的形成有十分重要的作用。③促进胆汁酸的排泄：大豆蛋白在消化过程中释放出一种与胆汁酸黏合的肽段，从而将胆汁酸从粪便中排出体外，由于胆汁酸是由胆固醇所组成，这个作用也能将胆固醇排出体外，随着胆固醇转化成胆汁酸，而且也会激活低密度脂蛋白胆固醇的活性，故能达到降低血液中胆固醇水平的作用。④影响胆固醇在肝中代谢：动物实验发现，大豆蛋白能明显降低血液总胆固醇和低密度脂蛋白胆固醇含量，增加 p-羟基-p-甲基戊二酰酶 A（HMGCoA）的还原性，而 HMGCoA 还原酶催化控制胆固醇生物合成，从而促进低密度脂蛋白胆固醇和极低密度蛋白胆固醇的去除。

国外的许多研究已表明，大豆皂苷是一种具有广泛应用价值的天然生物活性物质，并且已将其应用于药品、食品、化妆品等。大豆皂苷具有溶血作用，因此被视为抗营养因子。同时大豆皂苷具有苦味，这是导致大豆制品具有苦涩味的主要原因。所以在加工大豆制品时，人们总是寻求一些方法将其除去。但近几年来，越来越多的研究表明大豆皂苷还具有较多有益的生理功能：①降低血中胆固醇和甘油三酯含量；②抗氧化、抗自由基、降低过氧化脂质含量；③抑制肿瘤细胞生长；④抑制血小板凝聚，具有抗血栓作用；⑤抗病毒：大豆皂苷的抗病毒作用是最近几年来关于大豆皂苷研究的一个新领域。据报道大豆皂苷对人类艾滋病（AIDS）病毒的感染和细胞生物学活性都具有一定的抑制作用。国内学者的研究表明大豆皂苷对单纯疱疹病毒Ⅰ型（HSV-Ⅰ），柯萨奇 B3（CoxB3）病毒的复制有明显的抑制作用，同时大豆皂苷还表现出对病毒感染细胞具有很强的保护作用；⑥免疫调节作用：大豆皂苷的抑瘤机制之一可能与其免疫调节作用有关。此外还有大豆皂苷防止动脉粥样硬化，抗石棉尘毒性等的报道。大豆皂苷对治疗肥胖也有一定疗效。

大豆低聚糖是 α-半乳糖苷类，主要由水苏糖四糖、棉子糖和 Vabascose 等组成。成熟后的大豆约含有 10%低聚糖。大豆低聚糖是一种低甜度、低热量的甜味剂，其甜度为蔗糖的 70%，其热能是每克 8.36 千焦耳，仅是蔗糖热能的 1/2，而且安全无毒。其保健功能主要有：①通便洁肠。便秘患者多半是因肠内缺少双歧杆菌所致。尤其是老年人。随着年龄增长。肠内双歧杆菌逐渐减少而极易患上便秘。试验证明，健康人每天摄取 3 克大豆低聚糖，就能促进双歧杆菌生长，产生通便作用。大豆低聚糖还能促进肠蠕动加速排泄。②促进肠道内双歧杆菌增殖。经实验研究证明，每天摄入 10～15 克大豆低聚糖，17 天后双歧杆菌可由原来的 0.99%增加到 45%。在肠道内的双歧杆菌特别容易利用大豆低聚糖，产生乙酸和乳酸及一些抗菌素物质，从而抑制外源性致病菌和肠内因有腐败细菌的增殖：双歧杆菌还可通过磷脂酸与肠黏膜表面，形成一层具有保护作用的生物、膜屏障，从而阻止了有害微生物的入侵和定殖。③降低血清胆固醇。双歧杆菌直接影响和干扰了 p-羟基-p-甲基戊二酰酶 A 还原酶的活性，抑制了胆固醇的合成，使血清胆固醇降低；④保护肝脏。长期摄入大豆低聚糖能减少体内有毒代谢物质产生，减轻了肝脏解毒的负担，所以在防治肝炎和预防肝硬化方面也有一定的作用。

大豆是异黄酮（黄豆苷原、三羟异黄酮）的丰富来源。大豆异黄酮是主要的植物雌激素之一，具有弱的雌激素样作用。大豆异黄酮的雌激素活性仅为天然雌激素的 1/100 至 1/1000，在活体内起雌激素和抗雌激素的双重调节作用。对女性有较好的保健作用。①抗癌作用：动物和体外试验证明，大豆异黄酮能抑制蛋白酪氨酸激酶（细胞信号转导的关键酶），可抑制癌细胞生长；可抑制 DNA 复制和转录所必需的酶；可抑制血管生成。异黄酮可调节细胞的细胞周期、分化和凋亡。异黄酮的抗癌作用在一些与激素有关的癌，例如乳腺癌、直肠癌、前列腺癌等表现更突出。②预防冠心病：异黄酮也是有力的抗氧化剂，特别是二羟异黄烷能保护低密度脂蛋白被氧化，有助于预防冠心病。③预防骨质疏松：雌激素水平下降，影响钙的吸收是绝经后妇女好发骨质疏松的主要原因，大豆类黄酮具有雌激素样作用，可以补充体内雌激素的不足。④缓解或减轻妇女更年期症状：更年期症状主要是由体内雌激素水平下降造成的，大豆类黄酮可以补充体内雌激素不足，改善更年期症状。流行病学调查发现，常食大豆食物的民族，其妇女乳腺癌和男性前列腺癌及直肠结肠癌的发生率均比西方工业发达国家低，而且心血管疾病也较低。如日本妇女在改食西方型膳食后，第二代女性乳腺癌的发生率便与西方国家妇女一样；而食传统膳食的日本妇女，患骨质疏松症所致骨折也比西方妇女少。

那么每天吃多少大豆类黄酮合适呢？由于大豆异黄酮检测困难，活体内基本上在分子水平上起作用，涉及许多细胞分子生化问题，目前的知识大部分源于动物试验和体外研究，人体观察结果很少，提不出它们的安全用量阈限值，初步提出，人体内起生物作用的异黄酮日摄入量为 30～50 毫克。相当于每天至少要吃大豆 33 克，或者豆腐 160 克。

1996 年 9 月在布鲁塞尔召开的第七届卵磷脂国际会议上，医药学家和营养学家们研讨证实，卵磷脂（即大豆磷脂）作为营养品，在增进健康及预防疾病方面能起到很重要的作用。包括：①增进大脑发育及记忆力；②对心脏健康有好处；③保护肝脏。

鉴于大豆磷脂类保健品是一种功能性的健康食品，虽然不是立即见效，但有着全面、长远、稳定的效果，同时又没有药物的副作用，医学家们也开始重视卵磷脂在预防疾病方面的积极作用。卵磷脂对以下疾病的预防都有一定的作用：①动脉硬化症（高血压、心肌梗死、脑溢血）：通常，动脉硬化是从中年开始的，但是随着人们大量摄入肉食和脂肪，动脉硬化的发病有年轻化的趋势，而且男性多于女性。动脉硬化患者通常都患有高脂血症，胆固醇含量较高，同时高血压、冠心病、心肌梗死、脑溢血的患病率也相应较高。实验表明，食用卵磷脂能显著降低高血脂、高胆固醇，从而预防动脉硬化；②肝脏病（肝硬化、肝炎、脂肪肝）：随着现代文明病的日益增多，酒精和高胆固醇成为脂肪肝、肝硬化的两个重要因素。卵磷脂的解酒作用和它强大的乳化作用，可以充分保护肝细胞，同时还可以促进肝细胞的活化和再生，增强肝功能；③老年痴呆症：脑部的神经传导物质（乙酰胆碱）减少是引起老年痴呆的主要原因，而胆碱是卵磷脂的基本成分，卵磷脂的充分供应将保证机体内有足够的胆碱合成乙酰胆碱，从而为大脑提供充分的信息传导物质，有效地防止老年痴呆症的发生。

大豆食品不仅营养价值高，而且还具有突出的抗癌功效，特别是对乳腺癌、前列腺癌、结肠癌等尤为明显。经过长期科研实验，有关专家认为：大豆中至少含有 5 种物质（异黄酮、皂苷、蛋白酶抑制剂、肌醇六磷酸酶和植物固醇）具有防癌功效。

（1）异黄酮　大豆中独有的晶状物质，是一种弱雌激素作用的植物雌激素，可调整乳腺对雌激素的反应，使雌激素不易引起乳腺组织发生异常。日本妇女尿中异黄酮浓度为美国、芬兰妇女的 100～1000 倍，这与日本人常多食大豆食品有关，也是造成日本与欧美国家相比乳腺癌发病率较低的一个主要原因：异黄酮也可减少男性发生前列腺癌的危险。此外，大量试验证明，异黄酮还可有效地抑制白血病、结肠癌、肺癌、胃癌等发生。

（2）皂苷　为三萜烯类苷，可清除体内自由基，具有抗氧化和降低过氧化脂质的作用，并可降低血中胆固醇和甘油三酯的含量，这无疑对预防动脉硬化和心脑血管疾病有一定效果。大豆皂苷还有显著的抗癌活性，具有抑制肿瘤细胞生长的作用。还可抑制血小板减少，具有抗血栓作用。据国外报道，大豆皂苷对艾滋病病毒感染有一定抑制作用。

（3）蛋白酶抑制剂　实验发现，大豆中的蛋白酶抑制剂，可以抑制皮肤癌、膀胱癌，尤其对乳腺癌的抑制效果更为明显，可达 50%；另有报道说，蛋白酶抑制剂对结肠癌、肺癌、胰腺癌、口腔癌亦能发挥抑制效果。

（4）肌醇六磷酸酶　大豆中所含的肌醇六磷酸酶能抑制结肠癌的发生，肌醇六磷酸酶通常存在于高纤维素和高铁植物性食物中，大豆含铁量高，又富含纤维素，纤维素易刺激肠蠕动，加速粪便的排出，从而减少粪便中的致癌物与肠壁的接触时间，达到预防结肠癌发生的效果。

（5）植物固醇　大豆所含豆固醇进入人体后，能较多地在肠道吸收胆固醇分解的胆汁酸，从而降低胆固醇，不仅可以抑制结肠癌，而且对心脏病也有好处。

此外，大豆还含有丰富的油酸、胡萝卜素、维生素 E 以及微量元素硒、钼、锰、钴等。研究证明，这些成分也均具有不同程度的防癌作用，它们与上述成分协同作用。

豆浆与牛奶在营养成分上有相同之处，也有不同，但总体上两者的营养价值并没有很大的差距。所以只能说对某些人来说喝豆浆更有利于身体健康。比如说，豆浆中所含的脂肪酸和亚硫酸，可降低血中胆固醇含量，这对防止血管硬化、增强血管弹性有一定作用。所以，一些高血压、冠心病和脑动脉硬化的患者及中老年人更适合喝豆浆。另外，对糖尿病患者及肥胖者来说，在饮食上首先要考虑挑选血糖指数低的食品，而大豆的血糖指数要比牛奶低一半。对婴幼儿来说，牛奶更好消化，能量也多些，喝牛奶就比较好。对健康成人人来说，完全可以根据各人的身体情况和饮食爱好来选择喝牛奶还是喝豆浆。

喝豆浆应选择正确方法，否则会影响健康。所以，应注意以下几点：

①一定要将豆浆彻底煮开，否则会发生恶心、呕吐、腹泻等中毒症状。当豆浆煮至 85～90℃时，皂素因受热膨胀而产生大量气泡，易出现假沸现象，如果此时误以为豆浆已煮沸去毒，吃了以后就容易发生恶心、呕吐、腹泻等血球凝集素中毒症状。正确的煮法是假沸后，转小火继续煮至滚沸 5～10 分钟方可食用。

②豆浆中不能冲入鸡蛋。鸡蛋清会与豆浆里的抗胰蛋白酶因子结合，从而不利于消化吸收。

③不要空腹饮豆浆。空腹饮用，豆浆里的蛋白质大都会在人体内转化为热量而被消化掉，不能充分起到补益作用。同样的道理也不要空腹喝牛奶。

④不要用保温瓶储存豆浆。经过 3～4 个小时即可使豆浆酸败变质而不能饮用。

⑤不要过量饮豆浆。一次饮用过多，易引起过食性蛋白质消化不良症，出现腹胀、腹泻等不适。

（八）小豆

红小豆被誉为粮食中的红珍珠，既是调剂人们生活的营养佳品，又是食品、饮料加工业的重要原料之一。我国人民自古就有食用小豆的习惯。早在公元 1 世纪的《氾胜之书》和公元 6 世纪的《齐民要术》中就有小豆叶用作蔬菜的记载。《荆楚岁时记》（502～507 年）载有共工氏有不才子，经冬至日死。为人厉畏赤豆。故做粥，以禳之。

小豆以原料或半成品的形式大量用于食品中，特别是东亚和西式甜食中，如用豆沙作馅的面包圈、豆沙包、在春卷、冰激凌、果冻等，没有豆皮的豆沙可用于制作鸡蛋饼。小豆在我国以直接食用为主，如夏季煮小豆汤喝具有清热解暑的功效；用小豆与大米、小米、高粱米等粥做饭；与小麦面、玉米面、大米面、小米面等掺和配成杂面，能制作多种食品。近年来，随着城乡人民生活水平的提高和膳食结构的变化，红小豆制品越来越受到人们的重视。在食品加工和饮食业中用途越来越广泛，可做小豆羹、豆沙包、炸糕、小豆水晶包、小豆肉夹、什锦小豆粽子、小豆冰激凌、小豆雪条、多种中西糕点的夹馅及制品，沙仁饼、豆沙糕、小豆春卷、小豆羊羹、奶油小豆蛋糕、玫瑰豆沙糕，还可做小豆香肠、粉肠以及咖啡和可可制品的填充料。近年来，大粒红小豆还用作小豆罐头等。

小豆为高蛋白、低脂肪、医食两用作物。据测定，小豆蛋白质含量 16.9%～28.3%，总淀粉含量为 41.8%～59.9%，其中，直链淀粉为 8.3%～16.4%。并且，蛋白质中人体必需的 8 种氨基酸的含量高于禾谷类作物 2～3 倍，其中赖氨酸 1.72%～1.97%，蛋氨酸 0.07%～0.26%，苏氨酸 0.61%～0.90%，亮氨酸 1.83%～2.43%。异亮氨酸 0.96%～1.52%，苯丙氨酸 1.43%～1.89%，色氨酸 0.16%～0.21%，缬氨酸 1.25%～1.81%。粗纤维为 5.00%～7.42%，维生素 A 0.5～3.3 毫克，维生素 B_1 0.2～0.5 毫克，维生素 B_2 1.9～2.6 毫克。此外，每 100 克小豆籽粒含有：钙 67 毫克，磷 305 毫克、铁 5.2 毫克、硫胺素 0.31 毫克、核黄酸 0.11 毫克、尼克酸 2.7 毫克。

小豆有较高的药用价值，主治水气肿胀、痢疾、肠痔下血、牙齿疼痛、乳汁不通、痢初作、腮颊热肿、丹毒如火、小便频数、小儿遗尿十类病症。《中药大词典》中记载，小豆种子性味甘酸、无毒，入心及小肠经，有利水除湿、和血排脓、消肿解毒的功效。除此之外，还有避瘟疫、治难产、下胞衣、通乳汁的功效。小豆含有较多的皂苷，可刺激大肠，有通便、利尿的作用，对心脏病和肾病有疗效。每天吃适量小豆可净化血液，解除心脏疲劳。小豆含有较多的纤维，不仅可以通气、通便，还可以减少胆固醇。现代医学还证实，红小豆对金黄色葡萄球菌、福氏痢疾杆菌及伤寒杆菌都有明显的抑制作用。随着人们生活水平的提高及医学事业的发展，国内外对小豆的需求将会进一步增加。

（九）扁豆

扁豆为豆科植物，又称茶豆、白扁豆、蛾眉豆。扁豆在我国各地均有栽培，是人们喜食的蔬菜之一。其种子、花和扁豆衣均可入药。扁豆在我国主要分布在甘肃、青海、内蒙、宁夏等省区。扁豆具有抗旱、耐贫瘠，适应性强，蛋白质含量高等特点，在当地粮食作物生产中占有重要地位。

扁豆营养丰富，在 500 克中，其含蛋白质 102.0 克，脂肪 5.5 克，碳水化合物 302.5 克，热量 7014 千焦，粗纤维 30.0 克，灰分 15.5 克，钙 285 毫克，磷 1840 毫克，铁 30.0 毫克，硫胺素 2.95 毫克，核黄素 0.70 毫克，尼克酸 8.5 毫克。此外，扁豆还含有维生素 B、维生素 C 及烟酸等，具有增强免疫能力和防癌的功效。中医学认为，扁豆性甘、微温，具有健脾和中、祛湿止渴的功用。扁豆可用于治疗消化不良、急性肠胃炎、腹泻、砒霜中毒等症。

扁豆中含有凝集素 A 和 B，高温情况下才能破坏其毒性作用，故食用时宜多煮一段时间。食扁豆后，可引起气滞腹胀，故腹胀及患病者最好不要食用。

（十）莜麦

从内蒙古北部的赤峰市什克腾旗到肥沃的土默川平原，从锡林郭勒盟的太仆寺旗到巴彦淖尔盟的乌拉特前旗，在那驼马牛羊出没的滚滚绿浪里，有一种"开花铃铃多，霜打更结颗"的植物，它就叫莜麦。据古书记载：莜麦也叫油麦，又名燕麦，它耐寒而畏霜，适宜在干旱贫瘠的地方种植，山前、山后各县均种之。这里的山就是指阴山。这里阳光充足，完全适于种植生长期短、适应性强、耐寒喜光的莜麦。早在魏晋南北朝时期，阴山地区的农民就开始种植莜麦了。杨升《丹铅总录》称：阴山南北皆有之，土人以为朝夕常食。素有阴山莜麦甲天下之誉。现在阴山南北是我国莜麦的集中产区。常见的莜麦有裸粒莜麦和带壳莜麦两种。裸莜麦多作粮食用，带壳莜麦多用作家畜饲料。莜麦多制粉食用。相传，清代康熙皇帝远征噶尔丹，在归化城吃过莜面，给予很高的评价。乾隆年间，莜面作为进贡皇帝的食品被送往京城。50 年代，朱德总司令两次来内蒙古视察，都主动要求吃莜面。他说，当年在晋西北转战，曾多次在老乡家的热炕头上吃过莜面。那又筋又细的莜面，支持过晋察绥陕根据地革命将士的伟大斗争。

莜麦面的营养价值很高，蛋白质和脂肪都高于一般谷类食品，为五谷之首，还含有磷、铁、钙和维生素等多种营养成分，是一种高能食物。莜麦蛋白质中含有人体需要的全部必需氨基酸，特别是赖氨酸含量高。脂肪中含有大量亚油酸，消化吸收率也较高。在内蒙等高寒地区，人民群众称之为耐饥抗寒食品。民间顺口溜称：冷调莜面捣烧酒，山珍海味都不如。

莜面是由莜麦加工而成的面粉，经过精细制作，成为食品。

（十一）葵子

葵子，又名天葵子、葵花子。为菊科植物向日葵的种子。葵子含脂肪油约 50%（主要为亚油酸、磷脂、β－谷甾醇等），可溶性单糖、双糖、三糖，柠檬酸、酒食酸、绿原酸、奎宁酸、咖啡酸等有机酸及 β-胡萝卜素、植酸钙镁、3，4-苯并芘（在种壳中含量最高）等。性味：甘，平。功效：补脾润肠，止痢消痈。主治：肠燥便秘，下痢脓血，痈肿未溃等。炒食，熟食，煎汤内服；或捣碎外敷，或榨油涂于患部。生品透脓作用较强，故宜熟食。

表1　仲景著作中谷类食物的性味与主要养生作用

名称	性味归经	主要养生作用
粳米	甘、平，归脾、胃经	补中益气，除烦止泻
黍米	甘、平，归脾、胃经	健脾益气，除烦止渴
小麦	甘、平，归脾、胃、肺经	养心安神，清热除烦、除心悸止汗
大麦	甘、咸、凉，归脾、胃经	健脾消食、回乳，消水肿，除食积，消乳
荞麦	甘、凉，归脾、胃、大肠经	清热利湿，下气消食，止腹泻

续表

名称	性味归经	主要养生作用
豆豉	甘、平，归肺、脾、大肠经	清热疏风、解表、除烦、利湿
大豆	甘、平，归脾、大肠经	健脾宽中，利水除湿、利关节而止痛
小豆	甘、酸、平，归心、小肠经；绿豆甘凉，归心、胃经	利水除湿，消肿胀，清暑热，止烦渴，解毒排脓
扁豆	甘、平，归脾胃经	健脾行气，开胃，清暑除湿
莜面	甘平，归脾胃经	利大、小肠，健脾胃
葵子	甘、辛、平，归脾胃经	通气透脓，止血痢

二、菜类

（一）胡荽

胡荽别名芫荽、香荽、香菜。传说张骞出使西域，始携胡荽种归，因传自西域，故名胡荽。胡荽实为伊朗语的音译。芫荽香美可食，为五荤之一。为伞形科植物鞠荽的全草。一年生草本，高 20～60 厘米，全株光滑无毛，有强烈香气。根细长，圆锥形。茎直立，有条纹。基生叶 1～2 回羽头全裂，裂片广卵形或楔形，边缘深裂或具缺刻，叶柄长 3～15 厘米；茎生叶互生，2～3 回羽状细裂，最终裂片线形，全缘。复伞形花序顶生；无总苞；伞幅 2～8；小总苞片线形；伞梗 4～10；花小，萼齿 5，不相等；花瓣 5，白色或淡红色，倒卵形，在小伞形花序外缘的花具辐射瓣。双悬果近球形，光滑，果棱稍凸起。花期 4～7 月，果期 7～9 月。全国各地有栽培。全草鲜用，用时采集。

味辛，性温。归肺、胃经。功效：①发表透疹：用于麻疹初期，风寒束表，麻疹透发不畅，或疹出而又复瘾者。②开胃消食下气，醒脾和中：用于食物积滞，胃口不开，脱肛等病症。用量 3～6g。芫荽性温，因热毒壅盛而非风寒外来所致的疹出不透者忌食。

化学成分：含癸醛（decanal）；果尚含挥发油，油中主要为芳樟醇（linalool）、对伞花烃（p-cymene）、α-蒎烯、β-蒎烯、dl 蓉烯、α-萜品烯、γ-萜品烯、牛儿醇（geraniol）、龙脑、水芹烯（phellandrene）、莰烯（camphene）、脂肪油、岩芹酸（petroselic acid）。

营养成分：每 100 克含有水分 88.3 克，蛋白质 2 克，脂肪 0.3 克，碳水化合物 6.9 克，钙 170 毫克，磷 49 毫克，铁 5.6 毫克，胡萝卜素 3.77 毫克，维生素 C 41 毫克，还含有硫胺素、核黄素、尼克酸、正癸醛、壬醛、芳樟醇、二氢芫荽香豆精、异香豆酮 A、B 和香柑内酯等。

食疗作用：①清热透疹：芫荽提取液具有显著的发汗清热透疹的功能，其特殊香味能刺激汗腺分泌，促使机体发汗，透疹。《嘉佑本草》：拔四肢热，止头痛，疗瘮疹，豌豆疮不出，作酒喷之，立出。②和胃调中：芫荽辛香升散，能促进胃肠蠕动，具有开胃醒脾，调和中焦的作用。《本草纲目》：胡荽辛温香窜，内通心脾，外达四肢，能辟一切不正之气。《日用本草》：消谷化痰，通大小肠结气；③降低血糖。

（二）花椒

花椒又称香椒，古名秦椒，是一种落叶灌木或小乔木。原产于中国，为中国北方特有的香料植物之一。花椒有悠久的栽培历史。《诗经·周颂》中曰："有椒其馨，胡考之宁"。意思是香气远闻的花椒，能使人们平安长寿。醇厚的农民常常在庭院的中心精心培植一棵枝繁叶茂的花椒树，任其清香飘飘。远在 1400 年前，《齐民要术》中就有记载：蜀椒出武都，秦椒出天水（注：武都、天水都在甘肃省境内）。花椒原野生于秦岭及泰山两山脉海拔 1000 米以下地区，现分布全国各地，华北、西北南部为主要产地。花椒作为一种香料，在中国虽说不上是极其重要的资源，但它和八角齐名，是烹饪中著名的调味佳品，因其用量极大，故名扬海内外，为中国传统的重要出口物资，远销新加坡、马来西亚、葡萄牙、西班牙等国家，深受国外市场欢迎。

花椒与劳动人民的生活息息相关。在肥美鲜嫩的鱼中佐以椒粉，则腥味顿除，鲜味倍增；在喷香鲜美的手抓肉中添上椒粉，肉汤清冽味麻爽口，肉块细嫩除膻去腻；炎炎夏日，在绿菜白葱红椒的新鲜凉菜里，在嫩闪闪白生生的凉粉内，浇拌适量椒油或油花椒，则五味芳，余香满口。人们还将花椒散置于箱笼柜橱内，不仅能使香味久驻，还能杀虫防蛀。若用花椒水调面，则油饼酥，馓子黄，馒头白，口味深长。若以此水洗头擦身，又有使头发乌黑、皮肤光洁之奇效。《本草纲目》说，花椒久服头不白，轻身增年，这话一点儿也不假。大概因这个缘故吧，青海人常常在熬煎的茯茶中，放入适量花椒、生姜、荆芥、薄荷等，茶色红艳清彻，其味辛香兼备，妙不可言。夏日饮则生津止渴，消暑止泻；冬日饮则暖胃温肠，抵寒御风；饭前饮之理气顺食，增加食欲；酒后饮之又能调胃解毒，醒酒提神。故民间有着大通的砂罐贵德的椒，熬下的茯茶把百病消的说法。

花椒含有花椒素、植物甾醇、不饱和酸及挥发油成分，营养价值很高，每 100 克可食部分中含蛋白质 25.7 克、脂肪 7.1 克、糖类 35.1 克、粗纤维 8 克、钙 536 毫克、磷 292 毫克、铁 4.2 毫克，还含有芳香油，含量可达 4%～9%，油中主要成分是茴香醚、龙儿醇和不饱和有机酸等，提取后经精制处理，是市制香精的重要原料。花椒作为调味品，有防止油脂酸败氧化作用，自古就是中国千家万户制作各种菜肴和部分糕点的芳香调料。花椒的食用方法，多以油炸取其辣味，每当烹调菜肴之前，先将油热至沸，加放适量花椒糕炸至焦黑色时，再放入主菜炒或煸，味道格外香美。民间传说，清朝乾隆皇帝，有一次出巡到了山东孔府，午餐时食欲不振，当时满桌山珍海味他都吃不下，随行人员急得团团转，恰好这时有人送来一些鲜嫩的绿豆芽，厨师在无可奈何的情况下，随即炒了一碗油泼花椒豆芽献上去，方法是将鲜嫩绿豆芽用开水焯一下，而后用几粒花椒爆锅，再把绿豆芽下锅炒几下即起锅。乾隆从未见过这黑色的花椒粒，便向随行人员问道：这黑色东西是何物？答曰：是花椒，用来提味的！乾隆出于好奇，用筷子夹起一些油泼花椒豆芽尝了尝，顿觉清香淡雅，胸爽可口，马上胃口大开，食后大加称赞。从此，孔府就将油泼花椒豆芽作为一道保留名菜。

花椒果实除用为调味品外，还是一味芳香性药物，也是临床上常用的中药。中国古代曾把花椒等香料当作延年益寿的秘药。在战国时期，花椒已是当时制作香袋的主要原料之一，并认为花椒有辟秽消毒、避免疾病传播的作用。中医学认为花椒性味辛、温，有小毒。有散寒除湿、温胃止痛、顺气、止痛、驱虫、利尿、消肿、坚齿及促进食欲等功效，可治疗消化不良、胃腹冷痛、慢性肠胃炎、慢性关节炎、肌肉风湿痛、霍乱、牙痛、风寒湿痹、呕吐咳嗽、积食不饮、心腹冷痛等病症。海东农民常将花椒煮沸后，以其热气腾身治疗风湿、肾亏，以椒子熬汤作为利尿剂。据报道，花椒对炭疽杆菌、白喉杆菌、枯草杆菌、绿脓杆菌、大肠肝菌及肺炎双球菌等，均有显著的抑制功效。《医醇賸义》记载的椒目瓜蒌汤，随症加减，对于治疗渗出性胸膜炎、胸腔积水等症，均有良好效果。据现代医学实验，花椒所含挥发芳香油，对炭疽杆菌、溶血性链球菌、白喉杆菌、肺炎双球菌、葡萄杆菌和对皮肤病某些真菌，都有明显的抑制作用。作药用以红色为佳（即红花椒或大红袍）。此外，花椒还可杀鱼虫毒。

（三）蒲菜

蒲菜多年生水生宿根草本植物，别名香蒲。食用部位为叶鞘抱合而成的假茎。匍匐茎先端的嫩芽和肥厚的短缩茎、假茎可炒食或烹调汤菜，味清淡，爽口。蒲叶是编织原料，花序绒毛用以絮枕，花粉（又称蒲黄）可入药，有止血功效。原产中国。中国《诗经》中记述蒲菜是菜中珍品（见《大雅·韩奕》）。现全国各地都有零星种植，以黄河流域以南的沼泽地区为主，山东和云南所产蒲菜最佳。蒲菜株高 1.5～2.0 米，有的达 3 米以上。茎分短缩茎和匍匐茎两种。冬季地上部枯死，以匍匐茎和短缩茎在土中越冬。翌春，自短缩茎叶腋抽生匍匐茎，在土中水平生和，长达 30～60 厘米，顶芽向上生成短缩茎并从茎上生叶发根形成新株，新株根际具侧芽数个，仍可发生匍匐茎向上周延伸，再形成新株，9 月上旬以后，气温下降，停止发生新株。叶扁平带状，深绿色，质轻而柔韧，叶鞘长 40～70 厘米，相互抱合成假茎，白色。夏季，有些成长植株抽生花茎，顶生圆筒状肉穗花序，雄花在上，雌花在下，花序形如棍棒，故称蒲棒。蒲菜喜温暖多湿，在沼泽地和江河湖泊边均可生长，宜肥沃的淤泥田。

蒲菜在我国的食用历史也很悠久，《诗经》中有："其蔌维何？维笋及蒲"。《周礼》中也有：加豆之实……的叙述，意思是说盘中装的蒲菜和肉酱。这说明蒲菜入馔在我国至少有两千多年历史。

蒲菜为香蒲科多年生宿根草本植物。另名有蒲笋、蒲草等。生于水边、池沼、河旁、塘边及浅水滩上。它的形状和特征，前人《咏蒲》诗，描绘声绘色："离离水上蒲，结水散为珠。间而秋菡苕，出入春凫雏。初萌实雕俎，暮蕊朵椒涂。所悲堂上曲，遂乐黄金躯"。蒲菜可做食用。早在《周礼》上就有蒲菹的记载。明代

《西游记》中诗曰："油炒乌英花，菱科甚所夸，蒲根菜并茭儿菜，四般清水实清华"。可见我国古代人民对蒲菜的重视。

每年5～7月是产蒲菜之时令，蒲菜质细嫩，纤维质少，食之清香鲜嫩。用蒲菜制作的菜品，如奶汤蒲菜、锅塌蒲菜、蒲菜烫面饺等，都是名吃名菜。

一箸脆思蒲菜嫩，满盘鲜忆鲤鱼香。关于薄菜曾有一段动人的传说。相传蒲菜是楚州特产的一种水生蔬菜，它出污泥而不染，肥嫩清香，洁白无暇，诗曰："其嫩若何，淮笋及蒲"。南宋韩世忠、梁红玉镇守楚州抗金时，梁红玉独自在湖边视察军情。因忘记携带干粮，遂以薄菜为食。发现蒲根可食且清香入口，去热解渴，居然又嫩、又甜、又脆、又香，随即命部下掘取代粮，终于挫败了金兵。故薄菜又被称为抗金菜。

现在人们食用蒲菜。是取蒲的嫩根茎，剥皮浸泡，次日即可食用。可以炒、炖，可以作馅，也可以炖肉、做汤，荤素皆宜。据营养学分析，蒲菜全草含多量维生素 B_1、维生素 B_2 和维生素 C 等。具有散风湿，开心窍等功效。主治小便不利，乳痈等症。

（四）苋菜

苋菜为苋科植物苋的幼苗及嫩叶茎。别名：青香苋、红苋菜、野刺苋、米苋。苋菜叶有粉绿色、红色、暗紫色或带紫斑色，故古人分白苋、赤苋、紫苋、五色苋等数种。此外，尚有人苋和马齿苋，统称六苋。《本草纲目》："六苋，并利大小肠。治初痢，滑胎"。苋菜是一种开绿白色小花的野菜，俗称人青草，春夏之季在我国南北各地均有野生，而食用则以春天所萌发的嫩叶为佳。苋菜生长较快，每当春雨过后，或在房前屋后，或在路旁场边，娇嫩的幼苗便星星点点贴地而生。这时摘其嫩叶入馔，清香嫩滑，食之润口，可谓春季的一味上乘珍馐。宋•苏颂：赤苋亦谓之花苋，茎叶深赤，根茎亦可糟藏，食之甚美，味辛。

苋菜含有丰富的营养素，有较多的氨基酸等。苋菜的蛋白质、脂肪、钙和磷都比较高，红苋菜所含的铁质比菠菜还多。每100克可含水分90.1克，蛋白质1.8克，脂肪0.3克，碳水化合物5.4克，粗纤维0.8克，灰分1.6克，胡萝卜素1.95毫克，维生素A 0.04毫克，维生素B 0.16毫克，尼克酸1.1毫克，维生素C 28毫克，钙 180 毫克，磷 46 毫克，铁 3.4 毫克，钾 577 毫克，钠 23 毫克，镁 87.7 毫克，氯 160 毫克。近代医学介绍，苋菜由于含铁及钙质较多，是贫血患者、婴儿手术后及骨折病人食用的佳蔬之一。特别是贫血患者，更适宜较多食用。因苋菜中的铁、钙由于没有草酸的干忧，其利用率较高，没有副作用，有利于血液的合成与再生。

苋菜还具有很高的药用价值，被誉为补血菜、长寿菜。可明目除邪、通窍、利大小肠、有清热解毒、收敛止血、抗菌止痢、消炎退肿的功效，可用于治急性肠炎、细菌性痢疾、伤寒、扁桃体炎、尿路感染、便秘、血吸虫病、丝虫病、甲状腺肿、子宫癌等症，外用可治蜈蚣、蜂蜇伤等。苋菜性凉，味微甘；入肺、大肠经。清热利湿，凉血止血，止痢。主治赤白痢疾，二便不通，目赤咽痛，鼻衄等病症。

食疗作用：①清热解毒，明目利咽。苋菜性味甘凉，长于清利湿热，清肝解毒，凉血散瘀，对于湿热所致的赤白痢疾及肝火上炎所致的目赤目痛、咽喉红肿不利等，均有一定的辅助治疗作用。《随息居饮食谱》："苋通九窍。其实主青盲明目，而苋字从见"。②营养丰富，增强体质。苋菜中富含蛋白质、脂肪、糖类及多种维生素和矿物质，其所含的蛋白质比牛奶更能充分被人体吸收，所含胡萝卜素比茄果类高 2 倍以上，可为人体提供丰富的营养物质，有利于强身健体，提高机体的免疫力，有长寿菜之称。③促进儿童生长发育。苋菜中铁的含量是菠菜的 1 倍，钙的含量则是菠菜的 3 倍，为鲜蔬菜中的佼佼者。更重要的是，苋菜中不含草酸，所含钙、铁进入人体后很容易被吸收利用。因此，苋菜能促进小儿的生长发育，对骨折的愈合具有一定的食疗价值。

（五）冬瓜

冬瓜为葫芦科植物冬瓜的果实。别名：枕瓜、白瓜、水芝、地芝。《神农本草经》："令人悦泽好颜色，益气不饥，久服轻身耐老"。《名医别录》："主治小腹水胀，利小便，止渴"。每 100 克含蛋白质 0.4 克，碳水化合物 2.4 克，灰分 1.1 克，钙 19 毫克，磷 12 毫克，铁 0.3 毫克，胡萝卜素 0.04 毫克，维生素 C 16 毫克，硫胺素 0.01 毫克，钾 135 毫克。钠 9.5 毫克。此外，还有维生素 B_2、烟酸、丙醇二酸等。

冬瓜性微寒，味甘淡；入肺、大肠、小肠、膀胱经。功能清热利水，生津止渴，润肺化痰，解暑。《日华子本草》："除烦，治胸膈热，消热毒痈肿，退痒。主治水肿，脚气，胀满，喘咳，暑热烦闷，疮疡痈肿等病症"。

食疗作用：①利尿消肿，冬瓜含维生素 C 较多，且钾盐含量高，盐含量较低，需要补充食物的高血压肾脏病、浮肿病等患者食之，可达到消肿而不伤正气的作用。《本草备要》："寒泻热，甘益脾，利二便、水肿，止消渴，散热毒、痈肿"。②减肥，冬瓜中所含的丙醇二酸，能有效地抑制糖类转化为脂肪，加之冬瓜本身不含脂肪，热量不高，对于防止人体发胖具有重要意义，可以帮助体形健美。③清热解暑，冬瓜性寒味甘，清热生津，解暑除烦，在夏日服食尤为适宜。《本草再新》："除心火，泻脾火，利湿祛风，消肿止渴，解暑化热"。

（六）姜

姜为姜科多年生草本植物姜的干燥根茎。别名川姜、白姜、均姜。主产于四川、广东、湖北等地。均系栽培。冬季采收。切片晒干或低温烘干。根茎味辛性微温，气香特异，入肺、脾、胃经，有发汗解表，温中止呕功效。药用可分鲜姜、干姜和炮姜。《本草纲目》："生用发热，熟用和中"。

俗话说：冬吃萝卜夏吃姜，不用医生开药方。说明姜的药用价值之大，范围之广。姜虽然不能治百病，但确是一味良药，具有很好的治病保健的作用。中医学认为，生姜味辛，性微温，归肺、胃、脾经，具有散寒解表，温胃止吐，化痰止咳，解毒等功效，被誉为呕家圣药。用于风寒感冒、恶寒发热、头痛鼻塞、呕吐、喘咳、胀满、泄泻等。《本草从新》："行阳分而祛寒发表，宣肺气而解郁调中，畅胃口而开痰下食"。在我国民间，姜常用于外感风寒，痰湿犯肺或脾虚胃寒，水湿内停。朝含三片姜，赛过喝参汤。冬有生姜，不怕风霜。将生姜捣汁冲服或煎汤内服，可解食鱼蟹中毒。《本草拾遗》："汁解毒药，……破血调中，去冷除痰，开胃"。由于姜辛散力较强，又有化痰止呕之功，配鲜竹沥水治中风痰迷、口噤不语等症。生姜煮熟后刺激性较小，能温中祛寒，可治胃寒腹痛。姜皮性味辛凉，有行水之效，临床配茯苓皮、桑白皮、五加皮、大腹皮等诸味中药可治皮表水肿。据药理研究表明，生姜所含挥发油能使血液循环加快，全身温暖，兴奋神经。姜辣素能刺激胃液分泌，有促进消化作用，大量服用可治口干、喉痛，吸收后由肾排泄，刺激肾炎发作，故肾病者慎用。干姜温中散寒，回阳通脉，燥湿消痰，可治寒性吐泻，脘腹冷痛，肢冷脉微，痰饮喘咳。炮姜温中散寒，温经止血，用于脾胃虚寒，腹痛吐泻，吐衄崩漏，阳虚失血。

研究证明，生姜含姜辣素、芳香醇、姜烯、水芳烯、茨烯、氨基酸、尼克酸、柠檬酸、抗坏血酸、蛋白质、脂肪、硫胺素、核黄素、胡萝卜素、粗纤维素及钙、铁、磷等，每 100 克含水分 87 克，蛋白质 1.4 克，脂肪 0.7 克，碳水化合物 8.5 克，钙 20 毫克，磷 45 毫克，胡萝卜素 0.18 毫克，维生素 C 4 毫克，还有姜、姜酮、龙脑、硫胺素、核黄素、尼克酸等，具有较高的营养价值。生姜具有特殊的辣味和香味，可调味添香，是生活中不可缺少的调配菜，可做腥味较强的鱼肉之调配菜，可生食、熟食，可腌渍、盐渍、醋渍，可加工成姜汁、姜粉、姜酒、姜干，可提炼制作香料的原料。

生姜甘辛而温，具有散寒发汗、温胃止吐、杀菌镇痛、抗炎之功效，还能舒张毛细血管，增强血液循环，兴奋肠胃，帮助消化。鲜姜可用于风寒邪热、伤寒头痛、鼻塞、咳逆上气、止呕、祛痰下气。干姜适用于寒冷腹痛、中恶霍乱、胀满、皮肤间结气、止唾血。民间在生活实践和医疗实践中，逐步摸索出许多用生姜治病的验方，而且具有良好疗效。现代药理研究表明，内服生姜能引起血管扩张和中枢神经兴奋，促进血液循环，使血压上升，增加发汗，还能调节呼吸，利于新陈代谢。姜辣素能刺激消化道中的神经末梢，引起胃肠蠕动，增加唾液、胃液和肠消化液的分泌，从而健脾胃，促消化，增食欲，提高机体的抗病能力；还对葡萄球菌、阴道滴虫及皮肤癣菌有抑制作用。最近德国科学家发现，生姜汁液能在一定程度上抑制癌细胞生长。日本学者认为，生姜提取物具有抗过敏的药效，能防止过敏性休克和预防某些鱼类蛋白质引起的荨麻疹。《东坡杂说》叙钱塘净慈寺长老八旬余，颜如渥丹，目光炯然，问其养生之道，答曰：服生姜四十年，故不老也。可见，姜还是很好的抗衰老食品。

生姜的作用，还在于调节人体的温度，尤其是皮肤与毛孔之间温度的调节。冬季气候寒冷，生姜可温暖血液，使体温上升而不怕冷。夏季气候炎热，生姜可刺激毛孔散热，使体温下降而不怕热。妇女在月经期间或生产之后，都需要靠姜来调节体温。产妇在生下一个孩子之后，更应注意在膳食中放下些生姜。坐月子期间多吃姜的结果是，身子从此不再衰弱、虚冷。由于姜可以让人发汗，所以对治疗感冒也有效。治感冒的方法是：体重 50 千克的人需要 5 克的姜、葱、蒜、紫苏、陈皮加 10 倍的水熬 30 分钟即可，一天之内喝完。

生姜含有的天然姜烯酚、γ-氨基丁酸、谷氨酸、赖氨酸、甘氨酸等人体必需的氨基酸，对大脑神经系统的信息传输具有催化作用。氨基酸本身就是大脑发育和运转的基础物质，可以说离开了氨基酸大脑就会停止运转。生姜氨基酸通过姜辣素和生姜发挥油的作用，可迅速把生姜氨基酸输送到大脑血管，从而使大脑具有足够的营养，并及时补充智慧元素氢、氧、氮、碳等物质。1999 年德国科学家将生姜列为有助于激发人创造性的食品，并指出生姜能使人的思路开阔。其机制就是，生姜所含的姜辣素和含芳香气味的挥发油能使血液得到稀释，血液流动更加畅通，从而向大脑供应更多的氧气和养分。

食疗作用：①解热镇痛：生姜的提取物能刺激胃黏膜，引起血管运动中枢及交感神经的反射性兴奋，促进血液循环，振奋胃功能，达到健胃、止痛、发汗、解热的作用。《名医别录》："除风邪寒热，伤寒头痛鼻塞，咳逆上气，止呕吐，去痰下气"。②助消化，止呕吐：姜的挥发油能增强屑液的分泌和胃壁的蠕动，从而帮助消化；生姜中分离出来姜烯、姜酮的混合物均有明显的止呕吐作用。③抑菌杀虫：生姜提取液具有显著抑制皮肤真菌和杀灭阴道滴虫的功效，可治疗各种痈肿疮毒。④抑制癌肿：生姜能抑制癌细胞活性、降低癌的毒害作用。

（七）白卷心菜

卷心菜为十字花科植物甘蓝的茎叶。别名甘蓝，蓝菜，洋白菜。《本草纲目》中记载，甘蓝（包心菜），煮食甘美，其根经冬不死，春亦有英，生命力旺盛。故人们誉称为不死菜。性平，味甘；入脾、胃经。补骨髓，润脏腑，益心力，壮筋骨，利脏器。清热止痛。主治睡眠不佳，多梦易醒，耳目不聪，关节屈伸不利，胃脘疼痛等病症。《本草拾遗》：补骨髓，利五脏六腑，利关节，通经络中结气，明耳目，健人，少睡，益心力，壮筋骨。

每 100 克含水分 91 克，蛋白质 2.1 克，脂肪 0.3 克，碳水化合物 3.5 克，粗纤维 1.2 克，灰分 1.3 克，胡萝卜素 2 毫克，维生素 B_1 0.07 毫克，维生素 B_2 0.15 毫克，尼克酸 0.9 毫克，维生素 C 76 毫克，钙 100 毫克，磷 56 毫克，铁 1.9 毫克，钾 200 毫克，钠 45 毫克，氯 15.9 毫克。

各项研究表明，卷心菜富含防衰老的抗氧化成分，具有提高免疫力、增进身体健康的功效。在每 100 克卷心菜中，含有 41 毫克的维生素 C 以及 200 毫克的钾，钾对防治高血压很有益处。卷心菜中还含有较多的维生素 K，有助于防止血液凝固，增强骨质。此外卷心菜中含有维生素 U 是它的一大特点。维生素 U 具有保护黏膜细胞的作用，据说对胃火及胃溃疡的预防与治疗有较好的效果。

卷心菜中含有一种硫化合物的成分，能够起到防止致癌物质在体内活动的作用。美国国家癌症研究所最近公布了一份防癌效果的食品清单，卷心菜与大蒜及大豆被排在最前面。

与防癌效果一样受到关注的是卷心菜的抗氧化作用，叶子可以用来吸收皮肤衰老成分，能促进皮肤的血液循环。不同的卷心菜，抗氧化作用也不同，外层叶子越多、越嫩的卷心菜，其抗氧化的作用就越强。

食疗作用：①增强机体免疫功能：包心菜中含有大量人体必需营养素，如多种氨基酸、胡萝卜素等，其维生素 C 含量尤多，比橘子的含量多 1 倍，比西瓜多 20 倍，这些营养素都具有提高人体免疫功能的作用。②和胃健脾，止痛：包心菜中含有维生素 U 样因子，比人工合成的维生素 U 的效果要好，能促进胃、十二指肠溃疡的愈合，新鲜菜汁对胃病有治疗作用。③防癌抗癌：包心菜中含有较多的微量元素钼，能抑制亚硝酸胶的合成，具有一定的抗癌作用。此外，包心菜中的果胶及大量粗纤维能够结合并阻止肠内吸收毒素，促进排便，达到防癌的目的。④促进血液循环和儿童发育：包心菜中含有丰富的维生素 A、钙和磷，这些物质是促进骨骼发育，防止骨质疏松的主要营养物质，所以常食包心菜有利于儿童生长发育和老年人骨骼健壮，对促进血液循环也有很大的好处。《备急千金要方》："久食大益肾，填髓脑，利五脏，调六腑"。

注意：包心菜含有粗纤维量多，且质硬，故脾胃虚寒、泄泻以及小儿脾弱者不宜多食。

（八）葱

为百合科植物葱的鳞茎。别名茋、鹿胎、菜伯、四季葱、和事草、葱白、大葱。葱的历史可以上溯到远古时代，相传神农尝百草找出葱后，便作为日常膳食的调味品，各种菜肴必加香葱而调和，故葱又有和事草的雅号。其味辛辣性温，入肺、胃经，具有发汗解表，散寒通阳，解毒散凝之功效。主治风寒感冒轻症，痈肿疮毒，痢疾，寒凝腹痛，小便不利等病症。梁代陶弘景《名医别录》记载：葱可除肝中邪气，安中利五脏，杀百药毒。明朝李时珍说：葱乃释家五荤之一，性辛散，微温，外实中空，肺之菜也，肺病宜食之。葱全身可入药，每 100 克含水分 90 克，蛋白质 2.5 克，脂肪 0.3 克，碳水化合物 5.4 克，钙 54 毫克，磷 61毫克，铁 2.2 毫克，胡萝卜素 0.46 毫克，维生素 C 15 毫克。此外，还含有原果胶、水溶性果胶、硫胺素、核黄素、尼克酸和大蒜素等多种成分。民间谚语：香葱蘸酱，越吃越壮。带须葱白外用能散寒发汗，内服可通阳止痛；而葱叶利尿、葱籽强壮，葱汁解毒。中医临床上可用葱白三根加生姜三片水煎服，治风寒感冒，发烧头痛。将葱白捣成汁，用生葱白、生姜各 15 克与食盐少许捣成糊状，用布包好涂擦手心脚心、前胸后背及肘窝腋窝，可发汗退烧。婴儿感冒吐奶，可用葱白 2至 3 棵切碎加入一小杯人乳中上屉蒸透，取乳汁分数次喂服，疗效极佳。小儿麻疹出不透，可用带须葱白捣烂敷在肚脐上，疹子很快出齐。另外，生葱捣烂外擦可治蜂蜇伤。

食疗作用：①解热，祛痰：葱的挥发油等有效成分，具有刺激身体汗腺，达到发汗散热之作用；葱油刺激上呼吸道，使黏痰易于咯出。《神农本草经》："主伤寒寒热，出汗，中风，面目肿"。《本草从新》："发汗解肌，通上下阳气，仲景白通汤、通脉四逆汤并加之以通脉回阳。若面赤格阳于上者，尤须用之"。②促进消化吸收：葱还有刺激机体消化液分泌的作用，能够健脾开胃，增进食欲。③抗菌，抗病毒：葱中所含大蒜素，具有明显的抵御细菌、病毒的作用，尤其对痢疾杆菌和皮肤真菌抑制作用更强。④防癌抗癌：香葱所含果胶，可明显地减少结肠癌的发生，有抗癌作用，葱内的蒜辣素也可以抑制癌细胞的生长。《本草纲目》："除风湿身痛麻痹，虫积心痛，止大人阳脱，阴毒腹痛，小儿盘肠内钓，妇人妊娠溺血，通乳汁，散乳痈，利耳鸣，涂制犬伤，制蚯蚓毒"。

注意：不宜与蜂蜜共同内服；表虚多汗者忌食。

（九）韭菜

为百合科植物韭的叶。别名钟乳草、草钟乳、起阳草、懒人草、懒人菜、壮阳草。《诗经》中有"祀之日，献羔祭韭"的记载，说明韭菜在我国的历史非常悠久。性温，味辛微甘；入心、肝、胃经。《本草纲目》："韭菜生用辛而散血，熟则甘而补中。补肾益胃，充肺气，散瘀行滞，安五脏，行气血，止汗固涩，平嗝逆。主治阳痿，早泄，遗精，多尿，腹中冷痛，胃中虚热，泄泻，白浊，经闭，白带，腰膝痛和产后出血等病症"。《名医别录》："韭叶味辛，微酸温无毒，归心，安五脏，除胃中热，病人可久食"。每 100 克韭菜中，含有蛋白质 2.1 克，脂肪 0.6 克，碳水化合物 3.2 克，钙 48 毫克，磷 46 毫克，铁 1.7 毫克，胡萝卜素 3.21 毫克，硫胺素 0.03 毫克，核黄素 0.09 毫克，抗坏血酸 39 毫克。还含有挥发性物质硫代丙烯，以及杀菌物质甲基蒜素类，其维生素及粗纤维含量也很高。《随息居饮食谱》："韭，辛甘温。暖胃补肾，下气调营。主胸腹腰膝诸疼，治噎膈、经、产诸证，理打扑伤损，疗蛇狗虫伤。秋初韭花，亦堪供撰。韭以肥嫩为胜，春初早韭尤佳。多食昏神。目证、疟疾、疮家、痧痘后均忌"。

食疗作用：①补肾温阳：韭菜性温，味辛，具有补肾壮阳作用，故可用于治疗阳痿、遗精、早泄等病症。②益肝健胃：韭菜含有挥发性精油及硫化物等特殊成分，散发出一种独特的辛香气味，有助于疏调肝气，增进食欲，增强消化功能。③行气理血：韭菜的辛辣气味有散瘀活血，行气导滞作用，适用于跌打损伤，反胃，肠炎，吐血，胸痛等症。④止汗固涩：韭菜叶微酸，具有酸敛固涩作用，可用于治疗阳虚自汗，遗精等病症。⑤润肠通便：韭菜含有大量维生素和粗纤维，能增进胃肠蠕动，治疗便秘，预防肠癌。

注意：食疗若用鲜韭汁、则因其辛辣刺激呛口，难以下咽，需用牛奶 1 杯冲入韭汁 20～30 毫升，放白糖调味，始可咽下。胃热炽盛者不宜多食。

（十）山药

为薯蓣科植物薯蓣的根茎。别名淮山药、薯蓣、薯药、山芋、玉涎。山药之名曾历经沧桑，几经修改。它原名薯蓣，因唐代宗名李豫，为避讳改称薯药。至宋代因宋英宗名赵曙，为避讳又改名山药，以后一直沿用至今。性平、味甘。入肺、脾、肾经。健脾补肺，固肾益精，聪耳明目，助五脏，强筋骨，长祀安神，延年益寿。主治脾胃虚弱，倦怠无力，食欲不振，久泄久痢，肺气虚燥，痰喘咳嗽，肾气亏耗，固摄无权，腰膝酸软，下肢痿弱，消渴尿频，遗精早泄，带下白浊，皮肤赤肿，肥胖等病症。山药富含营养，《神农本草经》："主伤中，补虚羸，除寒热邪气，补中益气力，长肌肉。久服耳目聪明，轻身不饥延年"。每100克含蛋白质1.5克，碳水化合物14.4克，钙14毫克，磷42毫克，铁0.3毫克，胡萝卜素0.02毫克，硫胺素0.08毫克，核黄素0.02毫克，尼克酸0.3毫克，抗坏血酸4毫克。此外还含有皂苷、黏液蛋白、胆碱、精蛋白、氨基酸、多酚氧化酶等营养成分。

保健作用：①健脾益胃，助消化：山药含有淀粉酶、多酚氧化酶等物质，有利于脾胃消化吸收功能，是一味平补脾胃的药食两用之品。不论脾阳亏或胃阴虚，皆可食用。临床上常用治脾胃虚弱，食少体倦，泄泻等病症。《药性论》："补五劳七伤，去冷风，止腰疼，镇心神，安魂魄，开达心孔，多记事，补心气不足，患人体虚羸，加而用之"。②滋肾益精：山药含有多种营养素，有强健机体，滋肾益精的作用。大凡肾亏遗精，妇女白带多、小便频数等症，皆可服之。③益肺止咳：山药含有皂苷、黏液质，有润滑，滋润作用，故可益肺气，养肺阴，治疗肺虚痰嗽久咳之症。《本草再新》："健脾润肺，化痰止咳，开胃气，益肾水，治虚劳损伤，止吐血遗精"。④降低血糖：山药含有的黏液蛋白，有降低血糖的作用，可用于治疗糖尿病，是糖尿病人的食疗佳品。⑤延年益寿：山药含有大量的黏液蛋白、维生素及微量元素，能有效阻止血脂在血管壁的沉淀，预防心血管疾病，起到益志安神，延年益寿的功效。《名医别录》："主头面游风，风头（一作'头风'），眼眩，下气，止腰痛，补虚劳羸瘦，充五脏，除烦热，强阴。⑥抗肝昏迷：近年研究发现山药具有镇静作用，可用来抗肝昏迷。

注意：鲜品多用于虚劳咳嗽及消渴病，炒熟食用治脾胃、肾气亏虚；便秘腹胀者不宜食。

（十一）食茱萸

独在异乡为异客，每逢佳节倍思亲；遥知兄弟登高处，遍插茱萸少一人。唐代诗人王维这首朴素的小诗不知曾打动过多少作客他乡的游子。诗中提到的茱萸，又名越椒、艾子，是一种常绿带香的植物。茱萸，气味香烈，九月九日前后成熟，色赤红，民俗以此做茱萸囊以避邪。《太平御览》引《杂五行志》说宅旁种茱萸树可增年益寿，除患病。《花镜》也说井侧河边，宜种此树，叶落其中，人饮是水，永无瘟疫。汉代锦缎有茱萸锦、刺绣有茱萸绣。茱萸被古代人认为是一种可以避灾的吉祥植物，农历九月九日是我国的重阳老人节。按照我国民俗，重阳节是最合乎养生之道的节日，每逢这一天，人们都要用红色香囊装茱萸登高，以求消病灭灾。据《西京杂记》中说："九月九日佩茱萸，食蓬饵，饮菊花酒，令人长寿"。《群芳谱》云："九月九日，折茱萸戴首，可辟恶，除鬼魅"。中国的重阳节九月九日民俗集会也称为茱萸会。重阳节采茱萸正合时令，有爱好登高且有条件采茱萸的人，不妨去环顾一下身后，不仅采来茱萸能消灾防病，而且坚持登高也可大大抵御秋季的各种传染病。

茱萸有吴茱萸和山茱萸之分。在仲景的著作中，这两种药物都出现过，说明古人很早就对这两种药物有深入、系统的认识。

吴茱萸，主产长江以南地区，为芸香科植物吴茱萸将成熟的果实，又名吴萸、茶辣、吴辣等，气芳香浓郁，味辛辣而苦。吴茱萸作用很广泛，其果实能温中、止痛、理气、燥湿，治疗呕逆吞酸、腹痛吐泻、口疮齿痛、湿疹溃疡等；其枝叶能除泻痢、杀害虫；其根也可入药。祖国医学中以吴茱萸为主药的成方很多，如《丹溪心法》用它治肝火，《千金翼方》中用它治头风，《圣惠方》中用它治胃虚冷等，不一而足。

山茱萸，其果肉称萸肉，俗名药枣皮，为传统名贵中药材。含有丰富的矿物元素、氨基酸、糖、有机酸、维生素等营养成份和药用成份，其食用、药用历史在 1500 年以上，具有很高的营养价值和药用价值。药理实验表明，萸肉含有山茱萸苷、皂苷、鞣质、熊果酸、没食子酸、苹果酸、酒石酸及维生素 A 等，具有良好的利尿、降低血压和抗菌作用。山茱萸为落叶乔木，清明时节开黄色花，秋分至寒露时成熟，核果椭圆形，红色。果经沸水浸煮，捏出果核，晒（烘）干而成。中医学认为，山茱萸是一种扶助正气的要药，萸肉性味酸、微温，入肝、肾经，可补肝肾、益精气、固虚脱，常用来治疗腰膝酸痛、眩晕耳鸣、阳痿遗精、小便频数、虚汗不止等症。现在常用的六味地黄丸就是以它为主药的，另有金匮肾气丸、知柏地黄丸、杞菊地黄丸、八仙长寿丸等，均是以山茱萸为主药的良方。此外，民间也用鲜萸肉以糖、蜜、酒浸汁作健身饮料的习俗。

（十二）薤白

为百合科植物小根蒜的鳞茎。别名鸿荟、慕头、野蒜。薤有很好的养生作用，早在周朝以前就进入了人民的生活。《四民月令》：正月，可种组韭、芥。七月，别种薤矣。《礼记》："脍春用葱，脂用葱。为君子择葱薤"。据《汉书》记载，有一读书人，姓龚名遂，官至太守后仍不忘百姓。因汉末兵乱，三国争雄，导致疾病流行。龚遂劝民众大种葱薤，以防治疾病。他规定人一口，种五十本葱，一畦韭，百本薤。可见，在仲景生活的时代，对薤白的养生作用是很关注的。《尔雅》云："薤鸿荟又云劲山。体性亦与家薤同。然今少用蔬。虽辛而不荤五脏。故道家常饵之。兼补虚，最宜人。

每 100 克可食部分含水分 29 克，蛋白质 4.4 克，脂肪 0.2 克，碳水化合物 23.6 克，粗纤维 0.7 克，钙 5 毫克，磷 44 毫克，铁 0.4 毫克，维生素 B_1 0.24 毫克，维生素 B_2 0.03 毫克，维生素 C 3 毫克，尼克酸 0.9 毫克。

味苦，辛，无毒；入肺、大肠经。有温中散结，宽胸通阳，祛湿止痢等功效。主治胃痛脘痞，胸痹心痛，赤白痢疾。

食疗作用：①温中散结：薤白含有大蒜辣素，其主要成分为硫化丙烯，具有降脂作用，且性味辛温，能温阳散结，可用来治疗高胆固醇和高脂血症。《随息居饮食谱》："薤，辛温。散结定痛，宽胸止带，安胎活血，治痢。多食发热。忌与韭同食"。②宽胸通阳：薤白含有一种大蒜配糖体，有降低血压的奇妙作用，高血压胸闷患者常食薤白有通阳气、宽胸的效果。③抗菌消炎：薤白所含的大蒜辣素能杀菌消炎，对多种细菌有明显抑制作用，可作为感染疾病患者的食疗佳品。《食疗本草》："薤，轻身耐老。疗金疮，生肌肉，生捣薤白，以火封之。更以火就炙，令热气彻疮中，干则易之。④健胃祛湿：薤白所含的特殊香气和辣味，能促进消化功能，增加食欲，还可加强血液循环，起到利尿祛湿的作用。《食疗秘书》："薤，即见头，味辛苦，性温滑，除风，助阳道，祛水气，泄大肠滞气，安胎利产妇。久病赤白带下作羹食良。骨硬在喉，食之即下"。

（十三）芜菁

芜菁，又名大头菜、芜青、疙瘩菜、香大头、诸葛菜、蔓青。《尔雅》："须，劳众"。注：江东呼为芜警，或为落、须音相近，须则芜著。为十字花科植物芜青的块根。《四民月令》："四月，收芜青及芥、葶苈、冬葵子"。六月中伏后，七月可种芜青，至下月可收也。当年诸葛亮在六出祁山时发现芜菁（也称蔓菁）可充饥，并总结了芜菁的六大优点："取其才出甲者生啖，一也；叶舒可煮食，二也；久居随以滋长，三也；弃之不惜，四也；回则易寻而采之，五也；冬有根可炒食，六也"。后来芜菁被称为诸葛菜。清·陈作霖《减兰·诸葛菜》："将星落后，留得大名垂宇宙。老圃春深，传出英雄尽瘁心。浓青浅翠，驻马坡前无隙地。此味能知，臣本江南一布衣"。宋时东坡、稼轩、放翁等大词人都喜芜菁，并留下了多首野趣、放旷之诗词。芜菁食用部分为其根茎，一般都是腌制后作为下粥之菜。每100克中含水分50.3克，蛋白质1.4克，碳水化合物6.3克，胡萝卜素2.38毫克，粗纤维1.7克，钙41毫克，磷31毫克，铁0.5毫克，硫胺素0.07毫克，核黄素0.04毫克，尼克酸0.3毫克，抗坏血酸3.5毫克。它性平，味辛甘苦，具有解毒消肿，温中下气，利尿除湿的功效。主治乳痈，小儿头疮疖肿，秃疮，黄疸，腹胀，便秘，小便黄赤不通，肝虚目黄等。寒积腹痛、食积不化者食之，能下寒开胃。《随息居饮食谱》：芜菁，腌食咸甘，下气开胃。析醒消食，荤素皆宜，肥嫩者胜，诸病无忌，其子入药，明目养肝。据《东坡羹引》载，东坡居士所煮菜羹，不用鱼肉五味，有自然之甘。其法以若蔓菁、若萝蔔、若荠，揉洗去汁，下菜汤中，入生米为掺，入少生姜，以油碗覆之其上。炊饭如常法，饭熟，羹亦烂可食。宋·苏武的《狄韶州煮蔓菁芦游羹》赞之曰："我昔在田间，寒庖有珍烹。常支折脚鼎。

自煮花蔓菁。中年失此味，想像如隔生。谁知南岳老，解作东坡羹。中有声腋根，尚含晓露清。勿语贵公子，从渠醉膻腥"。

食疗作用：①解毒消肿，防癌抗癌：大头菜含有丰富的食物纤维可促进结肠蠕动，缩短粪便在结肠中的停留时间，稀释成物，降低致癌因子浓度，从而发挥解毒防癌的作用。可用于防治结肠癌、乳腺癌、肝癌。②下气消食：大头菜含有一种硫代葡萄糖苷的物质，经水解后能产生挥发性芥子油，具有促进消化吸收的作用。此外，大头菜还具有一种特殊的鲜香气味，能增进食欲，帮助消化。③利尿除湿：大头菜含有钙、磷、铁等微量元素，被人体吸收后，能利尿除湿，促进机体水、电解质平衡，可用于防治小便涩痛，淋沥不尽之症。

注意：大头菜不宜烧得过熟，熟则鲜味全无，且易诱发高血压。

（十四）大蒜

为百合科植物大蒜的鳞茎。别名荤菜、小蒜、蒜。《名医别录》："散痈肿魇疮，除风邪，杀毒气"。古代华佗见一人病噎，食不得下，令取饼店家榨大蒜二升饮之，立吐蛔若干，病人将蛔虫悬于车上，到华佗家，见壁上有蛔虫悬挂数十余条，乃知其奇。相传古埃及人在修金字塔的民工饮食中每天必加大蒜，用于增加力气，预防疾病。有段时间民工们因大蒜供应中断而罢工，直到法老用重金买回才复工。印度医学的创始人查拉克说：大蒜除了讨厌的气味之外，其实际价值比黄金还高。俄罗斯医学家称大蒜是土里长出的盘尼西林（青霉素）。又据《南史·褚澄传》载，澄善医术，建元中，为吴郡太守。百姓李道念以公事到郡，澄见谓曰：汝有重疾。答曰：旧有冷疾，至今五年，众医不差。澄为诊脉，谓曰：汝病非冷非热，当是食白渝鸡子过多也。令取蒜一升煮食之，始一服，乃吐得一物涎裹之，切开看是鸡雏，羽、翅、爪具备，能行走。可谓奇矣。《随息居饮食谱》：生者辛热，熟者甘温，除寒湿，辟阴邪，下气暖中，消谷化肉，破恶血，攻冷积。治暴泻腹痛，通关格便秘，辟秽解毒，消痈杀虫。外灸痈疽，行水止衄。

每 100 克含水分 69.8 克，蛋白质 4.4 克，脂肪 0.2 克，碳水化合物 23.6 克，钙 5 毫克，磷 44 毫克，铁 0.4 毫克，维生素 C 3 毫克。此外，还含有硫胺素、核黄素、尼克酸、蒜素、柠檬醛以及硒和锗等微量元素。大蒜性温，味辛平；入脾、胃、肺经。有消肿，解毒，杀虫等功效。主治痈疖肿毒，癣疮，痢疾，泄泻以及钩虫、蛲虫等病症。

食疗作用：①消炎杀菌：大蒜挥发油所含大蒜辣素等具有明显的消炎灭菌作用，尤其对上呼吸道和消化道感染、霉菌性角膜炎、隐孢子菌感染有显著的功效。②降血脂，防止动脉硬化：大蒜有效成分能显著降低高脂血症家兔血脂，提示大蒜具有降血脂、抗动脉粥样硬化的作用。③预防肿瘤，抗癌：大蒜素及其同系物能有效地抑制癌细胞活性，使之不能正常生长代谢，最终导致癌细胞死亡；大蒜液能阻断霉菌使致癌物质硝酸盐还原为亚硝酸盐而防治癌肿；大蒜中的锗和硒等元素有良好的抑制癌瘤或抗癌作用；大蒜素还能激活巨噬细胞的吞噬能力，增强人体免疫功能，预防癌症的发生。

注意：大蒜性温，阴虚火旺及慢性胃炎溃疡病患者慎食。

（十五）莴苣

莴苣为菊科植物莴苣的茎叶。别名莴菜、千金菜、莴荀、香乌笋。《食疗本草》：白苣，主补筋力，利五藏，开胸膈，除塞气，通经脉，养筋骨，令人齿白净，聪明，少睡。可常常食之。有小冷气人食之，虽亦觉腹冷，终不损人。又产后不可食之，令人寒中，少腹痛。

每 100 克含水分 96.4 克，蛋白质 0.6 克，脂肪 0.1 克，碳水化合物 1.9 克，粗纤维 0.4 克，钙 7 毫克，磷 31 毫克，铁 2 毫克，胡萝卜素 0.02 毫克，硫胺素 0.03 毫克，核黄素 0.02 毫克，尼克酸 0.5 毫克。

性微寒，味甘苦；入脾、胃、肺经。有开通疏利，消积下气，利尿通乳，增进食欲，宽肠通便之功效。主治脘腹痞胀，食欲不振，大便秘结，消化不良，食积停滞，消渴等病症。《日用本草》：利五脏，补筋骨，开膈热，通经脉，去口气白齿牙。

食疗作用：①开通疏利，消积下气：莴苣味道清新且略带苦味，可刺激消化酶分泌，增进食欲。其乳状浆液，可增强胃液、肠消化液的分泌和胆汁的分泌，从而促进各消化器官的功能，对有消化功能减弱，消化道中酸性降低和便秘的病人尤其有效。②利尿通乳：莴苣含钾量是含钠量的 27 倍，有利于体内的水电解质平衡，促进排尿和乳汁的分泌。对高血压、水肿、心脏病人有一定的食疗作用。

③强壮机体，防癌抗癌：莴苣含有多种维生素和矿物质，具有调节神经系统功能的作用，其所含有机化合物中富含人体可吸收的铁元素，十分有利于缺铁性贫血病人。莴苣的热水提取物对 JTC－26 癌细胞有 90%的抑制率，故又可防癌抗癌。

④通利消化道，帮助大便排泄，可用于治疗各种便秘。

注意：古书记载莴苣多食使人目糊，《滇南本草》：莴苣常食目痛，素有目疾者切忌。停食数天，撤自行恢复，故视力弱者不宜多食；莴苣性寒，产后妇人慎食。

（十六）黄瓜

黄瓜为葫芦科植物黄瓜的果实。别名胡瓜、刺瓜、王瓜。传说黄瓜原产印度，张骞出使西域时带回中国，当时称之为胡瓜。东晋时，羯族人石勒做了后赵王，他不满汉人把北方少数民族称为胡人，为避讳胡字，便改名为黄瓜。有些南方人对黄、王二字的读音难以分清，故又称王瓜。宋·苏武《卖黄瓜》诗曰：簇簇衣中落枣花，村南村北响巢车。牛衣古柳卖黄瓜，酒困路长惟欲睡。日高人渴漫思茶，敲门试问野人家。

黄瓜蛋白质含量虽少，但其中有精氨酸等人体必需氨基酸，对肝脏病人很有帮助。另外，脂肪含量甚低，糖的种类则较多，如葡萄糖、甘露糖、果糖等，并含有多种维生素、胡萝卜素、钙、磷、铁等，所含抗坏血酸高出西瓜 4 倍多。黄瓜还有泽肌悦面、降低胆固醇、减肥等作用。每 100 克含蛋白质 0.6～0.8 克，脂肪 0.2 克，碳水化合物 1.6～2.0 克，灰分 0.4～0.5 克，钙 15～19 毫克，磷 29～33 毫克，铁 0.2～1.1 毫克，胡萝卜素 0.2～0.3 毫克，硫胺素 0.02～0.04 毫克，核黄素 0.04～0.4 毫克，尼克酸 0.2～0.3 毫克，抗坏血酸 4～11 毫克。此外，还含有葡萄糖、鼠李糖、半乳糖、甘露糖、木米糖、果糖、咖啡酸、绿原酸、多种游离氨基酸以及挥发油、葫芦素、黄瓜酶等。

性凉，味甘；入肺、胃、大肠经。有清热利水，解毒消肿，生津止渴之功效。《本草求真》：气味甘寒，能清热利水。主治身热烦渴，咽喉肿痛，风热眼疾，湿热黄疸，小便不利等病症。《日用本草》：除胸中热，解烦渴，利水道。

食疗作用：①抗肿瘤：黄瓜中含有的葫芦素 C 具有提高人体免疫功能的作用，达到抗肿瘤目的。此外，该物质还可治疗慢性肝炎和迁延性肝炎，对原发性肝癌患者有延长生存期作用。②抗衰老：黄瓜中含有丰富的维生素 E，可起到延年益寿，抗衰老的作用；黄瓜中的黄瓜酶，有很强的生物活性，能有效地促进机体的新陈代谢。用黄瓜捣汁涂擦皮肤，有润肤，舒展皱纹功效。③预防酒精中毒：黄瓜中所含的丙氨酸、精氨酸和谷胺酰胺对肝脏病人，特别是对酒精性肝硬化患者有一定辅助治疗作用，可防治酒精中毒。④降血糖：黄瓜中所含的葡萄糖苷、果糖等不参与通常的糖代谢，故糖尿病人以黄瓜代淀粉类食物充饥，血糖非但不会升高，甚至会降低。⑤减肥强体：黄瓜中所含的丙醇二酸，可抑制糖类物质转变为脂肪。此外，黄瓜中的纤维素对促进人体肠道内腐败物质的排除和降低胆固醇有一定作用，能强身健体。⑥健脑安神：黄瓜含有维生素 B_1，对改善大脑和神经系统功能有利，能安神定志，辅助治疗失眠症。

注意：黄瓜性凉，胃寒患者食之易致腹痛泄泻。

（十七）芋艿

芋艿为天南星科植物芋的块茎。别名芋头、土芝、槟榔芋头、大头芋艿。《说文》：芋，大叶实根骇人者，故谓之'芋'，齐人呼为'莒'。芋头味道鲜甜可口。深受广大人民群众的喜爱。有诗云：深夜一炉火，浑家团围坐，煨得芋头熟，天子不如我。《列仙传》记载：芋可救饥谨，度凶年。宋·苏轼《以山芋作玉糁羹》：香似龙涎仍酽白，味如牛乳更全清。莫将南海金齑脍，轻比东坡玉糁羹。清·陈维菘。《河传第一体煨芋》：黄茅新盖，土锉温磨，霜檐低矮。撩人几阵，芋香无赖，送来篱落外。凝脂沃雪融仙瀡，余甘在。塞上酥堪赛。黄粱未熟休待，饱迎朝旭晒。每 100 克含水分 76.7 克，蛋白质 2.2 克，脂肪 0.1 克，糖类 17.5 克，钙 19 毫克，磷 51 毫克，还含有铁、维生素 B_1、B_2、黏液皂素等。

性平滑，味辛；入脾、胃经。有解毒消肿，益胃健脾，调补中气，止痛之功效。主治肿块，痰核，瘰疬，便秘等病症。《本草纲目》：芋子，辛、平、滑、有小毒。宽肠胃，充肌肤，滑中。冷啖，疗烦热，止渴。令人肥白，开胃通肠闭；产妇食之，破宿血；饮汁止渴去死肌；和鱼煮食，下气，调中补虚。《随息居饮食谱》：芋，煮熟甘滑利胎，补虚涤垢，可荤可素，亦可充粮。消渴宜餐，胀满勿食。生嚼治绞肠痧，捣涂痈疡初起。丸服散瘰疬，并奏奇功。煮汁洗腻衣，色白如玉，捣叶治疗毒箭，及蛇、虫伤。

食疗作用：①解毒消肿：芋艿含有一种黏液蛋白，被人体吸收后能产生免疫球蛋白，或称抗体球蛋白，可提高机体的抵抗力。故中医认为芋艿能解毒，对人体的痈肿毒痛包括癌毒有抑制消解作用，可用来防治肿瘤及淋巴结核等病症。②调节酸碱平衡：芋艿为碱性食品，能中和体内积存的酸性物质，调整人体的酸碱平衡，产生美容颜、乌头发的作用，还可用来防治胃酸过多症。③调补中气：芋艿含有丰富的黏液皂素及多种微量元素，可帮助机体纠正微量元素缺乏导致的生理异常，同时能增进食欲，帮助消化。《食疗本草》：芋，主宽缓肠胃，去死肌，令脂肉悦泽。故中医认为芋艿可补益中气。

注意：生芋有小毒，食时必须熟透；生芋汁易引起局部皮肤过敏，可用姜汁擦拭以解之。

（十八）莼菜

莼菜为睡莲科植物莼菜的嫩茎叶。别名粤菜、水葵、马蹄草、水莲。《齐民要术》：莼，性纯而易生。种以浅深为候，水深则茎肥而叶少，水浅则茎瘦而叶多。其性逐水而滑，故谓之莼菜，并得葵名。

莼菜清香鲜美，味道可口，且价廉易得。因而颇受文人雅士的青睐。古往今来，留下不少传颂千古的佳话。据《晋书·张翰传》载，齐王眼周辟张翰为大司马东曹橼，在洛阳。张翰因见秋风起，乃思吴中莼菜、莼菜、鲈鱼脍，说：人生贵得适志：何能羁官数千里以要名爵乎？遂命驾而归。后人常用莼羹鲈脍为辞官归乡的典收。又据《世语新说·言语》：王武子问陆机江南有什么东西可以与北方羊酪相比，陆机答复，有千里莼羹，但未下盐豉耳。当时人誉为名对。唐·白居易：犹有路鲈鱼莼菜兴，来春或拟往江东。宋·苏轼：若问三吴胜事，不唯千里莼羹。宋·陆游：店家菰饭香初熟，市担莼丝滑欲流；小艇湘湖自采部，携友菜采湘湖路。宋·徐似道《花羹》：千里餐丝未下盐，北游谁复话江南。可怜一著秋风味，错被旁人舌本参。元·黄复生《莼菜》：被人绣满水仙裳，地轴天机不敢藏。

水谷冷缠琼缕滑，翠铀清缀玉丝香。江湖美味牵情久，京络思归引兴长，欲剪吴松缝不得，谩拖秋思绕诗肠。清·宋革《摸鱼儿·莼》：露葵生处春洲远，翠叶紫茎铺水。轻摘起，见说道，参差荇菜浑难比。

每 100 克莼菜鲜嫩茎叶含蛋白质 1.4 克，粗纤维 0.5 克，糖类 3.3 克，胡萝卜素 0.33g 克，维生素 A 0.055 毫克，维生素 B_2 0.06 毫克，维生素 C 89 毫克，钾 21 毫克，钙 49 毫克，铁 22.1 毫克，锰 0.63 毫克，锌 2.05 毫克，铜 2.33 毫克，磷 18 毫克，以及 18 种氨基酸，还含有阿拉伯糖、岩藻糖、甘露糖、天门冬素、组氨和维生素 B_2 等。

莼菜性寒，味甘；入肝、脾经。有清热利水，消肿解毒，止咳止泻之功效。主治热痢，黄疸，痈疽，疔疮，胃痛，高血压等病症。《本草汇言》：莼菜凉胃疗疸，散热痹之药也。此草性冷而滑，和姜醋作羹食，大清胃火，消酒积，止暑热成痢。《日华子本草》：治热疸，厚肠胃，安下焦，解百药毒。

食疗作用：①清热解毒，杀菌消炎：莼菜的黏液质含有多种营养物质及多缩戊糖，有较好的清热解毒作用，能抑制细菌的生长，食之清胃火，泻肠热，捣烂外敷可治痈疽疔疮。②防癌抗癌：莼菜黏液中的多糖，对实验动物某些肿瘤有抑制作用，将加入癌瘤毒遗传基因的 B 淋巴细胞和致癌物一起培养后，再把莼菜中的成分掺入，结果发现其对癌瘤毒的活化性有较强的抑制作用。③防治贫血、肝炎：莼菜中含有丰富的维生素 B_{12}，它是细胞生长分裂及维持神经细胞髓鞘完整所必需的成分，临床上可用于防治恶性贫血、巨幼细胞性贫血、肝炎及肝硬化等病症。④益智健体：莼菜中含有丰富的锌，为植物中的锌王，是小儿最佳的益智健体食品之一，可防治小儿多动症。⑤增强机体免疫功能：莼菜含有一种酸性杂多糖，它不仅能够增加免疫器官——脾脏的重量，而且能明显地促进巨噬细胞吞噬异物，是一种较好的免疫促进剂，可以增强机体的免疫功能，预防疾病的发生。

注意：莼菜性寒而滑，多食易伤脾胃，发冷气，损毛发，故不宜多食。

（十九）水蓼

水蓼是蓼科一年生草本植物水蓼的全草。水蓼别名为辣蓼草、白辣蓼、蓼芽菜等。生于海拔 600～3500 米的河滩、水沟边及山谷湿地。全草入药。古代为常用调味剂。每年可在 3～4 月份采摘幼苗，用开水烫后，去汁，过水后挤干并碾碎加入调料即可食用，具消肿解毒、利尿、止痢功效。

水蓼性味辛温，有小毒，入胃、大肠经，具有解毒、祛风利湿、消滞散瘀、止痛、杀虫的功效。水蓼可用来治疗痢疾、腹泻、腹痛、疳积、风湿痛、子宫功能性出血，外用可治疗湿疹、顽癣、跌打损伤、蛇犬咬伤、脚气肿痛。据《本草纲目》载：蛇伤，捣敷之。绞汁服之，止蛇毒入腹心闷。又治脚气肿痛成疮，水煮汁渍捋之。

（二十）芥菜

芥菜，别称青菜、辣菜、春菜等。十字花科芸薹属芥菜种中以叶或叶球供食的变种。叶芥菜含硫代葡萄糖苷，经水解后产生挥发性的芥子油，具有特殊的辛辣味。

芥菜属于十字花科植物，其中含有可消除强力雌激素的作用的成份，能避免肿瘤受刺激而生长。含蛋白质、粗纤维、钙、磷、铁、胡萝卜素、硫胺素、核黄素、抗坏血酸等可炒食、做馅或做汤，具有和脾、利水、止血明目功效，常食可预防高血压、中风，能延年益寿。芥菜并含有多种重要的维生素和矿物质。

芥菜可鲜食，也适于加工成咸菜。加工后，芥菜中的蛋白质水解，产生多种氨基酸，味道鲜，有香气。做成咸菜风味最佳。但食用新鲜芥菜更有益于健康。

芥菜性味辛温，温中利气，《食疗本草》中载：芥菜主咳逆、下气，明目，去头面风。其对寒饮内盛、咳嗽痰滞、胸膈满闷者有益。但有疮疡、目疾、痔疮、便血及平素热盛的患者忌食。

（二十一）荠苨

荠苨性状似人参而体虚，无心，似桔梗，而味甘不苦。奸贾多用以乱人参，时珍曰：荠苨即甜桔梗。能解百药及蛇蛊毒，在诸药中毒皆自解。《名医别录》：荠苨根气味甘寒，无毒，解百药毒，杀蛊毒，治热狂温疾利肺气，主治咳嗽。晋代葛洪《肘后方》：苗似桔梗，人皆食之，捣汁饮，防蛊毒。梁代陶弘景曰：荠苨根茎都似人参，而叶小异根味甜绝，能杀毒，以其与毒药共处毒皆自然歇。《本草纲目》：荠苨寒而利肺，甘而解毒，乃良药也，而世人不知用，惜哉！

综合历代医学家对荠苨的临床实践研究，可以得出如下结论：①荠苨无毒素；②荠苨有利肺气治嗽之作用；③有清热化痰作用；④荠苨有解毒作用，杀蛊毒。（蛊毒是指症状复杂变化，病情较重，多见于一些危急病变，相似于有流行传染的疾病。）现代药理研究，荠苨成分含 β-甾醇和胡萝卜甾醇，味甘寒，无毒入太阴肺经。

荠苨性味甘寒。有利肺解毒，和中止嗽之功效。主治消渴强中，痈肿疔毒。

（二十二）百合

百合是多年生草本植物，鳞茎呈球形，其暴露部分带紫色，茎常带褐紫色斑点，叶披针形至随园状披针形，花白色微黄，花期 5～7 月，果期 8～10 月，属百合科植物。我国主产于甘肃兰州、湖南湘潭、浙江吴兴及江苏南京等地，以兰州、南京四郊产的百合为上品。鳞茎繁殖 2 年后秋季采收，除去须根，洗净，剥取鳞片，开水略烫后晒干。因其地下茎块由数十瓣鳞片相累抱合，有百片合成之意而得名。百合中含有淀粉、蛋白质、脂肪、钙、磷、维生素 B_1、维生素 B_2、维生素 B_6、胡萝卜素以及秋水仙碱等多种碱。营养丰富，品质极佳，以名菜良药著称全国，是百合中的佼佼者。

味甘性平，入心、肺经。有润肺止咳，清热安神之功效，主治肺虚干咳无痰吐血；神经衰弱，失眠，心悸等症。

百合食法多样，可蒸可煮，可制甜羹，料可煮粥，如台米百合粥，桂花糖百合，百合莲子羹等。用鲜百合 60 克，粳米 100 克煮粥，服时加入适量冰糖或蜂蜜，常服可止咳，止血，开胃，安神，有助于增强体质，抑制肿瘤细胞的生长。但风寒咳嗽，虚寒出血，脾虚便溏者不宜服用。

（二十三）瓠瓜

瓠瓜又叫瓠子，是一种高产的瓜类蔬菜，属葫芦科，形如丝瓜，草绿色，表面光滑，果肉细嫩，可用于炒菜或做汤。正常的瓠瓜不苦，人们可以烹食。但如瓠瓜在结瓜过程中瓜藤被踩烂或由于其他原因，结出的瓠瓜就会发苦。食用苦瓠瓜可以发生中毒，因此，苦瓠瓜不能吃。

苦瓠瓜中的有毒成分为葱苷类化合物，能刺激胃肠黏膜，引起头晕、恶心、胃部不适、呕吐、腹痛、腹泻、口干及乏力等症状。潜伏期一般为 1～2 小时，病程一般为 24 小时。

附：苍耳子、苍耳草

苍耳子出自《本经》，主治风寒头痛，风湿周痹，四肢拘挛痛，恶肉死肌。为菊科植物苍耳的带总苞的果实。别名野茄子、刺儿棵、疔疮草、黏黏葵。属一年生草本，高 30～90 厘米。茎粗糙，有短毛。叶互生，三角状卵形，长 6～10 厘米，宽 5～10 厘米，先端锐尖，基部心形。边缘有缺刻或 3～5 浅裂，有不规则粗锯齿，两面有粗毛；叶柄长 3～11 厘米。头状花序顶生或腋生，雌雄同株，雄花序在上，球形，花冠筒状，5 齿裂；雌花序在下，卵圆形，外面有钩刺和短毛。苍耳子呈纺锤形或椭圆形，长 1～1.5 厘米，直径 0.4～0.7 厘米。表面黄棕色或黄绿色，有钩刺。顶端有 2 枚粗刺，基部有梗痕。质硬而韧，2 室，各有 1 枚瘦果，呈纺锤形，一面较平坦，顶端具一突起的花柱基，果皮薄，灰黑色，具纵纹。种皮膜质，浅灰色，子叶 2 枚，有油性。气微，味微苦。花期 7～10 月，果期 8～11 月。生于荒地、山坡等干燥向阳处。分布于全国各地。9～10 月割取地上部分，打下果实，晒干，去刺，生用或炒用。饮片需碾去刺，或再炒黄。

苍耳子辛、苦，温，有小毒，归肺经。有散风除湿，通窍止痛之功效。本品含苍耳苷，叶含苍耳醇、异苍耳醇、苍耳酯等。苷类物质有显著降血糖作用；煎剂有镇咳作用；对心脏有抑制作用，使心率减慢，收缩力减弱；对金黄色葡萄球菌、乙型链球菌、肺炎双球菌有一定抑制作用，并有抗真菌作用。本品有一定毒性，成人服用量超过 100g 可致中毒，主要症状为头晕、嗜睡、昏迷、全身强直性痉挛，并出现黄疸、肝肿大、肝功障碍，尿中出现蛋白、红细胞、管型。重则呼吸、循环、肾功能衰竭而死亡。

用于鼻渊头痛，风寒头痛。本品温和疏达，味辛散风，苦燥湿浊，通窍止痛，用治鼻渊头痛、不闻香臭、时流浊涕，常配伍辛夷、白芷、薄荷同用，即苍耳子散。用治外感风寒，恶寒无汗、头痛鼻塞者，可与防风、白芷、羌活、藁本等同用。

用于风湿痹痛。本品祛风除湿，通络止痛，用治风湿痹证，四肢拘挛，可单用，或与秦艽、蚕砂、萆薢等同用，泡酒服，如史国公药酒。此外，本品与地肤子，白鲜皮、白蒺藜等药同用，治风疹瘙痒。又本品研末，用大风子油为丸，还治疥癣麻风，皆取散风除湿的作用。

注意：血虚头痛不宜服用。过量服用易致中毒。

苍耳草为苍耳的茎叶。性味苦、辛，微寒；有小毒。功能祛风，清热，解毒。主要用治风湿痹痛，四肢拘急等症。可调和作羹，如苍耳叶羹。又可用于麻风、疔毒、皮肤瘙痒诸证。本品有毒，内服不宜过量，亦不能持续服用。用量 6～15 克，水煎或熬膏及入丸散。外用适量。本品散气耗血，不宜用于虚人。

表2　仲景著作中蔬菜类食物的性味与主要养生作用

名称	性味归经	主要养生作用
胡荽	辛、温，归脾、肺经	发汗散寒，开胃行气，化浊气
椒	辛、热，归心、脾经	温中散寒，除湿杀虫
蒲白	甘、寒，归肺、脾经	清热解毒，除烦解渴，利湿
苋菜	甘、凉，归大小肠经	清热解毒，明目，止利
冬瓜	甘、淡，微寒，归肺、大肠、膀胱经	清热化痰，利湿解暑，利水消肿
干姜	辛、热，归脾、胃、肺经	温中健脾，开胃进食，散寒气，止腹痛，
白卷心菜	甘、凉，归肝、脾经	清热解毒，利尿除湿
葱	辛、温，归肺、胃经	祛风解表，通阳解毒
韭菜	辛、温，归肝、胃、肾经	温阳补虚，理气解毒
山药	甘、平，归肺、脾、肾经	健脾开胃，滋脾阴，止腹泻
食茱萸	辛、苦、温。或言此物有毒，而《千金·食治》称无毒	止痛下气，除咳逆，去五脏中寒冷，温中，诸冷食不消（《千金·食治》）
薤	辛苦温，归心、肝、肺、大肠经	理气宽中，通阳散结
芜菁	辛、温，归脾胃经	杀虫消积，止腹痛、疳泻、恶疮、疥癣
蒜	辛、温，归脾、胃肺经	祛痰下气，解毒杀虫
（野）苣	甘、苦凉，归肠胃、经	清热，利水，通乳
黄瓜	甘、寒，归胃、小肠经	清热，解毒利水
芋	甘、辛、平，归脾、肾经	补脾益肾，软坚散结
莼	甘、寒，归肝、脾经	清热利尿，消食，安下焦，解百药毒

续表

名称	性味归经	主要养生作用
（水）蓼	辛、平，归大肠、小肠经	除大、小肠中邪气
芥菜	辛、温，归肺、大肠经	宣肺，豁痰，温中利气
水茛若	有大毒。《金匮要略·果实菜谷禁忌并治第二十五》录之，似有不妥	
荠苨	甘、寒，入肺、脾经	利肺气，和中，明目，止痛
百合	甘、平，入肺、脾、心经	补中益气，安神定志，利肺降气，止咳平喘，润燥通便
苦瓠	苦、寒，或言有毒。归大、小肠经	利水消肿
苍耳	苦、辛，微寒涩，有小毒，归肺经	止中风伤寒头痛
小豆藿	甘、平，归大肠、小肠经	利大小肠

三、果类

（一）大枣

大枣为鼠李科植物枣的成熟果实。大枣别名红枣、干枣、美枣、良枣等。我国民间谚语：一日吃三枣，一辈子不显老。可见人民群众对大枣的喜爱。《史记·货殖列传》：安得千树枣……此其人皆与千户候等。晋·傅玄枣赋赞曰：离离朱实，脆若离雪，甘如含蜜，脆者宜新，当夏之珍，坚者宜干。宋·王安石赞大枣曰：种桃昔所传，种枣子所欲。在实为美果，论才又良木。余甘入邻家，尚得馋妇逐。况余秋盘中，快啖取餍足。研究表明：每 100 克大枣含水分 19 克，蛋白质 2.1 克，脂肪 0.4 克，碳水化合物 71.6 克，粗纤维 3.1 克，灰分 1.4 克，钙 61 毫克，磷 55 毫克，铁 1.6 毫克，胡萝卜素 0.01 毫克，硫胺素 0.06 毫克，核黄素 0.15 毫克，尼克酸 1.2 毫克，抗坏血酸 512 毫克，并含钾 245 毫克，钠 6.4 毫克，镁 13.8 毫克，氯 30 毫克。

大枣性平，味甘；入脾、胃、心经。有补脾和胃，益气生津，养血安神，调营卫，解药毒等功效。主治胃虚食少，脾弱便溏，倦怠乏力，血虚萎黄，神志不安，心悸怔忡，营卫不和，妇人脏躁等病症。《神农本草经》：大枣，味甘平。主治心腹邪气，安中养脾，助十二经，平胃气，通九窍，补少气少津液，身中不足，大惊，四肢重。和百药。久服轻身长年。叶覆麻黄，能令出汗。生平泽。《名医别录》：补中益气，强力除烦闷，疗心下悬，久服不饥。《日华子本草》：润心肺，止嗽。补五脏，治虚劳损，除肠胃癖气。

大枣是一种滋养强壮药物，有增强人体抵抗能力的作用，主要表现在改善人体适应能力方面，如对大多数体质过敏的人，经常服用大枣对防治过敏性紫癜、过敏性哮喘、荨麻疹、过敏性湿疹、过敏性血管炎及其他过敏性疾病都有一定疗效。临床研究表明，大枣具有抗过敏、降低血清胆固醇、增加血清总蛋白及白蛋白、抑癌抗癌、镇静催眠、降血压、增强心肌收缩力、调节免疫功能、强壮、保肝护肝、镇咳祛痰等作用。至于大枣甘能壅中增胀满之说，与普通甘味食物多食过食亦能致胀同理，辨证施治，量体遣用，有益无害。不必为临床设过多禁忌。

食疗作用：①增强人体免疫力：大枣含有大量的糖类物质，主要为葡萄糖，也含有果糖、蔗糖，以及由葡萄糖和果糖组成的低聚糖、阿拉伯聚糖及半乳醛聚糖等；并含有大量的维生素C、核黄素、硫胺素、胡萝卜素、尼克酸等多种维生素，具有较强的补养作用，能提高人体免疫功能，增强抗病能力。②增强肌力，增加体重。③保护肝脏。④抗过敏：大枣乙醇提取物对特异反应性疾病，能抑制抗体的产生，提示大枣具有抗变态反应作用。⑤镇静安神：大枣中所含有黄酮-双-葡萄糖苷A有镇静、催眠和降压作用，其中被分离出的柚配质C糖苷类有中枢抑制作用，即降低自发运动及刺激反射作用、强直木僵作用，故大枣具有安神、镇静之功。⑥抗癌，抗突变：大枣桦木酸、山楂酸均发现有抗癌活性，对肉瘤S-180有抑制作用。枣中所含的营养素，能够增强人体免疫功能，对于防癌抗癌和维持人体脏腑功能都有一定效果。

（二）桃

桃子为蔷薇科植物桃或山桃的成熟果实。别名桃实、毛桃、蜜桃、白桃、红桃。在中国已经有数千年的历史。《诗经·周南》：桃之夭夭，灼灼其华；桃之夭夭，有蒉其实。

桃树的观赏性和实用性都很强。阳春三月，落英缤纷，美景令人留恋忘返。炎炎夏季，果实甜美可口，食后使人回味无穷。文人雅士对桃和桃花莫不青睐有加。唐·白居易《大林寺桃花》：人间四月芳菲尽，山寺桃花始盛开，长恨春归无觅处，不觉转入此中来。唐·李峤《桃》：独有成蹊处，浓华发井傍。山风凝笑脸，朝露泫啼妆。隐士颜应改，仙人路渐长。还欣上林苑，千岁奉君王。宋·苏武《惠崇春江晓景》：竹外桃花三两枝，春江水暖鸭先知，姜蒿满地芦芽短，正是河豚欲上时。宋·秦观《虞美人》：碧桃天上栽和露，不是凡花数。乱山深处水索回，可惜一枝如花为谁开。轻寒细雨情何限，不道春难管。为君沉醉又何妨，只怕酒醒时候断人肠。明代唐伯虎的桃花诗更是令人神往：桃花坞里桃花庵，桃花庵里桃花仙，桃花仙人种桃树，又摘桃花换酒钱。至于博陵崔护的爱情诗：去年今日此门中，人面桃花相映红；人面不知何处去，桃花依旧笑春风。更是传颂千古，催人泪下。桃是果实、收获、美满的象征，古人以桃李满天下来比喻教师的诲人不倦，真是非常贴切。民间谚语：王母甘桃，食之解劳。桃花，是贴近劳动人民的平民花，他生命力强，带给人民美景、果实、荫凉、平安和欢乐，因而，在我国，桃树受到人民群众普遍的喜爱。

每 100 克鲜桃含蛋白质 0.8 克，脂肪 0.1 克，碳水化合物 7 克，粗纤维 4.1 克，灰分 0.5 克，钙 8 毫克，磷 20 毫克，铁 1.0 毫克，胡萝卜素 0.01 毫克，硫胺素 0.01 毫克，核黄素 0.02 毫克，尼克酸 0.7 毫克，抗坏血酸 6 毫克，还含有挥发油、有机酸、维生素 A、维生素 B、维生素 C 等。有机酸中主要为苹果酸和柠檬酸。糖分中有葡萄糖、果糖、蔗糖、木糖。并含钾 252 毫克，钠 0.7 毫克，镁 12.9 毫克，氯 2.2 毫克。润肠，活血，消积。主治老年体虚，津伤肠燥便秘，妇女瘀血痛经，闭经及体虚。

桃子性温，味甘酸；入肝、大肠经。生津，主治瘀血肿块，肝脾肿大等病症。《随息居饮食谱》：补心，活血，生津，涤热。《本草经疏》：（桃仁）性善破血，凡血结、血秘、血燥、瘀血、蓄血、血痛等病症，用之立通。散而无收，泻而无补，过用之及用之不得其当，能使血下不止，损伤真阴，为害非细。

食疗作用：①抗贫血，促进血液生成：桃子果肉中含铁量较高，在各种水果中仅次于樱桃。由于铁参与人体血液的合成，所以食桃具有促进血红蛋白再生的能力，可防治因缺铁引起的贫血。②抗血凝：药理研究表明，桃仁的醇提取物能提高血小板中（AMP）水平，抑制血小板聚集，显示具有一定的抗血凝作用及较弱的溶血作用。③抗肝纤维化，利胆：桃仁提取物可扩张肝内门静脉，促进肝血循环及提高肝组织胶原酶活性，并可促进肝内胶原酶的分解代谢，对肝硬化、肝纤维化有良好的治疗作用。还能使肝微循环内红细胞流速增加，促使胆汁分泌。④止咳平喘：桃仁中所含苦杏仁苷、苦杏仁酶等物质，水解后对呼吸器官有镇静作用，能止咳平喘。⑤防癌抗癌：桃仁中所含苦杏仁苷的水解产物氢氰酸和苯甲醛对癌细胞有协同破坏作用，而氢氰酸和苯甲醛的进一步代谢产物，分别对改善肿瘤患者的贫血及缓解疼痛有一定作用。⑥利尿通淋，退黄消肿：桃花中含有茶酚，具有利尿作用，能除水气，消肿满，医治黄疸、淋证等。同时桃花能导泻，而对肠壁无刺激作用。

注意：桃性温味甘甜，不宜多食，否则易生膨胀、发疮疖；桃不宜与龟、鳖肉同食；桃仁孕妇忌服。

（三）李子

李子为蔷薇科植物李的成熟果实。别名李实、嘉庆子、嘉应子。《乐府诗集·古辞·君子行》：瓜田不纳履，李下不正冠。可见李子在我国有着悠久的历史。《尔雅》：五沃之土，其木宜梅李。南朝梁·沈约《麦李诗》：青玉冠西海，碧石弥外区。化为中园实，其下成路衡。在先良足贵，因小邀难逾。色润房陵缥，味夺寒水朱。摘持欲以献，尚食且踟蹰。西晋·傅玄《李赋》：潜实内结，丰彩外盈，翠质朱变，形随运成。清角奏而微酸起，大宫动而和甘生。

每100克李子鲜果含水分90克，蛋白质0.5克，脂肪0.2克，碳水化合物8.8克，热量39千卡，灰分0.5克，钙17毫克，磷20毫克，铁0.5毫克，胡萝卜素0.11毫克，硫胺素0.01毫克，核黄素0.02毫克，尼可酸0.3毫克，抗坏血酸1毫克，并含钾176毫克，钠0.7毫克，镁8.9毫克，另含多种氨基酸、糖、天门冬素等。

李子性平，味甘酸；入肝、肾经。有清热生津，泻肝利水的功效。主治阴虚内热，骨蒸痨热，消渴引饮，肝胆湿热，腹水，小便不利等病症。《本草求真》：李子治中有瘤热不调，骨节间痨热不治，得此酸苦性入，则热得酸则敛，得苦则降，而能使热悉去也。

食疗作用：①促进消化：李子能促进胃酸和胃消化酶的分泌，有增加肠胃蠕动的作用，因而食李能促进消化，增加食欲，为胃酸缺乏、食后饱胀、大便秘结者的食疗良品。②清肝利水：新鲜李肉中含有多种氨基酸，如谷酰胺、丝氨酸、甘氨酸、脯氨酸等，生食之对于治疗肝硬化腹水大有裨益。③降压，导泻，镇咳：李子核仁中含苦杏仁苷和大量的脂肪油，药理证实，它有显著的利水降压作用，并可加快肠道蠕动，促进干燥的大便排出，同时也具有止咳祛痰的作用。④美容养颜：《本草纲目》记载，李花和于面脂中，有很好的美容作用，可以去粉滓黑黯，令人面泽，对汗斑、脸生黑斑等有良效。

注意：李子易助湿生痰，不宜多食，尤其脾胃虚弱者应少食。民间谚语：桃饱人，杏伤人，李子树下抬死人。言李不可多食。《随息居饮食谱》：清肝涤热，活血生津；多食生痰，助湿发疟痢，脾弱者尤忌之。

（四）梅子

梅子为蔷薇科植物梅的果实。别名梅实、酸梅、春梅（果实将成熟时采摘，其色青绿，称为青梅。青梅经烟熏烤或置笼内蒸后，其色乌黑，称为乌梅）。据《书经·说命篇》记载，殷高宗任命傅说做宰相时，曾鼓励他说：若作和羹，尔惟盐梅。即希望他要象做菜离不了的盐和梅（古时盐、梅并称，是厨房必不可少的调味品）一样，成为国家最为需要的人才。可见梅子历史之悠久。有关梅子的佳话很多。梅子色青绿，味酸甜。留下了青梅煮酒论英雄、望梅止渴等典故，这些故事，至今仍脍炙人口，为人民群众所津津乐道。宋·王安石《西江月·红梅》赞之曰：梅红微嫌淡伫，天教薄与胭脂。真妃初出华清池，酒人琼姬半醉。东阁诗情易动，高楼玉管休吹。北人浑作杏花疑，惟有青枝不似。

每 100 克青梅果实含水分 91.1 克，蛋白质 0.9 克，脂肪 0.9 克，碳水化合物 5.2 克，热量 33 千卡，粗纤维 1.0 克，灰分 0.9 克，钙 11 毫克，磷 36 毫克，铁 1.8 毫克，钾 424 毫克。另含柠檬酸、琥珀酸、谷甾醇、蜡样物质及齐墩果酸样物质。

梅子性平，味甘酸；入肝、脾、肺、大肠经。有敛肺涩肠，除烦，生津止渴，杀虫安蛔，止血之功效。主治久咳，虚热烦渴，久疟，久泻，尿血，血崩，蛔厥腹痛，呕吐等病症。《本草纲目》：敛肺涩肠，治久痢，泻痢，反胃噎膈，蛔厥吐利；消肿，涌痰，杀虫。《食疗本草》：嚼破水渍，以少蜜相和，止渴，霍乱心腹不安，及痢疾。治疟方多用之。

食疗作用：①广谱抗菌。②抗过敏。③促进胆汁分泌：乌梅能够使胆囊收缩，促进胆汁分泌和排泄，为治疗胆道蛔虫症之良药。④解暑生津：梅果肉含有较多的钾，用乌梅制作的酸梅汤，可防止汗出太多引起的低钾现象，如倦怠、乏力、嗜睡等，是清凉解暑生津的良品。《本草求原》：治溲血，下血，诸血症，自汗，口燥咽干。⑤防癌抗癌：常食梅肉可以防癌抗癌，益寿延年。

注意：梅子味极酸，多食易损齿。胃酸过多者不宜食，外感咳嗽、湿热泻痢等邪盛者亦忌用。

（五）杏子

杏子为蔷薇科植物杏或山杏的果实。别名有杏、杏实、甜梅等。杏与中医有着很深的渊源。三国时期，董奉隐居庐山，为人治病不收钱，但使病愈者植杏树若干，积年治愈者无数，得杏树十万余株，蔚然成林。后人遂以杏林春满、誉满杏林等称颂医者的医术高明。

杏花春雨江南，历来是温文尔雅的代称。因杏花娇而不媚，芬芳扑鼻。杏子酸甜可口，因而很受人民群众的喜爱。历代文人雅士都以游春赏杏花为乐，留下不少名篇佳作。宋·叶绍翁《游园不值》：应怜屐齿印苍苔，小扣柴扉久不开。春色满园关不住，一枝红杏出墙来。宋·王安石《杏花》：石梁度空旷，茅屋临清炯。俯窥娇饶杏，未觉身胜影。嫣如景阳妃，含笑堕宫井。招怅有微波，残妆坏难整。

每100克杏子鲜果中含蛋白质1.2克，碳水化合物11.1克，钙26毫克，磷24毫克，铁0.8毫克，胡萝卜素1.79毫克，硫胺素0.02毫克，核黄素0.03毫克，尼克酸0.6毫克。另含柠檬酸、苹果酸、儿茶酚、番茄烃、黄酮类、糖类、杏仁油及各种氨基酸。

杏子性温，味甘酸；入肺、大肠经。有润肺止咳，化痰定喘，生津止渴，润肠通便，抗癌之功效。主治咽干烦渴，急慢性咳嗽，大便秘结，视力减退，癌瘤等病症。《农书》：凡杏熟时，榨浓汁，涂盘中晒干，以手摩刮收之，可和水调麸食，亦五果为助之义也。

食疗作用：①生津止渴：杏子含柠檬酸、苹果酸等，具有生津止渴的作用，故可用于治疗咽干烦渴之症。《备急千金要方》：其中核犹未硬者，采之暴干食之，甚止渴，去冷热毒。②润肺止咳：杏子中含苦杏仁苷，其具有较强的镇咳化痰作用，可用于治疗各种急慢性咳嗽。《随息居饮食谱》：润肺生津。③润肠通便：杏子中含有杏仁油，能促进胃肠的蠕动，减少粪便与肠道的摩擦，可用于治疗大便秘结。④抗癌：杏子中维生素 C、儿茶酚、黄酮类以及苦杏仁苷等在人体内具有直接或间接的抑制癌细胞作用，能够防癌和抗癌。⑤保护视力：杏子的维生素 A 含量十分丰富，有保护视力，预防眼部疾患的作用。⑥补充营养：杏子中含有多种营养物质，可补充人体营养需要，提高机体的抗病能力。

杏子甘甜性温，易致热生疮，平素有内热者慎食。现代研究发现，杏子中苦杏仁可分解成氢氰酸，不可生食和多食。

（六）樱桃

樱桃为蔷薇科植物樱桃的成熟果实。别名朱樱、朱果、家樱桃、荆桃。

樱桃味道鲜美可口，深受人民群众的喜爱。后梁·宣帝《樱桃赋》：懿夫樱桃之为树，先百果而含荣，既离离而春就，乍苒苒而东迎。唐太宗《樱桃春为韵诗》赞之：华林满芳景，洛阳编阳春，未颜合运日，翠色影长津。唐·白居易《吴樱桃》赞之：含桃最说出东吴，香色鲜农气味殊。冾恰举头千万颗，婆娑拂面两三株。鸟偷飞处衔将火，人争摘时踏破珠。可惜风吹兼雨打，明朝后日即应无。宋·苏轼《樱桃》诗云：独绕樱桃树，酒醒喉肺干。莫除枝上露，从向口中传。宋·朱淑真《樱桃》：为花结实自殊常，摘下盘中颗颗香。味重不容轻众口，独于寝庙荐先尝。

每 100 克樱桃含水分 83 克，蛋白质 1.4 克，脂肪 0.3 克，糖 8 克，碳水化合物 14.4 克，热量 66 千卡，粗纤维 0.4 克，灰分 0.5 克，钙 18 毫克，磷 18 毫克，铁 5.9 毫克，胡萝卜素 0.15 毫克，硫胺素 0.04 毫克，核黄素 0.08 毫克，尼可酸 0.4 毫克，抗坏血酸 3 毫克，钾 258 毫克，钠 0.7 毫克，镁 10.6 毫克，另含丰富的维生素 A。

樱桃性温，味甘微酸；入脾、肝经。有补中益气，祛风胜湿之功效。主治病后体虚气弱，气短心悸，倦怠食少，咽干口渴，及风湿腰腿疼痛，四肢不仁，关节屈伸不利，冻疮等病症。《名医别录》：主调中，益脾气。《滇南本草》：治一切虚证，能大补元气，滋润皮肤；浸酒服之治左瘫右痪，四肢不仁，风湿腰腿疼痛。

食疗作用：①抗贫血，促进血液生成：樱桃含铁量高，位于各种水果之首。铁是合成人体血红蛋白、肌红蛋白的原料，在人体免疫、蛋白质合成及能量代谢等过程中，发挥着重要的作用，同时也与大脑及神经功能、衰老过程等有着密切关系。常食樱桃可补充体内对铁元素量的需求，促进血红蛋白再生，既可防治缺铁性贫血，又可增强体质，健脑益智。②防治麻疹：麻疹流行时，给小儿饮用樱桃汁能够预防感染。樱桃核则具有发汗透疹解毒的作用。③祛风胜湿，杀虫：樱桃性温热，兼具补中益气之功，能祛风除湿，对风湿腰腿疼痛有良效。樱桃树根还具有很强的驱虫、杀虫作用，可驱杀蛔虫、蛲虫、绦虫等。《本草纲目》：蛇咬，捣汁饮。并敷之。④收涩止痛：民间经验表明，樱桃可以治疗烧烫伤，起到收敛止痛，防止伤处起泡化脓的作用。同时樱桃还能治疗轻、重度冻伤。⑤养颜驻容：樱桃营养丰富，所含蛋白质、糖、磷、胡萝卜素、维生素 C 等均比苹果、梨高，尤其含铁量高，常用樱桃汁涂擦面部及皱纹处，能使面部皮肤红润嫩白，去皱消斑。《备急千金要方》：樱桃味甘平，涩，调中益气，可多食，令人好颜色，美志性。

樱桃性温热，不宜多食；热性病及虚热咳嗽者忌食；樱桃核仁含氰苷，水解后产生氢氰酸，药用时应小心中毒。

（七）橘

橘为芸香科植物福橘或朱橘等多种橘类的成熟果实。别名蜜橘、大红袍、朱砂橘、潮州柑。

战国·屈原《橘颂》：后皇嘉树，橘徕服兮。受命不迁，生南国兮。深固难徙，更壹志兮。绿叶素荣，纷其可喜兮。曾枝剡棘，圆果抟兮。青黄杂糅，文章烂兮。精色内白，类可任兮……唐·张九龄《咏橘》：江南有丹橘，经冬犹绿林。岂伊地气暖，自有岁寒心。唐·孟浩然《庭橘》：明发览群物，万木何阴森。凝霜渐渐水，庭橘似悬金。女伴争攀摘，抽窥碍叶深。并生怜共蒂，相示感同心。清·叶申萝

《虞美人·四季橘》：南中佳果千头橘，霜后方成实。谁传奇种四时看？一样开花结就满枝丹。

每 100 克蜜橘含水分 85.4 克，蛋白质 0.9 克，脂肪 0.1 克，碳水化合物 12.8 克，热量 56 千卡，粗纤维 0.4 克，灰分 0.4 克，钙 56 毫克，磷 15 毫克，铁 0.2 毫克，胡萝卜素 0.55 毫克，硫胺素 0.08 毫克，核黄素 0.03 毫克，尼克酸 0.3 毫克，抗坏血酸 34 毫克，钾 199 毫克，钠 1.4 毫克，镁 13.9 毫克。

橘性微温，味甘酸；入肺、胃经。有开胃理气，止渴润肺，止咳化痰之功效。主治消化不良，脘腹痞满，嗳气，热病后津液不足，伤酒烦渴，咳嗽气喘等病症。《本草纲目》：橘皮同补药则补，同泻药则泻，同升药则升，同降药则降。

食疗作用：①开胃理气，帮助消化：橘中含有的橘皮苷等，对肠道表现为双相调节作用。既能抑制肠道平滑肌以达到止痛、止呕、止泻的目的，又能兴奋肠道平滑肌，促进消化，治疗脘腹胀满、食欲不振、嗳气等。此外，还具有保肝、利胆、抗溃疡的作用。《食疗本草》：止泄痢，食之下食，开胸膈痰实结气。《饮膳正要》：止呕下气，利水道，去胸中瘕热。《日华子本草》：止消渴，开胃，除胸中膈气。②祛痰，止咳平喘：橘中含有的挥发油、柠檬烯，可以促进呼吸道黏膜分泌增加，并能缓解支气管痉挛，有利于痰液的排出，起到祛痰、止咳、平喘的作用。③抗炎，抗过敏：橘中的橙皮苷与甲基橙皮苷均有维生素 P 样作用，能对抗组织胺所致的血管通透性增加，当与维生素 C 和维生素 K_4 合用时，抑制效果更为显著，从而具有抗炎、抗过敏的作用。此外，橘皮还能抑制葡萄球菌的生长。④降压，降脂：防治动脉粥样硬化，橘中含有的橙皮苷对周围血管具有明显的扩张作用，收到降压效果，其中所含的 6-二乙胺甲基陈皮苷，能降低冠脉毛细血管脆性，磷酰橙皮苷能降低血清胆固醇，明显减轻和改善主动脉粥样硬化病变。橘皮中含有黄酮苷，可扩张冠状动脉，增加冠脉血流量，还有类似维生素 P 的增强微血管韧性，防止破裂出血等作用。⑤醒酒，止渴：橘味甘酸，含有大量的水分、多种维生素、丰富的糖类物质，能够生津止渴，除烦醒酒。《随息居饮食谱》：橘子甘平润肺，析醒解渴。

橘子不宜与螃蟹同食，否则令人发软痈。

（八）柚子

柚子为芸香科植物柚的成熟果实。别名霜柚、臭橙、抛、文旦等。柚之变种甚多，其著名品种有文旦柚、沙田柚、坪山柚、四季抛、大红抛等。在我国南方民间，每逢中秋佳节，家家必备柚子。柚子是象征亲人团圆，生活美好的果实。合家欢聚时，口尝香柚，共赏明月，别有一番温馨与诗意。《岭南杂记》：柚子花香，酷似桅子花，肉红者甘，白者酸。然增城香柚小而白，肉香甘异常。

每 100 克柚子鲜果含水分 84.8 克，蛋白质 0.7 克，脂肪 0.6 克，碳水化合物 12.2 克，热量 57 千卡，粗纤维 0.8 克，灰分 0.9 克，钙 41 毫克，磷 43 毫克，铁 0.9 毫克，胡萝卜 0.12 毫克，硫胺素 0.07 毫克，核黄素 0.02 毫克，尼克酸 0.5 毫克，抗坏血酸 41 毫克，钾 257 毫克，钠 0.8 毫克，镁 16.1 毫克。另含有丰富的有机酸。

柚子性寒，味甘酸；入肺、脾经。有健胃消食，化痰止咳，宽中理气，解酒毒之功效。主治食积，腹胀，咳嗽痰多，痢疾，腹泻，妊娠口淡等病症。《本草纲目》：消食快膈，散愤懑之气，化痰。

食疗作用：①抗菌，抗病毒。②降低血糖。在新鲜的柚子果汁中，含有胰岛素样成分，能降低血糖，为糖尿病、肥胖症患者的食疗佳品。③解痉及增强维生素 C 的作用。柚中所含柚皮苷元有明显的解痉作用。④祛痰镇咳。袖子的外层果皮，即为常用中药化橘红。其中所含柠檬烯和派烯，吸入后，可使呼吸道分泌物变多变稀，有利于痰液排出，具有良好的祛痰镇咳作用，是治疗老年慢性咳喘及虚寒性痰喘的佳品。⑤生津止渴，除烦醒酒。《日华子本草》：治妊孕人，食少并口淡。去胃中恶气，消食去肠胃气。解酒毒，治饮酒人口气。

注意：柚子性寒，脾胃虚寒者少食；化橘红性温燥，阴虚燥咳者不宜。

（九）石榴

石榴为石榴科植物石榴的果实（有甜石榴和酸石榴之分）。别名安石榴、金罂、金庞、钟石榴、天浆等。南朝·江淹《石榴赋》：美木艳树，绿叶翠今，红花降采，照烈泉石，芬披山海，奇丽不移，霜雪空改。西晋·夏侯湛《石榴赋》：览华圃之嘉树兮，羡石榴之奇生，滋玄根于壤兮，擢繁斡于兰庭。唐·皮日休《石榴歌》：蝉噪秋枝槐叶黄，石榴香老愁寒霜。流霞色染紫驾粟，黄蜡纸裹红瓠房。玉刻冰壶含露湿，斓斑似带湘娥泣。肖娘初嫁嗜甘酸，嚼破水晶千万粒。宋·杨万里《石榴》：深着红蓝染暑裳，琢成文玓敌秋霜。半含笑里清冰齿，忽绽吟时古绵囊。雾我作房珠作骨，水精为醒玉为浆。刘郎不为文园渴，何苦星搓远取将。清·吴伟业《石榴》：五月华林宴，榴花照眼来。百株当户牖，万火照楼台。绿帐垂罗袖，红房出粉腮。江南逢巧笑，龋齿向人开。

每 100 克石榴含水分 76.8 克，蛋白质 1.5 克，脂肪 1.6 克，碳水化合物 16.8 克，热量 88 千卡，粗纤维 2.7 克，钙 11 毫克，磷 105 毫克，铁 0.4 毫克，抗坏血酸 11 毫克。此外还含有苹果酸和柠檬酸等。

石榴性温，味甘酸涩；入肺、肾、大肠经。有生津止渴，收敛固涩，止泻止血之功效。主治津亏口燥咽干，烦渴引饮，久泻，久痢，便血，崩漏等病症。

食疗作用：①广谱抗菌：石榴皮中含有多种生物碱，抑菌试验证实，石榴的醇浸出物及果皮水煎剂，具有广谱抗菌作用，其对金黄色葡萄球菌、溶血性链球菌、霍乱弧菌、痢疾杆菌等有明显的抑制作用，其中对志贺氏痢疾杆菌作用最强。石榴皮水浸剂在试管内对各种皮肤真菌也有不同程度的抑制作用，石榴皮煎剂还能抑制流感病毒。②收敛，涩肠：石榴（酸者）味酸，含有鞣质、生物碱、熊果酸等，有明显的收敛作用，能够涩肠止血，加之其具有良好的抑菌作用，所以是治疗痢疾、泄泻、便血及遗精、脱肛等病症的良品。《名医别录》：榴果味甘酸，无毒。主咽喉燥渴。酸实壳，疗下痢，止漏精。《本草纲目》：（酸石榴）气味酸、温、涩、无毒，赤白痢腹痛，连子捣汁，顿服一枚，止泻痢崩中带下。③驱虫杀虫：石榴皮以及石榴树根皮均含有石榴皮碱，对人体的寄生虫有麻醉作用，是驱虫杀虫的要药，尤其对绦虫的杀灭作用更强，可用于治疗虫积腹痛、疥癣等。④止血，明目：石榴花性味酸涩而平，若晒干研末，则具有良好的止血作用，亦能止赤白带下。石榴花泡水洗眼，尚有明目效能。

石榴多食伤肺损齿；石榴酸涩有收敛作用，感冒及急性盆腔炎、尿道炎等患者慎食；大便秘结者忌食。

（十）胡桃

胡桃为胡桃科植物胡桃的种仁。别名胡桃肉、羌桃、万岁子。相传胡桃本出羌胡。汉时张骞出使西域始得此种，携归后植于中原。因此果外有青皮肉包裹，其形如桃，故曰胡桃。此果果肉油润香美，十分珍稀名贵，仅作贡品供封建帝王食用，故古时称其为万岁子。唐·李白《白胡桃》：红罗袖里分明见，白玉盘中看却无。疑是老僧休念诵，腕前推下水晶珠。

每 100 克胡桃含水分 3 克，蛋白质 19.6 克，脂肪 69 克，碳水化合物 5.4 克，粗纤维 1.1 克，灰分 1.9 克，钙 43 毫克，胡萝卜素 0.16 毫克，硫胺素 0.3 毫克，核黄素 0.16 毫克，尼克酸 1.7 毫克，钾 536 毫克，以及丰富的氨基酸等营养物质。

胡桃性温，味甘；入肾、肺经。有补肾固精，温肺定喘，润肠通便，消肿散毒之功效。主治肾虚不固，腰脚酸软，阳痿遗精，小便频数，肺肾气虚，咳嗽气喘，大便燥结，痔疮便血等病症。《本草纲目》：补气养血，润燥化痰，益命门，利三焦，温肺润肠。治虚寒喘嗽，腰脚重痛，心腹疝痛，血痢肠风，散肿毒，发痘疮，制铜毒。《医林纂要》：补肾，润命门，固精，润大肠，通热秘，止寒泻虚泻。

食疗作用：①补虚强体，提供营养：核桃是难得的一种高脂肪性物质的补养品。《食疗本草》：通经脉，润血脉，黑须发，常服骨肉细腻光润。②消炎杀菌，养护皮肤：桃核仁有直接的抑菌消炎作用。据临床报道，将核桃仁捣烂制成的核桃焦油氧化锌糊膏，治疗皮炎、湿疹，有效率可达 100%。核桃仁富含的油脂，有利于润泽肌肤，保持人体活力。《开宝本草》：令人肥健，润肌，黑须发。③防癌抗癌：核桃对癌症患者还有镇痛，提升白细胞及保护肝脏等作用。④健脑防老：核桃仁含有较多的蛋白质及人体营养必需的不饱和脂肪酸，这些成分皆为大脑组织细胞代谢的重要物质，能滋养脑细胞，增强脑功能。⑤净化血液，降低胆固醇：核桃仁能减少肠道对胆固醇的吸收。并可溶解胆固醇，排除血管壁内的污垢杂质使血液净化，从而为人体提供更好的新鲜血液。所以，核桃仁有防止动脉硬化，降低胆固醇的作用。此外，核桃还可用于治疗非胰岛素依赖型糖尿病。

核桃仁油腻滑肠，泄泻者慎食；此外，核桃仁易生痰动风助火，痰热喘嗽及阴虚有热者忌食。

（十一）林檎

林檎学名花红，别称林檎、沙果。蔷薇科，乔木，高 4～6 米。分枝较密，花色粉色，花期 4～5 月，果期 8～9 月，果实卵圆形或近球形，黄色或红色。色艳多汁，肉质白色如膏似脂，香酥脆甜，味清醇，柔润甘滑，十分可口。相传，在清朝嘉庆年间（公元 1796～1820 年），来安籍三品京官吴棠，向皇帝呈献来安特产林檎；嘉庆观其果，色泽鲜艳象红花，品尝果味，甘甜似有桂花清香，禁不住连声称赞：花红也！花红也！并当即封为来安花红，传旨来安，岁岁纳贡。从此，林檎易名花红，身价倍增。林檎富含果糖、矿物质、蛋白质和多种维生素，有水果补品之称。果实可制果干、果丹皮或酿果酒。

林檎性甘温，能消食化滞、散瘀止痛。据江苏省农科院鉴定，来安花红鲜果内含有人体必需的多种维生素和矿物质，其中含有蛋白质 0.639%，磷 0.031%，还原糖 5.35%，可溶总糖 6.57%，有机酸 0.56%。可泡茶、酿酒，并具有解渴、防暑、消食健胃、生津祛火、防痢止泻等作用。

（十二）黄花菜

黄花菜，学名萱草，又名金针花。为百合科植物，多年生宿根草本。萱草肉质根肥大。花茎顶端着生 3～6 朵漏斗状淡黄色花，有香气。其叶、根、茎、花均可入药。在我国已有 2000 多年的栽培史。黄花菜以其花香、色黄亮、鲜甜、味美、营养丰富而闻名。漫道农家无宝玉，遍地黄花皆真金。这是前人对黄花菜的真切赞美。黄花菜色泽金黄，香味浓郁，口感清爽嫩滑，历为皇宫必不可少的珍贵蔬菜，故有席上珍品之称。古代名厨一直有黄花菜开席的惯例，等到黄花菜都凉了就取自该出处。因孕妇食用黄花菜与肉品炖的汤，可以明显安胎补虚下奶，消肿补血，故民间又称其为母亲花。因其安神健胃，益智健脑，对失眠多梦有特殊的调理作用，故又称其为忘忧草。

据现代科学分析，黄花菜含有丰富的糖类、蛋白质、钙、磷、铁、胡萝卜素、硫胺素、核黄素、维生素 C 等，而其中蛋白质、糖类、钙、铁和硫胺素的含量名列蔬菜前茅，远远超过其他蔬菜中的含量。每 100 克黄花菜中含蛋白质 4.2 克、钙 73 毫克、磷 68 毫克。其中维生素 A 的含量，比胡萝卜还多 2 倍。

黄花菜味甘性平，有养血、平肝、镇静安脑的功效，对吐血、大便带血、小便不通、失眠、乳汁不下等有疗效。《本草纲目》云：烹食可以适口，能祛湿利水、除热通淋、开胸宽膈，令人心平气和，无有忧郁，故以萱名。李时珍也提出了鹿食九种解毒之草，萱草乃其中之一的说法。《本草纲目》载，萱草性味甘凉无毒、解烦热、利胸膈，安五脏，煮食治小便赤涩。有止血，通乳，利尿之功效。据《本草纲目》记载，黄花菜功效有八：①消炎止血；②利尿消肿；③清肝明目；④益智健脑；⑤滋阴健脾；⑥安神健胃；⑦养心安神；⑧补虚安胎。是不可多得的名贵中药。现代科学研究发现黄花菜所含的蛋白质、氨基酸、矿物质（钙、铁、磷）、维生素 C 等均比木耳、香菇、紫菜、西红柿高 2 倍以上，同时还含有丰富的胡萝卜素、维生素 B_2 等，具有显著地降低血清胆固醇的作用。常吃黄花菜不仅能延年益寿抗衰老，而且能使人色斑消退，润肤养颜。近代中医研究证明，黄花菜的根还有止血、消炎、利尿和清热的功能，常用于治疗吐血、鼻出血、肺结核、大便带血和小便不通等病症，对产妇有增加奶汁分泌的功能。是目前典型的绿色保健食品。

民间常以黄花加白糖，煎水饮，治小便赤涩；黄花加藕节煎汤饮，治衄血、咯血也有明显疗效。黄花菜对神经衰弱、高血压、动脉硬化、慢性肾炎、水肿患者均有治疗作用。经常适量食用黄花菜，对防病保健、延年益寿大有益处。如有习惯性便秘的老人，经常吃些黄花菜，既能健胃补脾，又能润肠通便，还可养血安神，且无副作用。据载，孙中山先生曾用四物汤作为自己健身的食疗食谱。四物汤即以黄花菜、黑木耳、豆腐、豆芽共同烹调，为营养成分完备的补血、养血良方，又是日常素食中价廉物美的珍肴。

黄花菜可与蛋、鸡、肉等做汤吃，亦可与肉炒食，如取干黄花菜 50 克（水泡发后），黑木耳 30 克（水泡发后），加瘦猪肉 500 克，炖汤服食。具有清热解毒，活血利水功效。因其富含花粉，常吃能维护和增强机体各系统的功能，且能美容乌发。主要用于胸膈烦热、夜卧不安、乳汁不下、黄疸肝炎、痔疮下血、智力减退及保健抗衰老等。

表3 仲景著作中果类食物的性味与主要养生作用

名称	性味归经	主要养生作用
枣	甘温，归脾、胃、肝经	补益脾胃，益气生津，养血安神，补肝
桃	甘酸温，归肝、大肠经	生津润肠，活血，消积
李	甘、酸、平，归肝、肾经	清肝解热，利水消肿
梅	酸温，归肝、脾、肺、大肠经	生津止渴，利咽喉，安蛔，止泻
杏	酸、甘、温，归肝、肾经	清热，宣散理气，利肺气，止咳喘
樱桃	甘、温，归脾胃经	益气养血，祛风除湿
橘	甘、酸、凉，归肺、胃经	润肺化痰，止咳平喘，开胃理气，除陈气
柚	甘、酸、寒，归脾、肝经	生津止渴，健脾运胃，消食化积，下气化痰
石榴	甘、酸、温，归大肠、肾经	生津止渴，涩肠止泻，杀虫
胡桃	甘、酸、温，归肺、肾经	温肺涩肺，平喘，补肾通便，健脑益智
林檎	酸、甘、平，归脾、肾经	健脾止泻，补肾益精
黄花菜	平	健脾益气，通乳汁

四、畜肉类

肉类在 5 大类食物中主要供应的是蛋白质。一般的畜肉有牛肉、猪肉、羊肉，家禽肉有鸡肉、鸭肉、鹅肉等，另外还有鱼肉，不管是哪种肉类，其蛋白质的质与量都很好。以下列出一些肉类所含的基本营养。①蛋白质：鸡肉、鸭肉、牛肉、羊肉约含 20% 的蛋白质，猪肉约含 15%，鱼肉因为含水份多，所以与同重量的肉比较，鱼肉所含的蛋白质较少。牛肉的蛋白质比猪肉略高，瘦牛肉的蛋白质可有 21%。牛肉含脂肪比猪肉少，维生素 B 没有猪肉多，西方人多爱吃牛肉可能与此有关。肉不是越新鲜越好吃。刚杀的猪肉、牛肉干燥，不易煮烂和消化，味也不很好，只有经过一段时间，僵硬的猪肉又开始变软，这时肌肉纤维松弛，蛋白质自身消化，氨基酸的香味、鲜味增加了。②脂肪：在重量相同且都是瘦肉的情况下，猪肉的脂肪含量最高，约有 31%，且猪的五花肉，三层肉等部分脂肪含量最高，而后腿肉则最少，而牛肉、猪肉、羊肉所含的饱和脂肪酸较鸡、鸭、鱼肉多，鱼肉及鸡、鸭肉含不饱和脂肪酸较高。③维生素：所有的肉类几乎不含维生素 C，但却有丰富的维生素 B 群，如维生素 B_1、维生素 B_2 等。④矿物质：肉中含最多的矿物质是铁质，颜色较深的所含的铁较多。其次有钙、磷等。

（一）牛肉

牛肉是优良的高蛋白食品，营养学家说，牛肉的营养价值居各种肉类的首位。每 100 克牛肉中含蛋白质 20.1 克，比羊肉多 10%；含脂肪 10.2 克，比羊肉少 18.6% 左右；还含钙 7 毫克、铁 0.9 毫克、磷 170 克、维生素 B_1 0.07 毫克、维生素 B_2 0.15 毫克、叶酸 6 毫克，及少量维生素 A 等。营养成分易于被人体吸收。牛肉蛋白质所含必需氨基酸甚多，故有人称其为巨大的营养源泉。

牛肉味甘，性平（水牛肉性偏寒）。有补脾胃，益气血，强筋骨的功能。主治虚损羸瘦；腰膝酸软，筋骨不健；脾虚食少及水肿等。

吃牛肉有助于减肥与保健。牛肉还是适合于胖人食用的肉类。对于需要低热量的女士，吃牛肉减肥是非常适合的，因为牛肉多是瘦肉。牛肉可以提供更多的铁和锌——这是保持能量的宝贵元素。如牛腿富含容易吸收的铁和锌，可以提高免疫系统的功能，还富含叶酸，防止婴儿先天残疾。牛肉还可以提供亚油酸（一种不饱和脂肪酸），可以预防癌症和糖尿病。牛肉蛋白质所含的必需氨基酸较多，而且含脂肪和胆固醇较低，因此，特别适合高血压、血管硬化、冠心病和糖尿病病人适量食用。

牛肉营养价值高，并有健脾胃的作用，但牛肉粗糙，有时会影响胃黏膜。

（二）猪肉

猪肉的营养价值很高。猪肉有丰富的蛋白质，瘦肉的蛋白质可达 17%，而且蛋白质的质量很高，它所含的（氨基酸）成分和我们人所需要的几乎一样。猪肉的脂肪可为我们提供较多的热量，100 克肥猪肉可产生 800 多大卡热量，所以强体力劳动的人喜欢吃肥肉，猪肉中还有 1% 左右的矿物质，如磷比较丰富，此外还有少量维生素。猪内脏的营养价值也很好，蛋白质很丰富，不论猪肝、猪心、猪肾，蛋白质都有 15%～19%，尤其是猪肝，蛋白质最高可达 20%，还有丰富的铁、磷，猪肝有特别多的维生素 A、维生素 D，所以猪肝是营养很丰富的食品。

猪瘦肉含优质蛋白质、烟酸、维生素 B_1、铁、钙、磷等成分。猪瘦肉既是美味食品，又是保健佳品，且有美肤、润肤等功效。中医药学认为，猪瘦肉味甘、咸，性平，有滋补肾阴、滋养肝血、润泽皮肤等功效。《本草备要》说：猪瘦肉，其味隽永，食之润肠胃，生津液，丰肌体，泽皮肤，固其所也。《随息居饮食谱》说：猪肉，甘、咸平；补肾液，充胃汁，滋肝阴，润肌肤。

猪肝苦寒。能养肝明目及补血。主治肝虚血枯及失血后的眼花、夜盲、失眠、大便不畅及贫血等。

猪肚味甘微温。能补益脾胃。主治脾虚腹泻、虚劳瘦弱、消渴、小儿疳积、尿频或遗尿。猪肚为猪全身胆固醇含量最低的部分，适宜各种年龄和体质的人食用。

猪脾味甘性平。又称联贴。功能益脾胃，助消化。多用于小儿脾胃虚弱、饮食不化、食欲减退。

猪肾味甘、咸，性平。俗称猪腰子。功能补肾、止遗、止汗、利水。主治肾虚耳聋、腰痛、遗精盗汗、身面浮肿等。猪肾的胆固醇含量较高，不宜常食和多食。

猪蹄味甘、咸，性平。有补血、通乳、托疮之功，可用于产后奶少、痈疽疮疡等。催乳可用本品或加黄芪、当归炖熟服食。

猪皮与猪蹄都有美肤、护肤作用。猪皮和猪蹄都含较多的胶原蛋白，对维护和改善皮肤的弹性有一定作用，常食之有美容作用。中医药学认为，猪蹄、猪皮味甘、咸、性平，有补血、通乳、泽颜等作用。《随息居饮食谱》说猪蹄：填肾精而健腰脚，滋胃阴以滑皮肤，长肌肉可愈漏疡，助血脉，能充乳汁。

猪骨含有大量防止皮肤老化作用的类黏蛋白、骨胶原、钙、磷、铁等。其护肤美肤功能优于猪瘦肉。中医药学认为，猪骨汤味甘、咸、性平，有补髓、益血、养阴、丰肌、泽颜等功效。《本草纲目》说猪骨汤：补骨髓，益虚劳，丰肌，泽颜。提起猪骨粥，广东人自然就会想到柴鱼花生猪骨粥、菜干猪骨粥、花生眉豆猪骨粥、烧猪骨粥等美味的粥品。猪骨所含有的钙、磷、铁、钠等元素，蛋白质及其产生的热量都高于猪肉，猪骨食品对贫血、佝偻和骨质疏松症等有很好的疗效。

（三）马肉

马肉含有十几种氨基酸及人体必须的多种维生素。蛋白质含量高，并且含有钙、锌、铁等微量元素。具有补中益气、养肝补血、滋阴壮阳、促进血液循环，可预防动脉硬化，增进人体免疫力，强身健体等功能。

马肝在古代是一道著名的美味佳肴。景帝曰："食肉不食马肝，不为不知味；言学者无言汤武受命，不为愚。可见其回味无穷。有关马肝，还有一个极其悲壮的故事。相传当荆轲跟太子丹一起骑千里马出去，荆轲无意中说了一句千里马肝美，燕太子丹为了让荆轲去刺杀秦王，杀马烹制马肝，以满足荆轲的特殊需要。荆轲感叹地说：太子对我太好了！最后终于愿意赴那壮士一去不复还的死亡约会——刺秦王！后来为了纪念荆轲的英雄事迹，马肝就成为战国时期燕国的宫廷菜。其制法为将马肝治净，入锅加水和五味煮熟。

马脂的质量优于牛、羊、猪脂。马脂化学成分近似于植物油。大家知道，组成脂肪的饱和及不饱和脂肪酸，是机体生命活动、维持正常物质代谢所必需的。有些不饱和脂肪酸是不可代替、是人类营养中不可缺少的，否则将引起疾病。如亚油酸和亚麻酸就具有很高的生物学价值。其总量是依碘价的高低而定。动物脂中马脂的碘价最高。具有熔点低、碘价高、不饱和脂肪酸含量高等特点。

因此，马脂有很大的保健医疗价值。不饱和脂肪酸可溶解掉胆固醇，使它不能在血管壁上沉积，所以马脂对预防人们患动脉硬化症有特殊的作用。

（四）驴肉

驴肉是一种低脂肪、高蛋白，并具有保健功能的食品，驴肉肌间结缔组织不甚发达，口感极佳，故民间俗语早有天上龙肉，地下驴肉之说。近年来，随着人民生活水平的提高，在饮食上要求讲保健、换口味、吃稀特、饱口福的人越来越多。目前全国大部分城市兴起了吃驴肉热，驴肉店、驴肉馆逐渐增加，一些餐馆还将驴的生殖器官加工后高价出售，很受消费者欢迎，驴肉在市场越来越俏。除驴肉外，驴皮的用途也很广，不仅是轻工业的好原料，而且用驴皮熬制的胶还是一种名贵的中成药（阿胶），具有很好的补血护肤养颜功效。

驴肉营养丰富，据测定每百克驴肉中含蛋白质 18.6 克，脂肪 0.7 克，钙 10 毫克，磷 144 毫克，铁 136 毫克。其蛋白质含量比牛肉猪肉都高，而脂肪的含量很低，是典型的高蛋白、低脂肪食品。同时又可健胃、活血，补气养血，养心安神，是脾虚肾亏和贫血症患者的滋补食品。据医书记载，驴肉有补血、补气、补虚的功能；阿胶能滋阴养血、补肺润燥、止血安胎;驴肾（阴茎和睾丸）能强身壮体，改善性功能。肉驴全身都是宝。

其实驴肉的选料和烹调大有讲究。驴分褐、黑、白三种。药用价值以黑驴之肉为最佳。而选取驴入菜，想要获得驴肉最佳的口感和鲜美，必须严格挑选，当天宰杀，当天入菜。在烹调上，尽管鲜驴肉本身鲜嫩脆滑，但它也有一个小小的遗憾——略带腥味。如果烹调不得法，不但将驴肉做老，而且使腥味加重或变为酸味。通常烹调师是以苏打水调和去腥，但以民间烹调高手而论，末必均用此法。驴全身均可入菜，根据部位不同和不同的烹调方法可调制风味各异的菜肴。驴三件系用驴鞭和睾丸酱制而成，形似蝴蝶，红白相间，光亮透明。驴鞭的滋阴补肾、生精提神作用仅次于鹿鞭，中青年人最喜爱此菜。十件拼盘是由驴身十种部件组成，又各有各的口味。这十个部件为：心、肝、腰、肉、肚、肠、耳、尾、口条、蹄筋。糖醋驴骨髓口味清香、脆而柔嫩，可健脾胃、补肝肾、固精填髓。酱驴腿香嫩可口，具有补血益气，护肤养颜的功效。同时，驴肉肉质鲜嫩可口，亦是老年人食用佳品。

（五）狗肉

俗话说：寒冬至，狗肉肥。狗肉滚三滚，神仙站不稳。寒冬，正是吃狗肉的好时节。狗肉，味道醇厚，芳香四溢，所以有的地方叫香肉，它与羊肉都是冬令进补的佳品。狗肉营养价值很高，每 100 克狗肉含蛋白质 14.5 克，脂肪 23.5 克，可与牛肉、猪肉相媲美，而且含有钾、钙、磷、钠及多种维生素和氨基酸，是理想的营养食品。狗肉既可单独烹饪食用，又可配伍一些中药烹成药膳。

（六）羊肉

俗话讲：美食要配美器，药疗不如食疗，羊肉性温热、补气滋阴、暖中补虚、开胃健力，在《本草纲目》中被称为补元阳益血气的温热补品。温热对人体而言就是温补，比如冬季老年人比较怕冷，适时的吃些羊肉就会感到暖和，这一点在张仲景的《伤寒论》里及唐朝的《千金书》中都有记载，可见羊肉是人们冬令进补的最佳食品。

羊天性耐寒，在我国主要产于较寒冷的高原地区，如：青海、西藏、内蒙古地区，其中又以内蒙古地区羊的品种为最佳。内蒙古地区昼夜温差较大；水草茂盛，特别适合羊的生长。那里的人们多是游牧群体，生活不稳定，但个个体态强悍，在零下30℃的严寒里仍能策马扬鞭，放牧牛羊，其身体的强壮及耐寒性与常年吃羊肉的饮食结构是分不开的。同样，在我国南方地区，羊肉也将会有广大的市场，只是南方羊少，人们对羊肉的特点不了解，对羊肉独有的膻味一开始不能适应，且当地的穆斯林的人数比北方少，食用羊肉的人不是很多，如单论气候与地理条件，在南方食用羊肉更应该有必要性。我国南方属亚热带气候，尤其是长江、珠江流域一年四季多雨少风、潮湿，到了冬季更是阴冷难耐，受地区格局的影响，冬季居民又没有取暖设备，人在屋里从心里感觉到冷，使人在很长一段时间不能适应，特别是一些北方去的人更是不适应。在这种气候下，时间久了人容易患上风湿病、脊椎病、中枢神经等疾病，危害人的身体健康，影响人的寿命，所以在南方广大地区，不论是冬季、夏季，人们适时的多吃羊肉可以去湿气、避寒冷、暖心胃，是有百利无一害的。

羊肉肉质细嫩，含有很高的蛋白质和丰富的维生素。羊的脂肪溶点为47℃，因人的体温为37℃，就是吃了也不会被身体吸收，不会发胖。羊肉肉质细嫩，容易被消化，多吃羊肉只能提高身体素质，提高抗疾病能力。而不会有其他副作用，所以现在人们常说：要想长寿、常吃羊肉。

瑞士科学家曾经发现在牛和羊的体内存在着一种抗癌物质，这种被称为CLA的脂肪酸对治疗癌症有明显效果。位于瑞士福莱堡的一家动物研究所的科学家们经过多年研究，发现了CLA的独特性质。在CLA的作用下，癌细胞生长得到抑制并逐渐减少，这种作用对于治疗皮肤癌、结肠癌以及乳腺癌有着明显的效果。专家们指出，CLA 物质主要存在于肉类和奶制品中，反刍动物如牛和羊体内 CLA 的含量大大高于猪和鸡的含量。试验还证明，在草原上放羊的动物体内 CLA 含量更高。

各种急性炎症、外感发烧、热病初愈、皮肤疮疡、漆疮、疖肿及各种出血病患者均应忌食。孕妇及素有体热者不宜食。

（七）鹿肉

中国鹿文化随着鹿的饲养利用不断发展，在发展中得到丰富和提高，变得绚丽多彩。公元前 14 世纪殷纣王建筑了大三里、高千尺的鹿苑。这是中国养鹿最早的文化，那时养鹿主要是食肉、衣皮、观赏和祭祠。鹿肉是味道鲜美、营养价值极高的保健食品。古代由于鹿易于捕捉，鹿肉曾是民间和上层社会的主要食物。周朝已将鹿肉作为宴宾的主食品。唐代州县宴请得中举子歌鹿鸣曲的记载。北魏贾思勰的《齐民要术》详细地记述了鹿肉的烹饪技术。以后各朝代因鹿的减少，有关鹿肉的记载见诸不多。至清朝鹿肉则成为贡品。近代由于养鹿业的发展，鹿肉不仅数量增多，吃法也花样翻样，以鹿肉为原料的佳肴不下百十种，成为我国饮食文化中光辉一页。

鹿本身是悠然自得与世无争的动物，在爱护动物者的心目中，是温驯美丽的。后来不知何故卷入了政治旋涡。如指鹿为马是强权的强词，鹿死谁手、中原逐鹿，都寓意于政治之争。《三国演义》中曹操许都射鹿是典型的挟天子以令诸侯，跃马中原，弯弓射鹿无不体现了鹿文化的政治性和阶级性。

当然，鹿文化的重要方面是其观赏性。性情温顺形象秀丽，尤其梅花鹿棕红毛配以白色斑点更受人们的喜爱。在古代只有王室权贵才能观赏鹿，自然是一种奢侈的享受。北宋徽宗是个穷凶极欲的皇帝，他的鹿苑养鹿数千头，除了观赏还供食用。后来一些佛堂寺院为了增加和平静穆气氛也在养鹿。日本在奈良的一些寺院内仍养鹿供观赏。今天我国乃至世界各国都在动物国内饲养各种鹿供游人观赏、陶冶情操。除观赏外，鹿还与人共娱，给人带来欢乐。如《辞海》有鹿车条款，说的是以鹿拉车，坐鹿车自然是无限惬意的事。鹿在古代还被视为神物，认为鹿能给人们带来吉祥幸福和长寿，那些长寿神就是骑着梅花鹿。欧美国家的圣诞老人乘坐鹿车，也是借鹿来获得好运。在商代鹿骨已用作占卜，殷墟还发现鹿角刻辞。东周时期，楚墓中流行使用木雕镇墓鸟兽神怪，它们的头上都安装真实的鹿角，形成楚文化的特点，认为鹿角有神异之力，对死者在冥界生活起到某种保护作用。作为美的象征，鹿与艺术有着不解之缘，历代壁画、绘画、雕塑、雕刻中都有鹿。如汉代的骑士射鹿图，佛座上的卧鹿浮雕。内蒙古白岔河发现商代岩画，其中以鹿最多，千姿百态，生活气息浓厚。金代权贵还用鹿作装饰图案。现代的街心广场，庭院小区矗立着群鹿、独鹿、母子鹿、夫妻鹿的雕塑；一些商标、馆驿、店铺匾额也用鹿，是人们向往美好，企盼财运兴旺的心理反映。鹿还被小说家美化和神化。塑造美丽的形象，给人以美的享受。《诗经》是我国古代诗歌总集，其中有不少对鹿的描绘。

鹿肉属高营养大补食品，蛋白质含量高，脂肪含量低，肉质细嫩，味道鲜美。含有多种营养元素，可提高人体代谢功能和增强抗体的滋补物质，可气血双补、填精补髓、增强体质，是老少皆宜的营养品。鹿肉性温、味甘苦。补五脏、调血脉，主治虚劳羸瘦、壮阳益精、暖腰脊，适用于肾阳不足所致的腰膝酸软、阳痿早泄、畏寒肢冷等。鹿肉具有细嫩、易加工等特点。目前用鹿肉做成的著名美味菜肴已有上百种，深受广大人民的欢迎。

鹿茸是现代养鹿业的主产品，主要用于医疗保健，鹿茸药用最早见于马王堆汉墓《五十病方》中（公元 168 年），记载燔鹿角治疗肿痛。以后历代医书都记载了鹿茸有益气强志、生精补髓的作用。近代中医学认为鹿茸为补阳药，主要用于肾阳不足引起的阳痿早泄、宫冷不孕、精神疲倦及小儿发育不良、疬病久泣不敛等症。国内外大量研究表明，鹿茸中含有多种生物活性物质，能促进机体生长发育和新陈代谢，增强机体免疫力，对神经系统和血管系统有良好的调节作用。古今中外将鹿茸作为强壮药。用于身体衰弱、年老或病后恢复期、性神经衰弱等症。有病治病，无病强身。

（八）熊肉

黑熊，别名熊、狗熊、黑瞎子。是重要药用动物。药用部位主要是熊胆、骨骼、脂肪、熊掌等。熊胆为润肺、清肝、健胃、明目、镇静、止痉、镇痛、解毒、杀虫之良药。南方主要用以治疗跌打去瘀，普遍作为伤科要药。民间以骨骼熬膏作滋补用，亦疗风湿骨痛。熊脂治疗局部烧、烫伤，立时止痛且不留伤痕。据《本草纲目》所载：脂与肉皆能治负痹，筋骨不仁。熊肉，熊掌可食，自古以来列为珍品，食之能御风寒、益气力，是珍贵滋补品。皮、毛等皆有用。

熊脂味甘微寒。主治风痹不仁筋急，五藏腹中积聚，寒热羸瘦，头疡百秃，面皯。久服强志不饥轻身。

（九）麋脂

麋鹿俗称四不象，是一种原产于我国的世界珍稀动物。《本草纲目》称麋脂治恶疮死肌，麋肉益气补中，麋角大益阳道，麋骨令人肥白、美颜色。其貌老还少之功受到历代名医和帝王的青睐。根据大量化石和历史资料推断，野生麋鹿大概在清朝才濒临灭绝的境地，最后的灭绝地点，可能是江浙滨海一带。人工驯养的麋鹿，1900年在北京皇家猎苑南海子被入侵的八国联军洗劫一空。至此，麋鹿在中国绝迹。本经记载：麋脂，味辛温。主治痈肿恶疮死肌，风寒湿痹，四肢拘缓不收，风头肿气，通腠理。一名宫脂。生山谷。

（十）獐

獐为野生动物，分布长江流域各地，为鹿科动物，獐骨以及獐的骨髓与脊髓皆性温味甘，为滋补强壮食品。唐·孟诜曾经说过：八月至十一月食之胜羊。獐肉、獐骨、獐髓皆可食用。獐肉，俗名河鹿肉。性温，味甘。有补益五脏、催乳之功效。适宜阳气不足，气血亏损，身体羸弱，营养不良，产后缺奶之人食用。獐肉性同鹿，适宜秋冬两季食用。《子母秘录》：主乳无汁，獐肉作臛食。《随息居饮食谱》记载：獐肉甘温，祛风，补五脏，长力，悦容颜。按食疗云：八月至十一月食之，味美胜羊，十二朋至七月食之，动气。《日华子本草》认为獐骨益精髓，悦颜色。冬季体虚之人，食獐肉有温补之功。

凡属阴虚火旺之人忌食。獐肉性温热，春夏之季忌食。根据前人经验，獐肉忌与虾、生菜、梅子、李子同食。《金匮要略》：獐肉不可合虾及生菜、梅、李果食之，皆病人。南朝·陶弘景：不可合鸽肉食之。成癥瘤也。《随息居饮食谱》：多食发痼疾，患消渴。

（十一）兔

我国民间素有飞禽莫如鸪，走兽莫如兔之说。兔肉是一种味道鲜美、营养丰富的补品。目前我国的家兔品种主要是中国白兔，日本大耳白兔，青紫蓝兔，新西兰兔等。其养殖以千家万户散养为主，主要集中在山东、山西、河北、江苏等地。兔肉营养丰富，肉质细嫩，味道鲜美，易于消化。不但蛋白含量高，而且所含的赖氨酸与色氨酸比其他肉类也高；其磷脂含量高，胆固醇含量低，能健脑，食后不易肥胖，所以深受人们的喜爱。兔肉中的蛋白质含量比瘦猪肉高出 50%，比羊肉高出一倍，兔肉脂肪含量低，仅为猪肉的 1/16，羊肉的 1/7，是肉类中低脂之冠。胆固醇含量为猪肉含量的 1/3，鸡鸭肉的 2/3。因此，高蛋白、低脂肪低胆固醇是兔肉的三大特点，故更适合替代其他肉类食品。特别适宜高血脂、高血压、动脉硬化和冠心病患者食用。

从食品营养角度看，联合国粮农组织（FAO）的分析数据表明兔肉是高蛋白、高赖氨酸、高消化率，低脂肪、低胆固醇、低热量（三高三低）的营养保健食品。兔以草食为主，因此兔肉受农药等有毒物质污染程度也比其他肉类低。兔肉含磷脂量相当于胆固醇的 25 倍，磷脂可抑制胆固醇沉积，缓解动脉硬化、降低冠心病和高血压病发生。磷脂还是大脑的重要组成部分。来自美国的研究表明：儿童常吃兔肉，可提高智力 30%；妇女常吃兔肉，面部不长皱纹；男人常吃兔肉，可延长寿命。所以，专家们认为：多吃兔肉，不仅可以健身，还可以健脑，故称兔肉为健美肉、健脑肉，于老人、小孩、妇女食用尤为合适。

早在梁代，医学家陶弘景就指出：兔肉为羹益人。由此可见，兔肉历来受医学家所重视。用兔肉食疗，有强壮身体的作用。尤其是肾气亏损，精血不足，阴虚阳痿，性欲消退，精神萎靡不振，终日无精打采的人，不分男女，都可用兔肉作食疗。只要吃上几次，功效立显。我国各地因经济发展不平衡，城镇和山区农村生活水平相差悬殊，营养不良与营养过剩并存，贫困病与富裕文明病并存，某些城市儿童因营养过剩、摄入的营养成分比例失调，特别是吃含脂肪高的猪肉过多，诱发肥胖儿，已成为威胁中国城市儿童健康的严重问题。未来的 30～40 年，我国中老年人口将增加 2～3 倍，现在全国肿瘤发病人数已高达160 万，高血压患者已增至 9000 万，全国每年约有 200 万人死于心脑血管病，在居民死亡原因中占据首位，而兔肉是预防高血压、肥胖症、动脉硬化，降低血脂、胆固醇等现代文明病最为理想的食品，因此，常食兔肉既能增强体质，又不致使身体发胖，是老少皆宜的健康食品。综上所述，随着人民生活向小康过渡和认识的提高，具有营养保健功能的兔肉，在新世纪将成为我国人民 21 世纪的时尚消费品。

从药膳学角度看，兔肉性味甘、凉，入肝、大肠经。能补中益气、凉血解毒。治消渴羸瘦，胃热呕吐，便血。兔肉还有很高的药用价值，与一些中草药配合能治疗多种疾病，特别对高血压、脾胃虚寒引起的腹泻、糖尿病等有很好的疗效。另外在中国民族药食大全上记载兔肉与百合、田七配成的药方可提高人的抵抗力并有预防和治疗癌症的作用。

表4　仲景著作中畜类食物的性味与主要养生作用

名称	性味归经	主要养生作用
牛肉	甘、平，归脾、胃经	补脾胃，益气血，强筋骨
牛肺	甘、平，归肺经	补肺气
猪肉	甘咸平，归脾、胃、肾经	滋阴润燥，补益气血，长肌肉
猪脂	甘、凉，归大肠、肺经	润燥，通大便，润脏腑、皮肤，止燥咳
猪骨	甘、平，归肾经	强筋骨，止下利，解丹药毒
马肉	甘、酸、寒，归肝经	除热下气，长筋，强腰脊。主治寒热痿痹
马肝	甘、酸、平，归肝、肾经	通调月经，止心腹滞闷、四肢疼痛
驴肉	甘、酸、平，归脾、胃经	补血益气，调理虚劳、风眩，去心烦
狗肉	咸、温，归脾、胃、肾经	健脾益气，温肾助阳
羊肉	甘、温，归脾、肾经	补脾益气，温肾暖下，养血温经
羊肝	甘、酸、平，归甘、肾经	补肝肾，明目，治血虚萎黄羸瘦、目黯昏花
羊脑	甘、温，《纲目》言有毒	疗风寒入脑，头痛久不愈（《随息居饮食谱》）润皮肤，去枯黯（《本草纲目》）
鹿肉	甘、温，归肝、肾经	益肾养肝，温补脏腑，养血填精

续表

名称	性味归经	主要养生作用
熊肉	甘、温，归肝、脾、胃经	补中益气，润肌肤，强筋骨，补虚羸，蠲痹痛
麋脂	甘、平	润燥补虚
獐肉	甘、温，归脾、胃经	补益五脏
兔肉	甘凉，归肝、大肠经	补中益气，凉血解毒

五、禽类

（一）鸡

鸡肉一直都是中外的美食，它除了营养丰富、味道鲜美外，还是所有肉类中脂肪含量最低的，只要不吃鸡皮并把能看见的油块去除，吃鸡肉是最不会致胖的。鸡肉不但好吃有营养，还具有强壮筋骨、健脾胃、养血脉等多种功能，是最常被用来作为补食的肉类，尤其是乡下放养的土鸡及乌骨鸡，更是冬季进补、病后调养的首选。鸡肉含有丰富的蛋白质，每 100 克鸡肉中蛋白质含量达 23.3 克，远远超过猪、牛、羊、鱼及蛋类的含量，为动物肉类之最，而脂肪含量却又低于上述食物。低脂肪、高蛋白，富含人体所必需的 13 种氨基酸与微量元素，因此具有较高的营养价值。此外，鸡肉中还含有大量的钙、磷、铁、硫胺素、核黄素、尼克酸、维生素等多种营养物质。

中医学认为，鸡肉味甘性温，可温中暖胃，益气养血，补肾益精填髓。主治虚劳瘦弱，病后体弱乏力；中虚食少、泄泻；气血不足，头晕心悸，或产后乳汁缺乏；肾虚之小便频数、遗精、耳聋耳鸣、月经不调；脾虚水肿；疮疡久不愈合等。凡畏寒虚弱症状的人都适宜吃鸡肉，如神疲乏力、伤口复原、腹泻下痢、小便频而颜色清、贫血、糖尿病、水肿等病人。经常食用有益气疗劳、填精补髓之功效。鸡亦被视为妇科食疗上品，对妇女月经不调、产后少乳、白带等症均有良好的辅助治疗作用。鸡肉比起猪肉、牛肉等肉类，明显具有低脂低热的特点，肉质也更爽口香嫩。采用任何烹饪方法、与多种辅料搭配都能制作出美味菜肴，且营养丰富，几乎可以称为减肥者摄取动物性蛋白质的首选食物。据有关权威机构调研，鸡肉是最为安全放心肉类产品之一。

　　人们往往习惯用老母鸡炖汤来进补，认为老母鸡的营养价值高，其实不然。鸡肉的营养成分中，蛋白质含量高，还含有脂肪、维生素和矿物质等。新鸡（包括童子鸡）蒸煮之后，肉极容易酥，肌肉纤维非常细嫩、松软、适口、味美。老母鸡一般用来炖汤，但鸡肉往往越烧越硬，不易煮烂。这是因为新鸡的肉里含弹性结缔组织极少，多数是易溶于水的胶原结缔组织，不到100℃就可分解成可溶性胶蛋白，很容易被人体吸收，而老母鸡肉中，多是不易溶于水的弹性结缔组织，即使160℃的高温烧煮，也不能使之变成可溶性胶蛋白，人体就没法吸收而被排出体外。因此，新鸡肉的营养价值比老鸡肉的营养价值高。

　　鸡蛋又称鸡子。鸡蛋中所含的营养物质相当丰富。含蛋白质、磷脂、维生素A、维生素 B_1、维生素 B_2、钙、铁、维生素 D、酶素等。据测定每100克全蛋含有12.7克蛋白质。鸡蛋中的蛋白质是食物品种中质量、种类、组成方面最优质的蛋白质。1克鸡蛋蛋白质比1克肉类蛋白质的营养价值高得多。而蛋白质（特别是像鸡蛋蛋白质这样的优质蛋白质）在维护皮肤光泽、弹性等方面有着重要的作用。鸡蛋黄中含有一定量的磷脂。磷脂有乳化作用。进入人体中的磷脂所分离出来的胆碱，具有防止皮肤衰老，使皮肤光滑美艳作用。鸡蛋黄中还含有丰富的维生素 A、维生素 B_2。据测定，每100克鸡蛋黄中含维生素 A 2000 国际单位、维生素 B 20.3 毫克、维生素 D 30 国际单位、维生素 B_1 0.25 毫克。这些维生素都是营养皮肤必不可少的物质。鸡蛋中还含有较丰富的铁。100克鸡蛋黄含铁150毫克。铁元素在人体起造血和在血中运输氧和营养物质的作用。人的颜面泛出红润之美，离不开铁元素。如果铁质不足可导致缺铁性贫血，使人的脸色萎黄，皮肤也失去了美的光泽。由此可见，鸡蛋确是维护皮肤美的重要食品之一。

　　中医药学认为，鸡蛋味甘，性平，有补中益气、养阴健体及美肤等作用。《本草纲目》说：卵白，其气清，其性微寒；卵黄，其气浑，其性温；卵则兼黄白则用之，其性平。精不足者，补之以气，形不足者，补之以血，卵兼理气血，故能清气。能补血，能养阴，润肌肤。《本草再新》说：鸡子黄，补中益气，养肾益阴。所以，适当地多吃一些鸡蛋，有健体、抗衰老、美肤等作用。

　　口腔溃疡、急性炎症、皮肤疖肿、大便秘结者均不宜食鸡肉；高血压患者、幼儿、体盛之人不宜多食；鸡尾部有个法氏囊，它可能有各种病菌及癌细胞的聚结，不宜食用。

（二）鸭

我国养鸭历史悠久，大群养鸭最早出现于公元前 500 年春秋时期的吴国，在《吴地记》中云：鸭城者吴王筑城，城以养鸭，周数百里。全国江、河、湖、池塘等多水地区，为鸭的主要产地。

鸭肉的营养价值很高，可食部分鸭肉中的蛋白质含量约 16%～25%，比畜肉含量高得多。鸭肉蛋白质主要是肌浆蛋白和肌凝蛋白。另一部分是间质蛋白，其中含有溶于水的胶原蛋白和弹性蛋白，此外还有少量的明胶，其余为非蛋白氮。肉食含氮浸出物越多，味道越鲜美。鸭肉中含氮浸出物比畜肉多，所以鸭肉味美。老鸭肉的含氮浸出物较幼鸭肉多，野鸭肉含氮浸出物更多，因此，老鸭的汤比幼鸭鲜美，野鸭滋味更比老鸭好。此外，烹调时，加入少量盐，能有效地熔出含氮浸出物，会获得更鲜美的肉汤。鸭肉中的脂肪含量适中，约为 7.5%。比鸡高，比猪肉低，并较均匀地分布于全身组织中。脂肪酸主要是不饱和脂肪酸和低碳饱和脂肪酸，因此，熔点低，约为 35 度，易于消化。鸭肉是含 B 族维生素和维生素 E 比较多的肉类。100 克可食鸭肉中含有 B 族水溶性维生素约 10 毫克，其中 6～8 毫克是尼克酸，其次是核黄素和硫胺素；含维生素 E 90～400 微克。尼克酸作为人体内两种重要辅酶的成分，在细胞呼吸中起作用。它们与碳水化合物、脂肪和蛋白质能量的释放有关，还参与脂肪酸、蛋白质和脱氧核糖核酸的合成。对心肌梗死等心脏病人有保护作用。每人每天的推荐摄入量为 15 毫克左右，只要吃 200 克鸭肉就够了。核黄素在细胞氧化过程中起着重要作用。硫胺素是抗脚气病、抗神经炎和抗多种炎症的维生素，在生长期、妊娠期及哺乳期的人比一般人需要量大。维生素 E 是有抗氧化作用，是人体多余自由基的清除剂，在抗衰老过程中起着重要作用。鸭肉还含有约 0.8%～1.5%的无机物。与畜肉不同的是，鸭肉中钾含量最高，100 克可食部分达到近 300 毫克。此外，还含有较高的铁、铜、锌等衡量元素。

总之，鸭的营养价值很高，经常吃些鸭肉，也许会收到意想不到的效果。鸭可以做成各种各样风味不同的烤鸭、笼蒸全鸭、香酥肥鸭、鸭火锅等等。如以鸭为原料做成的世界闻名的北京烤鸭、南京盐水鸭；老土鸭火锅采用青头老鸭，加入几十种名贵中草药和香料经浸、卤精制而成，是色香味俱全，回味无穷的保健食品。

鸭全身都是宝。鸭肉具有滋阴补虚、利尿消肿之功效，可治阴虚水肿，虚劳食少、虚羸乏力、健脾、补虚、消暑养阴、大便秘结、贫血、浮肿、肺结核、营养不良性水肿、慢性肾炎等疾病；鸭血具有补血、清热解毒之功效，可治中风、小儿白痢似鱼冻者，经来潮热、胃气不开、不思饮食，营养性巨幼红细胞性贫血等疾病。鸭蛋具有滋阴补虚、清热之功效，可以清肺火，止热咳、喉痛、可治妇女产后赤、白痢、鞘膜积液和阴囊橡皮肿、烫伤、湿疹和静脉曲张性溃疡、幼儿消化不良、鼻衄头胀痛、风寒、风火各种牙痛、高血压、肺阴虚所致的干咳、咽干、咽痛、心烦、失眠等疾病。

鸭肉味甘、咸，性微寒。有养胃滋阴，清虚热，利水消肿之功效。主治虚劳骨蒸发热，咳嗽痰少，咽喉干燥；阴虚阳亢之头晕头痛；水肿，小便不利。

脾虚便溏腹泻，或外感未清的病人不宜用。食鸭肉忌大蒜、木耳和鳖肉。

（三）鸭卵

鸭蛋的品种是由产蛋母鸭的品种决定的，优种鸭蛋主要有：北京鸭蛋、金定鸭蛋、高邮鸭蛋、绍兴鸭蛋等等。鸭蛋也是有护肤、美肤作用的食品。其美容作用略差于鸡蛋。

鸭蛋的营养价值很高，含有蛋白质、磷脂、维生素 A、维生素 B_2、维生素 B_1、维生素 D、钙、钾、铁、磷等营养物质。鸭蛋矿物质、维生素 A 等也高于鸡蛋。每 100 克可食部分含水分 70 克，蛋白质 8.7 克，脂肪 9.8 克，碳水化合物 10.3 克，灰分 1.2 克，热量 164 千卡，钙 71 毫克，磷 210 毫克，铁 3.2 毫克，维生素 1380 国际单位，硫胺素 0.15 毫克，核黄素 0.37 毫克，尼克酸 0.1 毫克以及胆固醇 634 毫克。粗蛋白为 12.5% 时，每 100 克可食部分含缬氨酸 853 毫克，亮氨酸 1175 毫克，异亮氨酸 571 毫克，苏氨酸 806 毫克，苯丙氨酸 801 毫克，色氨酸 211 毫克，蛋氨酸 595 毫克，赖氨酸 704 毫克，胱氨酸 379 毫克。

中医药学认为，鸭蛋味甘，性凉，有滋阴、清肺、丰肌、泽肤等作用。如常食银耳、鸭蛋炖冰糖，有滋阴降火、润肺美肤的功效。其制法为：取鸭蛋1只，银耳10克，冰糖20克。先将银耳水发，洗净，加清水，文火煮至烂熟；打入鸭蛋，加入冰糖，再用旺火煮至鸭蛋熟透即成。鸭蛋性偏凉，这一点不如鸡蛋（性平），故脾阳不足、寒湿下痢者不宜服。

鲜鸭蛋可直接煮（蒸）熟食或做各种菜肴。经盐、碱、糟后可制成咸蛋、皮蛋、糟蛋等再制蛋供市销和出口，如平湖糟蛋和叙府糟蛋驰名中外。

（四）麻雀

麻雀，又称宾雀、瓦雀、家雀、黄雀、雀儿、琉麻雀等，是以谷粒和昆虫为食的小雀鸟。我国民间习惯将老而斑者称为麻雀，小而黄口者称为黄雀。李时珍云：雀，处处有之。……体绝肥，背有脂如披绵。性味皆同，可以炙食，作鲊甚美。苏东坡也喜食雀肉，有诗曰：披绵黄雀漫多脂。可见雀肉醇厚无比了。

雀肉所含的主要营养成分为蛋白质、脂肪、碳水化合物、无机盐及维生素 B_1、维生素 B_2 等。据《增补食物秘方》记载：雀肉能补五脏，益精髓，暖腰膝，起阳道，缩小便，又治妇人血崩带下，十月后正月前宜食。中医学认为麻雀肉有壮阳、益精、温肾、益气、暖腰膝、缩小便、止带之功能，若身体虚弱，头晕眼花，终日精神萎靡不振，阳痿，性功能减退，小便频数，妇人白带清稀过多，老人畏寒肢冷、脏腑虚损，均可常食麻雀肉进行疗补。雀肉能补阴精，是壮阳益精的佳品，适用于治疗肾阳虚所致的阳痿、腰痛、小便频数及补五脏之气不足。将其煨熟食用或酒浸饮用，有温阳补益作用，对阳虚、羸瘦、阳痿、早泄、带下症等有较好的疗效。此外，雀脑与雀卵亦有较好的补益作用。雀脑补肾利耳，熟食可以治疗男子阳痿、遗精等症；雀卵有助肾阳、补阴精之功效，对治疗阳痿、腰痛、精液清冷有效。

阴虚火旺者或阳盛及阳强易举者忌用；孕妇、大便秘结、小便短赤、各种血液病、各种炎症患者也均应忌食；春夏季节不宜食雀。雀肉大热，春夏季及患有各种热症者不宜食用。麻雀肉不宜与李子和海鲜食物同食。

（五）鹭鸶

白鹭栖息于沿海岛屿、海岸、海湾、河口及其沿海附近的江河、湖泊、水塘、溪流、水稻田和沼泽地带。单独、成对或集成小群活动的情况都能见到，偶尔也有数十只在一起的大群。白天多飞到海岸附近的溪流、江河、盐田和水稻田中活动和觅食，晚上则飞到近岸的山林里休息。常一脚站立于水中，另一脚曲缩于腹下，头缩至背上呈驼背状，长时间呆立不动，行走时步履轻盈、稳健，显得从容不迫。飞行时头往回收缩至肩背处，颈向下曲成袋状，两脚向后伸直，远远突出于短短的尾羽后面，两个宽大的翅膀缓慢地鼓动飞翔，动作显得从容不迫，十分优美。我国古代《毛诗·周颂》中就用"振鹭于飞，于彼西雍"来形容它飞翔时的气势不凡。每年4月和11月进行春秋两季的迁徙活动。主要以各种小型鱼类为食，也吃虾、蟹、蝌蚪和水生昆虫等动物性食物。通常漫步在河边、盐田或水田地中边走边啄食，它的长嘴、长颈和长腿对于捕食水中的动物显得非常方便。捕食的时候，它轻轻地涉水漫步向前，眼睛一刻不停地望着水里活动的小动物，然后突然地用长嘴向水中猛地一啄，将食物准确地啄到嘴里。有时也常伫立于水边，伺机捕食过往的鱼类。目前黄嘴白鹭已被国际鸟类保护委员会（ICBP）列入世界濒危鸟类红皮书中，我国将其列为国家二级保护动物。优雅的鹭鸶能够使人从观赏中得到欢乐，忘却烦恼，这应当是他的养生作用。两个黄鹂鸣翠柳，一行白鹭上青天。面对这种优雅的动物，难道还有人想去吃他吗？

（六）雉鸡

雉鸡又名野鸡、山鸡、环颈雉、赛飞龙，属鸟纲鸡形目雉科，为野生杂食鸟类。雉鸡羽毛色彩艳丽斑斓，被誉为龙凤鸟、凤凰鸟。主要分布于亚洲，相当部分是在我国，尤其是一些较好的雉鸡品种仅在我国特有。我国人民很早就有人工养殖雉鸡的历史。我国古籍《周易》、《礼记》、《汉书》等书中，就有养殖雉鸡的记载。雉鸡虽经人工饲养，其野性仍较强。具有生长快、产蛋多、适应性广、抗逆性强等特点。其肉质鲜嫩味美，出肉率高，富含多种人体必需的氨基酸、微量元素，是高蛋白、低脂肪且兼有一定药用价值的珍稀野味食品。雉鸡鸡尾长，且羽毛光彩鲜艳，观赏性强，我国自古就有节日送雉鸡为礼品的传统，送雉鸡有祝愿健康长寿，吉祥美满之意。

苏东坡《食雉》诗曰：雄雉曳修尾，惊飞向日斜。空中纷格斗，彩羽落如花。喧呼勇不顺，投网谁复嗟。百钱得一只，新味时所佳。烹煎杂鸡鹜，爪距温槎牙。谁知化为蜃，海上落飞鸦。凭心而论，东坡先生此诗写得精美绝伦，果然性情中人，个中品味，惟吃家悟得。

关于雉鸡，有记载的食疗处方是彭祖的雉羹，彭祖因此而受封于大彭。据说彭祖不但长于食疗，还是吐纳术、房中术之鼻祖，可谓中华养生第一大家。相传彭祖因首创雉羹进献尧帝，治好尧帝厌食症，野鸡汤遂留传于世，彭祖也因此而被尊称为厨行的祖师爷。说明了彭祖不仅懂得饮食保健，而且善于烹饪。据说雉羹是以蜗为酱，以菰米为饭，以雉为羹，三者配伍。后来，雉羹被简化为用野鸡煮烂，与稷米同熬而成的一种汤羹类，具有鲜香醇厚、易消化等特点。因雉羹源于上古，故又有天下第一羹之美称。又因野鸡汤是古代圣君唐尧食用过的，此后历代王朝的王公大臣皆以能品尝到皇帝所赐的野鸡汤为荣。

雉鸡肉具有食疗作用。在我国古代《本草纲目》、《唐本草》、《医林摘要》和《随息居饮食谱》等经典著作中，都阐明山鸡肉具有抑喘补气、止痰化瘀、清肺止咳之功效。

雉鸡肉质鲜美、营养丰富、清香适口、细嫩味长，是高蛋白，低脂肪的野味佳肴。雉鸡肉含粗蛋白 23.43%～24.71%，鲜肉粗蛋白含量比家鸡高 3%～4%，氨基酸含量为 23.14%～24.73%，高于普通家鸡 41.27%～50.98%，也高于乌骨鸡 24.81%～33.4%，其脂肪和胆固醇含量比家鸡低得多，山鸡脂肪含量为 0.95%～1.0%，家鸡却高达 7.0%～8.0%。胆固醇含量比家鸡低 37.5%，鲜肉铁的含量比家鸡高 10～15 倍，山鸡的血糖、白蛋白、血钙、血磷都高于家鸡和乌骨鸡 2 倍多。山鸡是特有的滋补品，且富含人体等必须的十多种氨基酸，维生素和微量元素。正因为雉鸡肉具有高蛋白、高热量和低胆固醇的营养特点，被誉为优质保健肉和美容肉。人们食用雉鸡肉既可获得氨基酸等丰富的营养成分，又可防治高胆固醇血症和动脉粥样硬化，也有利于维持正常的血压。

在中医食疗上，雉鸡性温，味甘酸。有补中益气之功效。能抑喘补气，补气壮身、祛痰止喘、清肺止咳。山鸡蛋可治头晕。特别是对心脑血管疾病的康复有很大的调理作用。适宜脾胃气虚下痢，慢性痢疾，肠滑便溏之人食用，适宜消渴（糖尿病）口干，小便频多之人食用。根据前人经验，野鸡肉适宜冬季食用。《本草纲目》中记载，雉鸡脑治冻疮，嘴治蚁瘘，屎治外疟等。

前人认为，雉肉忌与鹿肉、胡桃、荞麦、葱、以及木耳等食用菌一同食用，患有痔疮和皮肤疥疮之人忌食。《随息居饮食谱》：多食损人，发痔，诸病人忌之。勿与胡桃、木耳菌蕈同食，春夏秋皆毒物，勿食。唐·孟诜：雉肉久服令人瘦，九月至十一月稍有补，他月则发五痔诸疮疥。不与胡桃同食，发头风眩及心痛，与菌蕈木耳同食，发五痔，令下血，同荞麦食生肥虫卵，同葱食生寸白虫。

表 5　仲景著作中禽类食物的性味与主要养生作用

名称	性味归经	主要养生作用
鸡	甘、温，归脾、胃经	补精填髓，温中健脾，益气养血
鸭	甘、咸、平，归脾、胃、肺、肾经	滋阴润燥，健脾利水，利咽喉，止盗汗
鸭	卵甘、咸、平，归肾、肺经	滋阴润燥，补肾填精，利咽喉
（麻）雀肉	甘、温，归肾经	温肾壮阳，填精益髓
燕肉	《金匮要略》录之，然《中药大词典》不曾收载。性味归经及功效无从查考	鹭鸶肉咸、平，归脾、胃经，益脾补气，补赢瘦
雉肉	甘、酸、温，归心、胃、脾经	补中益气，主治消渴、小便频数

六、水产类

鱼是人类食品中动物蛋白质的重要来源之一，鱼含动物蛋白和钙、磷及维生素 A、D、B_1、B_2 等物质，比猪肉、鸡肉等动物肉类都高，且易为人体消化吸收，其吸收率高达 96%，由于鱼肉肌纤维较细，有多量可溶性成胶物质，结构柔软，这些就更适合患者、中老年人和儿童食用。鱼类还含有一种只有水生动物才含有的多种不饱和脂肪酸，它能降低胆固醇和甘油三脂，防止血液凝固，对冠心病和脑溢血病的防治有很好作用。

据调查，爱斯基摩人中患冠心病的极少，这同他们常年食鱼有很大关系。据世界卫生组织 1984 年初进行的国际联合调查，用美田纳西州那士维市 25 名

50 多岁的男性的血液与日本岛根县的同龄男性渔民、农民各 50 人的血液加以分析比较，结果表明，大量存在于鱼脂肪内的不饱和脂肪酸的数值在日、美两国民间差距极大，因而心肌梗死和脑血管梗死的死亡率也有明显差异。日本岛根县渔民血液中的比率为 13.6%，农民为 12.24%，而少吃鱼的那士维市市民为 2.12%。经进一步统计，10 年内上述两种疾病患者中，每十万人的死亡率，那士维市的居民为 498，而岛根的渔民为 203 人，农民为 244 人。说明多吃鱼有助于预防心肌梗死和脑血管梗死。化验证明，这种物质的大部分又在鱼头、腮和内脏，多吃对保持血液的流畅大有益处。众所周知，鱼油中含大量维生素 D，是儿童成长期不可缺少的物质，可防止软骨病、夜盲症等。在我国有文字记载或民间流传的鲫鱼、甲鱼烧汤可治肝病，可补妇女哺乳期奶汁不足；鲤鱼、鲫鱼、鳗鱼能治肺炎、痢疾；鳅鱼可治关节炎、中耳炎、跌打损伤；黑鱼可祛瘀生新等都有一定道理，能起辅助治疗作用，对于人体抗老防衰，延年益寿是很明显了。

（一）青鱼

青鱼，又称螺蛳青、青鲩、黑鲩、青根鱼、乌青鱼、黑鲲、青棒、钢青等。体型呈圆筒形，尾部侧扁，腹部圆；体背及体侧上半部青黑色，腹部乳白色，是我国的四大家鱼之一。青鱼多生活在水体的中、下层，不喜欢到水面活动。鱼苗期以浮游动物为食，成鱼则以螺蛳、黄蚬等贝壳类软体动物为主要食物。青鱼体较大，长筒形，具有生长快（3 龄鱼可长到 3.5～4.0 公斤）、个体大（大的可达 50公斤以上）、肉厚刺少、富脂肪、味鲜美等特点。青鱼原产于长江、珠江水系，现在全国各地均有养殖，但南方养殖较多，北方养殖很少，故北方市场亦很少见。因实行轮捕轮放，全年均有生产，以秋冬季为旺季。青鱼个体大，肉厚、多脂、味美，刺大而少，富含营养，每百克肉含蛋白质 19.5 克、脂肪 5.2 克，并含有大量维生素，是淡水鱼中的上品，经济价值很高。一般家庭食用多红烧、糖醋红焖、溜片、熏制等。南方江、浙、两湖等省还将青鱼加工风干，用于烧肉、炖肉，有特殊风味。

青鱼中除含有 19.5%蛋白质、5.2%脂肪外，还有钙、磷、铁、维生素 B_1、维

生素 B_2 和微量元素锌等。

据记载，青鱼有补中安肾（《食经》）、益心力（《食疗本草》）、补胃醒脾，温运化食（《随息居饮食谱》）、益智强思（《金峨山房药录》）等功效，因而颇受欢迎。

（二）鲤鱼

鲤鱼俗称鲤拐子、毛子等，隶属于鲤科。身体侧扁而腹部圆，口呈马蹄形，须 2 对。背鳍基部较长，背鳍和臀鳍均有一根粗壮带锯齿的硬棘。体侧金黄色，尾鳍下叶橙红色。鲤鱼平时多栖息于江河、湖泊、水库、池沼的水草丛生的水体底层，以食底栖动物为主。其适应性强，耐寒、耐碱、耐缺氧。生殖季节随生长地区的不同而有所改变，珠江为 3 月份，长江多在 4～5 月，东北则于 6 月才开始产卵。在流水或静水中均能产卵，产卵场所多在水草丛中，卵黏附于水草上发育。鲤鱼有赤鲤、黄鲤、白鲤等多种，以赤鲤最为常见。鲤鱼的种类很多，约有 2900 种。鲤鱼广泛分布于全国各地，虽各地品种极多，形态各异，但实为同一物种。

鲤鱼是我国传统的淡水养殖鱼类，是淡水鱼类中品种最多、分布最广、养殖历史最悠久、产量最高者之一。也是世界上最早养殖的鱼类。远在公元前 12 世纪的殷商时代便开始池塘养殖鲤鱼。据《诗经》记载，周文王凿池养鲤。周代时，鲤鱼已成为最名贵的食品之一。周宣王讨伐猃狁获胜，特以包鳖脍鲤大宴诸侯。《诗经》中也有岂其食鱼，必河之鲤的句子。孟子曾说：鱼我所欲也，熊掌亦我所欲，二者不可得兼。可见对鲤鱼的重视。春秋战国时期越国大夫范蠡竭力主张发展池塘养鲤，他认为：蓄养三年，其利可以至千万，越国当盈。在古代中国民间有养鱼种竹千倍利的谚语。到了唐代，皇帝姓李，鲤与李同音，因而鲤鱼跳上了龙门，成了皇族的象征。朝廷使用的凭信——符，也刻成鲤的形状，皇帝把鲤形佩鱼赐给大臣，用以显示尊荣。于是养鲤、捕鲤、卖鲤、食鲤都成为皇族最大的禁忌，违者必处以重罚。在唐代的 300 年间，养鱼户只好另觅养殖对象，逐渐发现最理想的养殖鱼类——青、草、链、鳙四大家鱼。唐代以后，虽然恢复了养鲤业，但因鲤鱼生长缓慢，只能屈居配角。据说在元代，随着中国与中亚细亚各国商贸往来日益密切，波斯人才将鲤鱼从中国带回波斯。1150 年，欧洲十字军东征时把鲤鱼从波斯带往奥地利，以后逐渐传入西欧。1830年从欧洲传入美国。如今，鲤鱼已成为一种世界性养殖鱼类。

我国自古就很看重鲤鱼，人们都把鲤鱼作为吉祥的象征，流传很多有关鲤鱼的佳话。《诗经·陈风·衡门》载：岂其食鱼，必河之鲤；岂其取妻，必齐之姜。把挑选鲤鱼与挑选美貌的妻室并论，可见鲤鱼身价之高。《家语》称：孔子生了一个男孩，国王鲁昭公赠给一条鲤鱼，孔子引为荣耀，把儿子取名为鲤，字伯鱼。南朝名医陶弘景称：鲤为诸鱼之长，形既可爱，又能神变，乃至飞越江湖，所以仙人琴高乘之也。从此，鲤鱼在人们心目中更加神奇。因鲤鱼的高贵，古代用鲤鱼皮作的饰品也被尊为高贵的象征。古人还把鲤鱼当作书信代用品，古乐府《饮马长城窟行》中有：客从远方来，遗我双鲤鱼；呼童烹鲤鱼，中有尺素书。至今民间还保留着逢年过节拜访亲友送鲤鱼的风俗。鲤鱼是勤劳、善良、坚贞、吉祥的象征。以鲤示为吉庆有余的年画比比皆是，忠于爱情，富于正义的神话戏剧鲤鱼跳龙门和追鱼记的故事更是传为民间佳话。

2000多年来，鲤鱼一直被视为上品鱼。明代洪武初年，诗人杨基在诗中写道：春风吹雨湿衣裙，绿水红妆画不如，却是汉阳川上女，过江来买武昌鱼。清同治年间的《江夏县志》记载：武昌黄鸽矶头出产的鲤鱼味独鲜美，立冬后腌鱼者争购之，他省呼之曰楚鱼。鲤鱼为黄河名鱼，自古就有洛鲤伊鲂，贵似牛羊之说。黄淮一带更有没有老鲤不成席的谚语。

鲤鱼的营养价值很高，特别是含有极为丰富的蛋白质，而且容易被人体吸收，利用率高达98%，可供给人体必需的氨基酸。

鲤鱼，是食中上味，也是药用佳品。有开脾健胃、利小便、消水肿、止咳镇喘及发乳之功效；肉可治疗门静脉肝硬化、慢性肾炎、咳嗽、哮喘、产妇缺奶、妇女月经不调或血崩等症；血可治口眼歪斜；胆汁能治赤眼痛肿和化脓性中耳炎。李时珍在《本草纲目》中指出，鲤鱼有下乳汁、利小便、消水肿的功效。赤小豆，也长于利水消肿，也有通乳功效，所以赤小豆与鲤鱼配合，就成为著名的食疗方。《食疗本草》说，赤小豆和鲤鱼烂煮食之，治疗脚气和大腹水肿。《本草纲目》在介绍赤小豆与各种肉禽制作利水消肿的药膳时，排在第一位的也是鲤鱼。赤小豆炖鲤鱼，最宜用于营养不良引起的水肿；也可作为肾脏病水肿的辅助治疗食品；

妇女妊娠水肿，食用本方可补养消肿；产后乳汁不够，也宜食用、有补养催乳的功效。

（三）鲫鱼

鲫鱼又称鲋、俗称鲫瓜子。体侧扁。背面呈青褐色，腹部银灰色。呈纺锤形，头口较小，无须。因生息的环境不同，形体和颜色各有差异，有的口尖，有的圆短；有的躯干狭长、有的宽短。颜色有的色青褐、青黑，有的灰白、金黄，也还有鲜红的特殊品种。鲫鱼分布广，大部分为野生，体重三斤以上的为数不多。鲫鱼的繁殖能力和生活能力都很强，一尾盛期的大鲫鱼年产卵数万个，甚至达十万个，幼鱼一年就可产卵，是繁殖最多最快的鱼类之一。人们常说的："人捕鱼有千方百计，而鱼有万子万孙"就是指的鲫鱼。鲫鱼大多时间喜在平静水域栖息，常集群而游。在阳光充足，气温适宜时，到浅水或水草丛间觅食，性文静温和，胆小、怕惊扰，喜合群，各自与体形大小相似的同龄鱼相聚，喜温暖，怕强烈阳光，平时游动范围不大。

鲫鱼肉质细嫩，味鲜美。因其分布广，适应性强，又是杂食，成熟早，鱼群资源恢复能力强，在自然水体中，其产量位居淡水鱼总产量首位，这些优点许多经济鱼类都望尘莫及。鲫鱼有较高的营养价值，可食部分每百克含蛋白质 13.0～19.5 克，脂肪 1.1～7.0 克，碳水化合物 0.1～5.8 克，矿物质（灰分）0.9 克，热量 62～109 千卡，钙 50～116 毫克，磷 192～218 毫克，铁 1.1～4.4 毫克。鲫鱼在全国各地都深受喜爱，尤其是产妇食鲫鱼汤，能增加乳汁分泌。

鲫鱼药用价值较高，全鱼性味甘、温，入胃、肾，有健脾开胃、增进食欲、行水消肿、止吐发乳之功效。全鱼入药用于治疗麻疹、腮腺炎、牙痛、牙龈脓肿、乳疮、乳癌初起、肺病、肺脓肿、外痔、脾胃虚弱、食欲不振、水肿、腹水膨胀、反胃吐食、胃痛、产妇缺奶等症。尤其是活鲫鱼汆汤在通乳方面有其他药物不可比拟的作用。鲫鱼汆冬瓜，鲫鱼熬萝卜，不仅味道鲜美，而且可以祛病益寿。条小的鲫鱼可做酥鱼。其胆汁能治痛、无名肿痛和臁疮等症，鱼卵能调中补气。

（四）虾

大虾又称对虾、明虾。中国对虾是我国水产品出口的主要产品。对虾，属甲壳纲，虾科，为一年生虾类，仅有少数个体生命周期可达 2 年，体长大而侧扁，甲壳薄，光滑透明。主食多毛类、瓣鳃类、中壳类和小型蚊尾类动物。

虾肉质鲜嫩味美，营养丰富，系高蛋白营养水产品。每 100 克对虾肉中含有水分 77 克、蛋白质 20.6 克、脂肪 0.7 克、碳水化合物 0.2 克、钙 35 毫克、磷 150 毫克、铁 0.1 毫克、硫胺素 0.01 毫克、核黄素 0.11 毫克、尼克酸 1.7 毫克，热量 90 千卡。用对虾制作的鲁菜如清蒸大虾、烹虾段、炸虾段、红烧大虾等均久负盛名。鲜食可烹调红焖大虾、煎明虾、溜虾段、琵琶大虾、炒虾仁等。加工干制成虾干、虾米等为上乘的海味品。

提起男士食补，威风凛凛的虾将军实在不可忽视。李时珍的《本草纲目》中提到：虾味甘性温。作羹，下乳汁；炒之，壮阳道；煮之，吐风痰。现代营养学家一致认为虾营养价值丰富，脂肪、磷、钙、铁含量甚多，还含有荷尔蒙。在西方，也有人用白兰地酒浸虾以壮阳。鉴于此，便不难知道为何扶阳不可缺少虾了。

虾性温味甘，有补肾、壮阳、通乳的功效。具有较高的药用价值和强身延寿之功能，主治神经衰弱、肾虚阳痿、脾胃虚弱、疮口不愈等症。虾对于肾阳虚的患者尤为适宜。但热症患者及食虾过敏者忌用。虾除了有补气、补养身体、健胃、帮助消化、提高食欲外，并能壮阳、暖肾，所以对肾虚所造成的冷痛、畏冷、精力减退等都有所助益。《本草纲目》上亦有记载：虾壮阳道，动风热。可见其的确具有食疗的效果。

（五）蟹

蟹是人们喜爱的水产品之一，每当初春和金秋的时节，正是大部分蟹类的产卵期，此时捕捞的螃蟹最肥，烹调后肉质细嫩，滋味鲜美，独具风味，尤其是产卵期的雌蟹味道更美，（因腹内有卵块，俗称蟹黄），肥美的蟹黄以及白嫩的蟹肉，其味道鲜美绝伦。最肥的季节在立秋前后，有七月的尖，八月的圆和九月重阳，蟹子满黄之说。蟹肉气寒味咸，营养丰富，味道鲜美，凡蟹生烹，盐藏糟收，酒浸酱汁浸，皆为佳品（明：李时珍《本草纲目》）。尤其是蟹黄（卵巢和消化腺）味更鲜，而且营养价值和药用价值高。

这个被称为无肠公子的蟹类一族，真是令人难以抗拒的人间美味。有人认为螃蟹的营养成分高，多吃对身体健康有帮助；但也有人说螃蟹太寒，吃多了对身体不好。究竟何种说法才正确呢？美食当前，就让我们来看看该怎么吃才是上策呢！请看，螃蟹肉中的蛋白质、维生素 B_1、维生素 B_2 含量都很丰富，其他还有维生素 A、维生素 C、脂肪、碳水化合物、铁、磷等营养成分。不过螃蟹的维生素 B_1、维生素 B_2 含量也高。据统计，100 克螃蟹肉中的维生素 B_1、维生素 B_2 就高于每人每日营养建议摄取量，因此平常易胸闷、倦怠，或末梢神经麻木、疼痛的人，可以适量食用。从飞蟹的营养来说：它是我国产量最大的水蟹，可食部分每百克含水分 79.9 克，蛋白质 18.3 克，脂肪 2 克，热量 381 千焦耳，灰分 2.4 克，钙 124 毫克，磷 158 毫克，铁 19.5 毫克，维生素 B_1 0.05 毫克，维生素 B_2 0.02 毫克，尼克酸 0.03 毫克。

蟹不仅味道鲜美，营养价值也很高，还有一定的防病健身的作用，根据中医的说法，它有解热散血、活血化瘀、消肿止痛、强筋健骨的功效，民间常用于治疗跌打损伤、活血化瘀、筋骨破碎等疾病。将鲜蟹连壳捣碎后加黄酒外敷，对一般跌打损伤的瘀青外伤有不错的退瘀功效。

螃蟹性味咸寒，对于经常手脚冰冷（特别是女性）、体质寒或弱的人都不应多吃。还有，以传统农历上的说法，吃蟹前后不宜食用凉性水果，如柿子。其实就是为了避免吃下太多凉性食物，造成身体寒而引发不适。除此之外，螃蟹和柿子一起吃后，会容易产生肌瘤，因此才会特别有这样的禁忌。因此食用时，应配以辛辣发散的姜、醋、葱等食用，脾胃虚寒者慎用，胃病、伤风感冒、冠心病、高血压、动脉硬化等症不宜食用。另外，就是热量的问题，蟹肉的热量很高，如果想要控制体重就得注意食用的份量！死蟹不能食用。蟹死后体内会分泌一种蟹青素，有毒，对人体有害。过量食用会引起生命危险。蟹是特鲜水产品，如水鲜、虾一类，可引起人体过敏反应，引起咳嗽、哮喘等病的复发。蟹的食用：一般不用蘸醋，以免破坏其营养成分。

（六）龟

龟，又名金头龟、金钱龟、金龟、泥龟等。俗话说，千年王八万年龟，龟是动物中的老寿星。龟是一种爬行动物，它出现在石炭纪，与恐龙是同时代的动物。在白垩纪末期，几乎全部有生命的肌体，包括恐龙在内都灭绝了，而龟得以生存下来。在漫长的世纪更迭中，由于地壳运动以及气候变化，分布在不同地区的龟，为了生存的需要，有的迁入大海，有的深居内陆，有的栖居江湖中，经过漫长的自然筛选，使得龟类家族繁衍成海龟、陆龟和水陆两栖龟。目前，世界上已知龟鳖的种类有 240 余种。

龟与中国的文化有着极为密切的关系，早在新石器时代，古人已将龟视为护身之宝。殷商时期，人们将占卦的内容刻于龟板上，从而留下甲骨文。迄今历史学家还根据甲骨文来认识上古的故事。周代有一种叫做龟人的官，职责就是掌管乌龟，若有祭祀，则奉龟以往，战国时候，大将的旗帜以龟为饰，是前列先知的意思，令中军也以龟为号，汉武帝时代钱币上铸有龟图案。唐代五品以上的官员佩带龟袋，袋分金、银、铜三种。以金袋为最高贵。古时不少诗人还以龟为名，作号。如李龟年、陆龟蒙、杨龟山，现今日本人姓名中也有许多带龟字的。古人还把名用于天文记载，把天宫分成四个主要的宫，其中北宫玄武中玄武就是一种神龟的名称。

龟文化还渗透到古代哲学中，战国时期的五行说认为：龟代表水，表示颜色中的黑，占卦方位的北，象征品质中的智，龟已成为先行先知灵物。历代关于龟的作品也很多，魏武帝曹操的《龟虽寿》，即是中国古文学借龟言志的典范之作。

龟类长寿，有灵性，且品种繁多，颜色多变，形态各异，因而深受人们的宠爱。日本人常将一对小金龟放在精致的盒子里作为祝寿礼物，我国民间有千年乌龟，万年王八一说，因此，人们常把乌龟当作长寿的标志，在公园、寺庙及观光场所，乌龟成了供人们观赏的动物。以四眼斑龟、黄喉拟水龟、鹰嘴龟等为基龟培育出的绿毛龟，更具观赏价值。古代，作为贡品，只有皇帝才能拥有，是富贵长寿的象征。龟为变温动物，体温一般比气温低，天将下雨时其背甲会有凝结的水珠或显得很潮湿，可为气象预测提供一些物象。一般而言，死亡和心脏的停止跳动是密切相关的，而龟的离体心脏竟能在体外搏动 2 天之久。将龟头砍下，可活数周，龟的寿命长达几百年。细胞研究发现，动物的成纤细胞繁殖代数与动物寿命呈正相关。龟的成纤细胞体外培养高达 117 年代数，而人只达 50 年代数。龟通人性，有灵气，被放生的龟，能重返放生主人家。龟的长寿因子，活性物质的研究，抗癌保健药品的研制，是当前进一步研究和探索的内容。

龟肉、龟卵营养丰富，味道鲜美，民间所谓龟身五花肉，即是指龟肉含有牛、羊、猪、鸡、鱼等 5 种动物肉的营养和味道。现代研究表明，每 100 克龟肉含蛋白质 16.5 克，脂肪 1.0 克、糖类 1.6 克，并富含维生素 A、维生素 B_1、维生素 B_2、脂肪酸、肌醇、钾、纳等人体所需的各种营养成分。自古以来就将龟作为高级滋补品和防止疾病的食疗佳品。尤以龟肉为主料烹饪的食品，已成为高档筵席上的时尚佳味珍肴。

除食用外，乌龟最大的价值是药用。远在秦汉时期我国第一部药物专著《神农本草经》即对龟的药用做了详细的记载。明代的李时珍所著的《本草纲目》中写到：介虫三百六十，而龟为之长。龟，介虫之灵长者也，龟能通任脉，故取其甲以补心、补肾、补血，皆以养阴也。他认为不仅陆龟能治病，海龟也能治病，玳瑁解毒清热之功同于犀角。龟体中含有较多的特殊长寿因子和免疫活动物质，常食可增强人体免疫力，使人长寿。

龟肉含蛋白质、碘、维生素很丰富，含有少量脂肪，尤其是龟背的裙边部分，富含胶质蛋白，有很好的滋阴效果。因龟肉有含蛋白质高、含脂肪低的特点，所以，非常适合老年人滋补之用。中医学认为，龟肉性温，有止寒嗽、疗血痢、治筋骨疼的功效。《本草纲目》说：龟肉通任脉，助阳道，补阴血，益精气，治痿弱。所以，凡久病精血亏虚、羸疲乏力、久瘫痿弱、虚劳咳嗽咯血的患者，都可将龟肉作为滋补食品。此外，龟血、龟头、龟板都有药用价值。如龟血和黄酒同服可治妇女闭经；龟头可治脑震荡后遗症和头疼、头晕等。中医临床应用最多的是龟板和龟板胶。龟板有滋阴清热、益肾健骨、补虚强壮、消肿治痈等功效，临床上常用于治疗肺结核、淋巴结核和骨结核，也可用于治疗慢性肾炎、神经衰弱、慢性肝炎等。龟板胶的滋补效力比龟板好，有止血补血功能，适用于肾亏所致的贫血、子宫出血、虚弱等症。近年来科研单位研究发现，龟板对抗肿瘤有一定效果。

用海龟胶与其他药物合用，治疗原发性肝癌和肝肿瘤，可减轻病人症状，使病人增强体质和延长寿命。民间用龟治病有许多验方，如用龟肉 500 克，小公鸡肉适量，共炖熟食之，可治老人尿多；用龟板烤焦存性，研为细末，每服 3 克，每日 2 次，2 个月为一疗程，可治骨结核。

龟肉：味甘，咸平，性温，有强肾补心壮阳之功，主治痨瘵骨蒸、久咳咯血、血痢、筋骨疼痛、病后阴虚血弱，尤其对小儿虚弱和产后体虚、脱肛、子宫下垂及性功能低下等有较好的疗效。

龟甲：气腥、味咸、性寒，其主要成分为骨胶原、蛋白质、脂肪、钙、磷、肽类和多种酶以及多种人体必需微量元素。具滋阴降火、潜阳退蒸、补肾健骨、养血补心等多种功效。据研究，龟甲对肿瘤也有一定的作用。

龟血：可用于治疗脱肛、跌打损伤，与白糖冲酒服能治气管炎、干咳和哮喘。科学研究表明，龟血还有抑制肿瘤细胞的功能。

龟胆汁：味苦、性寒，主治痘后目肿，月经不开等。现代医学研究还表明，其对肉瘤有抑制作用。

龟骨：主治久咳。

龟头：可以医治脑震荡后遗症、头昏、头痛等症。

龟皮：主治血疾及解药毒等，古时还用于治疗刀箭毒。

龟尿：滴耳治聋，治成人中风、舌喑，小儿惊风不语，用龟尿少许点于舌下，神妙。

（七）鳖

鳖，又名甲鱼、团鱼，自古以其味道鲜美、肉质滑嫩、营养丰富而被列为餐桌上的珍馐，是传统的美味佳肴和补养身体的名贵水产品。我国各地均有分布，3～9 月捕捉。鳖肉、鳖头、鳖血、鳖脂、鳖胆、鳖卵及背甲所熬的胶块鳖甲胶、鳖甲都供药用。

鳖在我国历史上渊源流长，3000 多年前的西周就设有专职鳖人，为帝王捕捉甲鱼，公元前 460 年，范蠡的《养鱼经》中就有内鳖则鱼不复生的话。2000 多年前的孟轲、荀况和汉代末期的《礼记》中分别记述了鱼和甲鱼的重要，并强调，不准捕捉幼甲鱼，以保护资源。这足以说明鳖在我国历史悠久。秦汉三国时期的《神农本草经》等都有鳖的记载。西晋陆机、潘尼写《鳖赋》之文，赋曰：穿脊连肋，玄甲四周；尾不副首，足不运身；缩头于壳内，盘跚而雅步。公元756～762年，唐肃宗立放生池81所，主要放生龟、鳖等水生动物，从某种意义上说，我国是最早出现资源保护的国家之一。

鳖在成菜中各有其称谓，如粤菜称元鱼，浙菜谓之元菜、水鱼、甲鱼、团鱼、脚鱼等。甲鱼以江南产量为多。洞庭湖区为物产、水产丰饶之地，《墨子》曰：楚国江湖鱼鳖鼋为天下富，《唐书地理书》亦说岳州贡鳖甲。在我国很早以前的记载中就有鳖可补痨伤，壮阳气，大补阴之不足，自古以来就被人们视为滋补的营养保健品。相传宋仁宗召见江陵县令张景时，问及膳食，张回答说：新粟米炊鱼子饭，嫩冬笋煮鳖裙羹，惹得宋仁宗垂涎欲滴。由此鳖裙成为一道名菜而享誉天下。明清时期，《御膳谱》中提到的水八珍中，裙边珍便是其一。鳖的养生价值，更是多有文献记载。《本草纲目》：甲鱼头可补气壮阳。《神农本草经》：鳖甲可养阴清热、平肝息风、软坚散结。

鳖的营养价值受到世人公认，是水产品之珍品，高档酒宴之佳肴，是深受人们欢迎和喜爱的食品，它不但味道鲜美、高蛋白、低脂肪，而且是含有多种维生素和微量元素的滋补珍品。因鳖的种类和生活地区的不同，其营养成分不尽完全一致。据分析，每百克鲜鳖肉含：水分73～83克，蛋白质15.3～17.3克，脂肪0.1～3.5克，碳水化合物1.6～1.49克，灰分0.9～1克，镁3.9毫克，钙1～107毫克，铁1.4～4.3毫克，磷0.54～430毫克，维生素A 13～20国际单位，维生素B_1 0.02毫克，维生素B_2 0.037～0.047毫克，尼克酸3.7～7毫克，硫胺素0.62毫克，核黄素0.37毫克，热量288～744千焦耳。鳖的脂肪以不饱和脂肪酸为主，占75.43%，其中高度不饱和脂肪酸占32.4%，是牛肉的6.54倍，罗非鱼的2.54倍，铁等微量元素是其他食品的几倍甚至几十倍。

甲鱼全身可以食用，甲裙营养与滋味最佳，爪的蹼含热量最高，为全身精华。鳖肉及提取物能有效预防和抑制肝癌、胃癌、急性淋巴性白血病，临床已广泛用于各种癌症的防治和癌症放疗、化疗引起的虚弱、贫血、白细胞减少等。能提高人体免疫力，促进新陈代谢、增强抗病能力、养颜美容并延缓衰老。甲鱼可抑制肝脾结缔组织增生，提高血浆蛋白质水平，治疗肝脾肿大和白/球蛋白倒置。

鳖浑身都是宝，鳖的头、甲、骨、肉、卵、胆、脂肪均可入药。《名医别录》中称鳖肉有补中益气之功效。据《本草纲目》记载，鳖肉有滋阴补肾，清热消瘀，健脾健胃等多种功效，可治虚劳盗汗，阴虚阳亢，腰酸腿疼，久病泄泻，小儿惊痫，妇女闭经、难产等症。《日用本草》认为，鳖血外敷能治面神经炎，可除中风口渴，虚劳潮热，并可治疗骨结核。鳖血含有动物胶、角蛋白、碘和维生素 D 等成分，可滋补潜阳、补血、消肿、平肝火，能治疗肝硬化和肝脾肿大，治疗闭经、经漏和小儿癫痫等症。鳖胆可治痔漏。鳖卵可治久痢。鳖头焙干研末，黄酒冲服，可治脱肛。鳖的脂肪可滋阴养阳，治疗白发。

现代科学认为，鳖富含维生素 A、维生素 E、胶原蛋白和多种氨基酸、不饱和脂肪酸、微量元素，能提高人体免疫功能，促进新陈代谢，增强人体的抗病能力，有养颜美容和延缓衰老的作用。氨基酸含量全面，鳖含有人体生长发育所需要的 18 种氨基酸，其中 8 种为人体所必需。不饱和脂肪酸含量丰富，鳖所含 DHA（二十二碳六烯酸）与 EPA（二十碳五烯酸），在我国被称作脑黄金，可改善大脑功能，增强记忆力和提高智商，延缓大脑萎缩，修复脑神经的受损和破坏，防止大脑功能衰退，对老年人来说，能有效地预防老年性痴呆症等。具有显著的防癌、抗癌作用，全鳖提取物对体外培养的癌细胞有显著抑制其生长的作用，多食可抑制肿瘤的发生和转移。鳖是优质的低胆固醇食品，优质食品除营养价值外，另一个重要方面就是胆固醇的含量愈低愈好，甲鱼在常见的肉类食品、各种海（淡）水产品中，属于胆固醇含量较低的食品。因此可经常食用，无副作用。

鳖味甘、咸，性平。有滋阴益肾、补骨髓、除热散结之功效。用于骨蒸痨热、肝脾肿大、崩漏带下、血瘕腹痛、久疟、久痢等。

幼鳖有毒，误食后中毒严重可致死亡，故禁食。脾胃阳虚及孕妇忌服。

（八）鳝鱼

鳝鱼，又称黄鳝、长鱼。鱼纲，合鳃目，合鳃科。鳝鱼体呈鳗形，体圆，细长，呈蛇形长可达 50 厘米，黄褐色，具暗色斑点，口大、唇厚，无胸鳍和腹鳍、无鳞，尾尖细。头大、头圆，上下颌有细齿。眼小，为皮膜覆盖。左右鳃孔在腹面相联。体无鳞。无偶鳍，奇鳍退化仅留下不明显的皮褶。栖息于河道、湖泊、沟渠、塘堰及稻田中，穴居，日间潜伏于洞穴中，夜间出穴觅食，为肉食性。能吞吸空气，借口腔及喉腔的肉壁表皮辅助呼吸，可适应缺氧的水体，且离水不易死亡。黄鳝具性逆转的特性，一次性成熟前均为雌性，产卵后，卵巢渐变成精巢。雌鳝达性成熟。最小个体长约 340 毫米。鳝鱼分布很广，全国各地均有。

　　黄鳝营养丰富，是民间餐桌上的佳肴。中国历来有小暑黄鳝赛人参的说法。梁·陶宏景著的《名医别录》，把鳝鱼列为上品。据《本草纲目》记载，鳝鱼性味甘温，有补虚损，强筋骨，祛风湿的功效。相传，乾隆皇帝下江南时，第一次尝味鲜香、肉脆嫩的鳝鱼，食欲大开，问厨师：这是什么菜？厨师答道：此菜名游龙缘金线。乾隆听了大喜，从此鳝鱼身价百倍，并一度成为向朝廷进贡的贡品。

　　黄鳝肉味鲜美，营养丰富。据测定，每 100 克黄鳝肉中，含蛋白质 18.8 克，脂肪 0.9 克，磷 150 毫克，钙 38 毫克，铁 1.6 毫克，还有维生素 A、维生素 B_2 和维生素 B_1 及多种微量元素；百克鳝肉的含热量为 347.5 千焦（83 千卡）。黄鳝蛋白质中氨基酸含量十分丰富，并含有人体所必需的多种氨基酸。脂肪中不饱和脂肪酸较多。在 30 多种常见淡水鱼中，黄鳝肌肉中钙和铁的含量居第一位，蛋白质含量位居第三，仅次于鲤鱼和青鱼。黄鳝是一种高蛋白质、低脂肪食品，是中老年人的营养滋补品。

　　黄鳝还有很高的药用价值。民间流传有夏吃一条鳝，冬吃一枝参的说法。黄鳝全身可入药。其肉味甘、性温，入肝、脾、肾经，有补虚损，强筋骨，祛风湿，补气养血，补肝脾，通经脉，通络等功效，主治痨伤、风寒湿痹、产后淋沥、下痢脓血、痔瘘。适宜身体虚弱，气血不足，营养不良之人食用；适宜气虚之人脱肛，子宫脱垂，妇女劳伤，内痔出血之人食用；适宜风湿痹痛，四肢酸疼无力之人食用。《滇南本草》：鳝鱼填精益髓，壮筋骨。《随息居饮食谱》：鳝鱼甘热，补虚助力，善去风寒湿痹，通血脉，利筋骨。宜与猪脂同煨。尤以治疗颜面神经麻痹、中耳炎等效果显著；其头用于治疗积食不消；其头骨烧之内服止痢；其皮可用于治疗乳房肿痛；其血能祛风、活血、通络、壮阳，用以治疗口眼歪斜、癣、瘘、耳痛、鼻出血等；其骨可治疗虚劳咳嗽。《本草纲目》

载：黄鳝性味甘温无毒，入肝、脾、肾三经，能补虚劳，强筋骨，祛风湿。《食疗本草》中也载：补五脏，逐十二风邪患湿气、恶气。据《本草拾遗》中载，黄鳝补虚损，妇人产后恶露淋沥、血气不调、羸瘦、止血，除腹中冷气肠鸣。现代药书则认为，鳝肉补中益血，治虚损，有治风湿、强筋骨、消渴止痢，去风祛痉之功能。近年一些科学家已发现，黄鳝含有黄鳝素，并从黄鳝鱼素中分离出黄鳝鱼素 A 和黄鳝鱼素 B。这两种物质都具有显著的降血糖作用和调节血糖的生理功能，两者合用时，对血糖高的可以降糖，血糖低的可升高，对糖尿病有良好的治疗作用。

黄鳝全身除一条脊椎骨外，别无其他骨刺，加上肉质较厚，便于烹制，故黄鳝的食法较多，既可炸、炒、蒸、烧，又可爆、炖、煎、焖等。但宁波一带民间更多的是将活黄鳝煮成六成熟，出锅将鱼骨剔除，切成丝，做黄鳝糊勒鲜香滑嫩，是佐酒下饭的佳肴。黄鳝含有较高磷、铁，含铁量是黄鱼、鲤鱼的 2 倍，还含有丰富的激素、肽类及组氨酸，是壮阳生精，促进新陈代谢的药膳。《山民方食》记载：鳝鱼与金针花菜同煮，可治疗阳痿无力；《便民食疗》中记载，鳝鱼炖煮或红烧吃，可治内痔出血；鳝鱼甘温，与虫草同烹，可治虚劳疾患。用黄鳝制做的药膳有：参蒸鳝段、内金鳝鱼、烩鳝血丝、归参黄鳝、翠皮爆鳝丝等均可选用。

（九）鲅鲦鱼

河豚，俗称：河鱼豚、挺巴鱼。在我国，河豚与刀鱼、鲥鱼齐名，为长江三鲜，是江苏省著名的特产。

河豚是一种江海回游性鱼类，该鱼肚、脏、血液、眼睛都有毒素，经加工处理后，其肉味特别鲜美细嫩，营养丰富，倍受人们的欢迎。其毒素（TTX）极其珍贵，可用来替代现行通用的麻醉药品，且无副作用。据报道，高度稀释后的河豚毒素溶液用于吸毒者的戒毒已取得满意的临床效果。河豚毒素在治癌症肿瘤方面也取得突破。

河豚的种类很多，有虫纹、暗色、条纹等 40 多个品种。全球共有河豚鱼类100 多种，我国约有 40 种，其中常引起人中毒的主要有星点东方豚、豹纹东方豚等。河豚鱼的毒性是由其体内的河豚毒素引起的。河豚毒素的化学名叫氨基氢间二氮杂呋，为剧毒物质。不同性别、不同鱼体部分以及不同季节，河豚鱼所含毒素的量有所不同。一般来说，卵巢和肝脏含毒素量最多，故毒性也最大，其次是肾脏、血液、眼、腮和鱼皮等处。多数品种的新鲜洗净的鱼肉可视为无毒。但鱼死后再贮藏一段时间，鱼肉可染有毒素。春季为雌鱼的卵巢发育期，卵巢毒性最强，再加上肝脏毒性也在春季最强，所以春季最易发生河豚中毒，夏、秋季雌鱼产卵后，卵巢即退化而令其毒性减弱。河豚毒素是一种非蛋白质、高活性的神经毒素，微溶于水，易溶于醋，在 pH 于 3～6 时稳定，pH 大于 7 时易被破坏，对光和热极稳定，100℃时 6 小时不能将其完全破坏。河豚肉用浓度为 2% 的碳酸钠溶液浸泡 24 小时，洗净后可视为无毒。河豚毒素进入人体后可抑制神经细胞膜对钠离子的通透性，从而阻断神经冲动的传导，使神经麻痹。潜伏期一般为0.5～3 小时，主要中毒症状表现为：初期面部潮红，头痛，剧烈恶心、呕吐，腹痛、腹泻，继而感觉神经麻痹，如嘴唇、舌体、手指麻木、刺痛，然后出现运动神经症状，如手、臂、腿等处肌肉无力，运动艰难，身体摇摆，舌头麻木，语言不清，甚至因全身麻木而瘫痪。严重者可血压下降、心动过缓、呼吸困难，以至因呼吸衰竭而死亡。基于河豚鱼的剧毒性，国家规定禁止出售或食用河豚鱼。

河豚的药用价植很高，从其肝脏、卵巢的毒素中，可提炼出河豚素、河豚酸、河豚巢素等名贵药材。在熟制河豚时，一定要严格细心地除去河豚的内脏、眼睛，剔去鱼腮，剥去鱼皮，去净筋血，用清水反复洗净。

前人曾有拼死吃河豚之说，可见其味道之鲜，诱惑力之大，直教人忘却生死。但是，为了保身长全，以养其生，仲景还是告诫人们，对这种美味，最好敬而远之。

表6　仲景著作中水产类食物的性味与主要养生作用

名称	性味归经	主要养生作用
青鱼	甘、平，归肝、胃经	益胃补气，祛风除湿，蠲痹止痛，定眩晕
鲤鱼	甘、平，归脾、肾经	清热解毒，利水消肿，通乳汁，平咳喘
鲫鱼	甘、平，归脾、胃、大肠经	清热解毒，健脾利水消肿

续表

名称	性味归经	主要养生作用
虾	甘、温，归肝、肾经	补肾壮阳，解毒通乳
蟹	咸、寒，归肝、胃经	清热解毒，通络散瘀，止伤痛
龟	咸、寒，归肝、胃经	滋阴补肾，强壮筋骨
鳖	甘、平，归肝经	滋阴凉血，清热散结，退劳热
鱿鳝	甘、温，归肝、脾、肾经	健脾除湿，强筋壮骨
鲦鲡鱼	鲦鲡鱼即河豚鱼，肉甘、咸、温，然内脏有大毒。归肝经	补虚益气，去湿气，理腰脚，去痔疾，消肿胀

七、酿造类及其他

（一）酒

在中华民族悠久历史的长河中，很多事物都走在世界的前列。酒也是一样，有着它自身的光辉篇章。我国酒的历史，可以追溯到上古时期。其中《史记·殷本纪》关于纣王以酒为池，悬肉为林，为长夜之饮的记载，以及《诗经》中十月获稻、为此春酒和以介眉寿的诗句等，都表明我国酒之兴起，已有 5000 年的历史了。人类最初的饮酒行为虽然还不能够称之为饮酒养生，但却与养生保健、防病治病有着密切的联系。学者一般认为，最初的酒是人类采集的野生水果在剩余的时候，在适当的条件，自然发酵而成。由于许多野生水果是具有药用价值的，所以最初的酒可以称得上是天然的药酒，它自然对人体健康有一定的保护和促进作用。当然，这时人类虽然从饮酒得到了养生的好处，但他们可能并没有明确的养生目的。

在古代，关于酿酒的起源主要有以下几种传说：上天造酒说、猿猴造酒说、仪狄造酒说、杜康造酒说。①仪狄酿酒：相传夏禹时期的仪狄发明了酿酒。公元前二世纪史书《吕氏春秋》云：仪狄作酒。汉代刘向编辑的《战国策》则进一步说明：昔者，帝女令仪狄作酒而美，进之禹，禹饮而甘之，曰：后世必有饮酒而之国者。遂疏仪狄而绝旨酒（禹乃夏朝帝王）。②杜康酿酒：另一则传说认为酿酒始于杜康（亦为夏朝时代的人）。东汉《说文解字》中解释酒字的条目中有：杜康作秫酒。《世本》也有同样的说法。还有一种传说则表明在黄帝时代人们就已开始酿酒。汉代成书的《黄帝内经·素问》中记载了黄帝与歧伯讨论酿酒的情景，《黄帝内经》中还提到一种古老的酒——醴酪，即用动物的乳汁酿成的甜酒。黄帝是中华民族的共同祖先，很多发明创造都出现在黄帝时期。《黄帝内经》一书实乃后人托名黄帝之作，其可信度尚待考证。更带有神话色彩的说法是天有酒星，酒之作也，其与天地并矣。这些传说尽管各不相同，大致说明酿酒早在夏朝或者夏朝以前就存在了，这是可信的，而这一点已被考古学家所证实。夏朝距今约 4000 多年，而目前已经出土距今 5000 多年的酿酒器具。这一发现表明：我国酿酒至少在5000 年前已经开始，而酿酒之起源当然还在此之前。在远古时代，人们可能先接触到某些天然发酵的酒，然后加以仿制。这个过程可能需要一个相当长的时期。

在远古时代，酒就是一种药，古人说酒以治疾。医的古文字是本身就是一种酿造酒。古人酿酒目之一是作药用的。可见在古代酒在医疗中的重要作用。远古的药酒大多是酿造成的，药物与酒醪混合发酵，在发酵过程中，药物成分不断溶出，才可以充分利用。

殷商的酒类，除了酒、醴之外，还有鬯。鬯是以黑黍为酿酒原料，加入郁金香草（也是一种中药）酿成的。这是有文字记载的最早药酒。鬯常用于祭祀和占卜。鬯还具有驱恶防腐的作用。《周礼》中还记载：王崩，大肆，以鬯。也就是说帝王驾崩之后，用鬯酒洗浴其尸身，可较长时间地保持不腐。从长沙马王堆三号汉墓中出土的的一部医方专书，后来被称为《五十二病方》，被认为是公元前 3 世纪末、秦汉之际的抄本，其中用到酒的药方不下于 35 个，其中至少有 5 方可认为是酒剂配方，用以治疗蛇伤、疽、疥疮等疾病。其中有内服药酒，也有供外用的。

采用酒煎煮法和酒浸渍法始于汉代。约在汉代成书的《神农本草经》中有如下一段论述：药性有宜丸者，宜散者，宜水煮者，宜酒渍者。用酒浸渍，一方面可使药材中的一些药用成分的溶解度提高，另一方面，酒行药势，疗效也可提高。仲景的《金匮要略》一书中，就有多例浸渍法和煎煮法的实例。如鳖甲煎丸方，以鳖甲等二十多味药为末，取煅灶下灰一斗，清酒一斛五斗，浸灰，候酒尽一半，着鳖甲于中，煮令泛烂如胶漆，绞取汁，内诸药，煎为丸。还有一例红蓝花酒方，也是用酒煎煮药物后供饮用。《金匮要略》中还记载了一些有关饮酒忌宜事项，如龟肉不可合酒果子食之，饮白酒，食生韭，令人病增，夏月大醉，汗流，不得冷水洗着身及使扇，即成病。醉后勿饱食，发寒冷。这些实用知识对于保障人们的身体健康起了重要的作用。

其实，酒在历史长河中的作用并不仅限于保健。还能给人以愉悦的感觉。昔人称之为钓诗钩、扫愁帚。饮酒想起诗，赋诗想起酒。酒与诗好象是孪生兄弟，结下了不解之缘。《诗经》是我国最早的一部诗歌总集，我们从中闻到浓烈的酒香。用作祭祖之用，与神灵共享：清酒既载，骍牡既备。以享以祀，以介景福。（见《大雅·旱麓》）。朋友来了有美酒。酒是美妙的东西，有了它，不仅要与神灵共享，而且用以招待客人：我有旨酒，嘉宾式燕以敖……我有旨酒，以燕乐嘉宾之心。（见《小雅·鹿鸣》）。到了汉末，天下动乱，连年争战。白骨展于野，千里无鸡鸣。人们的生命，朝不保夕，故感慨良多。把酒临江，横槊赋诗的曹孟德，是个具有雄才大略的人，他希望平定各地的割据势力，统一河山，然而理想终归是理想，醉意过后，深颓力不从心，悲从中来，这一杯酒，味道可就完全不同了：对酒当歌，人生几何？譬如朝露，去日苦多……明明如月，何时可掇？忧从中来，不可断绝。（见《短歌行》）。因为饮酒的人多，所以便出了许多著名的酒徒。杜甫的《八仙歌》就写了贺知章、李白、张旭等这些著名的酒徒。唐代的诗人，生于政治较为开明之世，社会处在上升发展阶段，故有一股朝气，回荡于诗中。诗情豪迈，酒情热烈。百事尽除去，唯余酒与诗。（见白居易《对酒行吟赠同志》）。此外，酒盅里的典故也是数不胜数。例如：杯弓蛇影、汉高祖醉酒斩白蛇、关云长温酒斩华雄、曹孟德青梅煮酒论英雄、赵匡胤杯酒释兵权等。千百年来，人们对酒及其作用一直争议不休，莫衷一是。夸奖者有之：酒助英雄胆。罪之者有之：贪杯误事。赞者倡之，恶者禁之，贾者酿之，利者收之。酒法多变，利弊交错，中国酒业发展，历代兴衰不一，一代之中辄有多变。但是，总是赞者居多，因此，也就代代相传下来了。

酒是多种化学成分的混合物，酒精是其主要成分，除此之外，还有水和众多的化学物质。这些化学物质可分为酸、酯、醛、醇等类型。这些成份含量的配比非常重要。饮料酒中都含有酒精，酒精的学名是乙醇。酒精无需经过消化系统而可被肠胃直接吸收。酒进入肠胃后，进入血管，饮酒后几分钟，迅速扩散到人体的全身。酒首先被血液带到肝脏，在肝脏过滤后，到达心脏，再到肺，从肺又返回到心脏，然后通过主动脉到静脉，再到达大脑和高级神经中枢。酒精对大脑和神经中枢的影响最大。人体本身也能合成少量的酒精,正常人的血液中含有 0.003% 的酒精。血液中酒精浓度的致死剂量是 0.7%。酒的度数表示酒中含乙醇的体积百分比，通常是以 20℃时的体积比表示的，如 50 度的酒，表示在 100 毫升的酒中，含有乙醇 50 毫升（20 度）。表示酒精含量也可以用重量比，重量比和体积比可以互相换算。

西方国家常用 proof 表示酒精含量，规定 200proof 为酒精含量为 100% 的酒，如 100 proof 的酒则是含酒精 50%。啤酒的度数则不表示乙醇的含量，而是表示啤酒生产原料，也就是麦芽汁的浓度，以 12 度的啤酒为例，是麦芽汁发酵前浸出物的浓度为 12%（重量比）。麦芽汁中的浸出物是多种成分的混合物，以麦芽糖为主。啤酒的酒精是由麦芽糖转化而来的，由此可知，酒精度低于 12 度。如常见的浅色啤酒，酒精含量为 3.3%～3.8%;浓色啤酒酒精含量为 4%～5%。葡萄酒和黄酒，常常分为干型酒和甜型酒，在酿酒业中，用干（dry）表示酒中含糖量低，糖份大部分都转化成了酒精。还有一种半干酒，所含的糖份比干酒较高些。甜，说明酒中含糖份高，酒中的糖份没有全部转化成酒精。还有半甜酒，浓甜酒。

酒有多种，其性味功效大同小异。一般而论，酒性温而味辛，温者能祛寒、疏导，辛者能发散、疏导，所以酒能疏通经脉、行气和血、蠲痹散结、温阳祛寒，能疏肝解郁、宣情畅意；又酒为谷物酿造之精华，故还能补益肠胃。此外，酒能杀虫驱邪、辟恶逐秽。《博物志》有一段记载：王肃、张衡、马均三人冒雾晨行。一人饮酒，一人饮食，一人空腹；空腹者死，饱食者病，饮酒者健。作者认为，这表明酒势辟恶，胜于作食之效也。

古今关于饮酒害利之所以有较多的争议，问题的关键即在于饮量的多少。少饮有益，多饮有害。宋代邵雍诗曰：人不善饮酒，唯喜饮之多；人或善饮酒，难喜饮之和。饮多成酩酊，酩酊身遂痾；饮和成醺酣，醺酣颜遂酡。这里的和即是适度。无太过，亦无不及。太过伤损身体，不及等于无饮，起不到养生作用。关于饮酒时间也有很多争议。一般认为，酒不可夜饮。《本草纲目》有载：人知戒早饮，而不知夜饮更甚。既醉且饱，睡而就枕，热拥伤心伤目。夜气收敛，酒以发之，乱其清明，劳其脾胃，停湿生疮，动火助欲，因而致病者多矣。由些可见，之所以戒夜饮，主要因为夜气收敛，一方面所饮之酒不能发散，热壅于里，有伤心伤目之弊；另一方面酒本为发散走窜之物，又扰乱夜间人气的收敛和平静，伤人之和。此外，在关于饮酒的节令问题上，也存在两种不同看法。一些人从季节温度高低而论，认为冬季严寒，宜于饮酒，以温阳散寒。关于饮酒温度问题，一些人主张冷饮，而也有一些人主张温饮。主张冷饮的人认为，酒性本热，如果热饮，其热更甚，易于损胃。如果冷饮，则以冷制热，无过热之害。元代医学家朱震亨说：酒理直冷饮，有三益焉。过于肺入于胃，然后微温，肺先得温中之寒，可以补气；次得寒中之温，可以养胃。冷酒行迟，传化以渐，人不得恣饮也。但清人徐文弼则提倡温饮，他说酒最宜温服，热饮伤肺、冷饮伤脾。比较折中的观点是酒虽可温饮，但不要热饮。至于冷饮温饮何者适宜，这可随个体情况的不同而有所区别对待。

根据中医理论，饮酒养生较适宜于年老者、气血运行迟缓者、阳气不振者，以及体内有寒气、有痹阻、有瘀滞者。这是就单纯的酒而言，不是指药酒。药酒随所用药物的不同而具有不同的性能，用补者有补血、滋阴、温阳、益气的不同，用攻者有化痰、燥湿、理气、行血、消积等的区别，因而不可一概用之。体虚者用补酒，血脉不通者则用行气活血通络的药酒；有寒者用酒宜温，而有热者用酒宜清。有意行药酒养生者最好在医生的指导下作选择。任何养身方法的实践都要持之以恒，久之乃可受益，饮酒养生亦然。古人认为坚持饮酒才可以使酒气相接。唐代大医学家孙思邈说：凡服药酒，欲得使酒气相接，无得断绝，绝则不得药力。多少皆以和为度，不可令醉及吐，则大损人也。当然，孙思邈不可能成年累月、坚持终生地饮用，他可能是指在一段时间里要持之以恒。

酒与药物的结合是饮酒养生的一大进步。酒之于药主要有三个方面的作用：①酒可以行药势。古人谓酒为诸药之长。酒可以使药力外达于表而上至于颠，使理气行血药物的作用得到较好的发挥，也能使滋补药物补而不滞。②酒有助于药物有效成分的析出。酒是一种良好的有机溶媒，大部分水溶性物质及水不能溶解、需用非极性溶媒溶解的某些物质，均可溶于酒精之中。中药的多种成分都易于熔解于酒精之中。酒精还有良好的通透性，能够较容易地进入药材组织细胞中，发挥溶解作用，促进置换和扩散，有利于提高浸出速度和浸出效果。③酒还有防腐作用。一般药酒都能保存数月甚至数年时间而不变质，这就给饮酒养生者以极大的便利。

药酒，古代同其他酒统称醪醴。我国最早的医书《黄帝内经》中就有汤液醪醴论篇。醪醴，就是用五谷制成的酒类，醪为浊酒，醴为甜酒。以白酒、黄酒和米酒浸泡或煎煮具有治疗和滋补性质的各种中药或食物，去掉药渣所得的口服酒剂（或药物和食物与谷物、曲共同酿制），即为药酒。因为酒有通血脉，行药势，温肠胃，御风寒等作用，所以，酒和药配制可以增强药力，既可治疗疾病和预防疾病，又可用于病后的辅助治疗。中国的药酒和滋补酒的主要特点是在酿酒过程中或在酒中加入了中草药，因此两者并无本质上的区别，但前者主要以治疗疾病为主，有特定的医疗作用；后者以滋补养生健体为主，有保健强身作用。从药酒的使用方法上分，可将药酒分为内服、外用，既可内服又可外用的三大类。滋补酒用药，讲究配伍，根据其功能，可分为补气、补血、滋阴、补阳和气血双补等类型。远在古代，药酒已成为我国独特的一个重要剂型，至今在国内外医疗保健事业中，仍享有较高的声誉。随着人们生活水平的不断提高，药酒作为一种有效的防病祛病、养生健身的可口饮料已开始走进千家万户。一杯气味醇正、芳香浓郁的药酒，既没有古人所说的良药苦口的烦恼，又没有现代打针输液的痛苦，给人们带来的是一种佳酿美酒的享受，所以人们乐意接受。诸如人参酒、鹿茸酒、五加皮酒、虎骨酒、国公酒、十全大补酒、龟龄集酒、首乌酒等享有盛名的药酒，深受广大群众的欢迎。

常用药酒有：长生固本酒、养生酒、读书丸浸酒、五精酒、十全大补酒、百益长春酒、大补药酒、状元红酒、参茸酒、仙灵脾酒、枸杞酒、周公百岁酒、何首乌回春酒、五加皮酒、黄精酒、菊花酒、参苓白术酒、茯苓酒、首乌金樱酒、定志酒、养荣酒等。选用药酒要熟悉其性质。目前市场上出售的药酒，按其所浸药物的不同，大致可分为两大类：一类是以治疗为主的药酒。其作用是祛风散寒、养血活血、舒筋通络。如用于骨肌损伤的跌打损伤酒；用于风湿性关节炎及风湿所致肌肉酸痛的风湿药酒、追风药酒、风湿骨痛酒、五加皮酒、虎骨木瓜酒等。对风湿症状较轻者，可选购药性温和的木瓜酒、风湿关节酒、冯了性药酒、养血愈风酒；若患风湿多年，肢体麻木，半身不遂者，则宜选购药性猛烈的三蛇酒、五蛇药酒、蕲蛇药酒等。另一类是以补虚强壮为主要功效的补酒。其作用是滋补气血虚弱，宜选用气血双补的药酒。中医有瘦人多火，肥人多湿之说，认为形体消瘦的人，偏于阴虚血亏，容易上火、伤津；形体肥胖者，偏于阳虚气虚，容易生痰、怕冷。所以，一般来说对瘦弱的人，应选用滋阴补血、生津的药酒；肥胖的人应选用助阳补气的药酒。如果有神疲倦怠、心悸失眠、神经衰弱，可选用安神补心的药酒等等。

也可以根据体质自制药酒。药酒的常用制备方法主要有冷浸法、热浸法、渗漉法及酿制法等。

药酒的浸泡加工涉及到药材的选择和具体的加工工艺以及看色矫味等问题，这些问题处理得当与否，将直接影响到药酒的保健效果，应认真对待。一般来说，浸泡滋补类药酒，宜选择乙醇含量稍低一些的酒，如黄酒或低度白酒。将已选好的药材用纱布包裹或散放于带盖的陶瓷罐及带塞的玻璃罐等容器中，按照处方要求的比例加入白酒或黄酒，密封浸泡。浸泡期间从开始的第 1 周算起，要每日晃动或搅拌 1 次，待 1 周以后可改为每周振动或搅拌 1 次，一般认为，晃动或搅拌的次数愈频，其浸出的药酒效果则愈好。浸泡时间一般以 30 天为好，若以 1 个月为准或浸泡更长时间，效果会更好。浸泡好以后即可过滤饮用。所剩药渣仍可再加原泡酒量的一半进行再次浸泡，以充分发挥被浸泡药材的药用效果。在饮用时，若因药酒辛辣味和药味太浓，可适量加入冰糖与蜂蜜用以矫味。如果不能饮用白酒，可根据自己的爱好选用低度米酒、葡萄酒或其他果酒作为基酒进行浸泡。

冷浸法：将药材切碎，炮制后，置瓷坛或其他适宜的容器中，加规定量白酒，密封浸渍，每日搅拌 1～2 次，一周后，每周搅拌 1 次；共浸渍 30 天，取上清液，压榨药渣，榨出液与上清液合并，加适量糖或蜂蜜，搅拌溶解，密封，静置 14 天以上，滤清，灌装即得。

热浸法：取药材饮片，用布包裹，吊悬于容器的上部，加白酒至完全浸没包裹之上；加盖，将容器浸入水液中，文火缓缓加热，温浸 3～7 昼夜，取出，静置过夜，取上清液，药渣压榨，榨出液与上清液合并，加冰糖或蜂蜜溶解静置至少 2 天以上，滤清，灌装即得。此法称为悬浸法。此法后来改革为隔水加热至沸后，立即取出，倾入缸中，加糖或蜂蜜溶解，封缸密闭，浸渍 30 天，收取澄清液，与药渣压榨液合并，静置适宜时间后，滤清，灌装即得。

总之，冷浸法和热浸法制法几乎是一样的，最好是先把生药捣碎，才可尽快的浸泡出成分，约 10 天以后就可饮用。如果是使用高丽参等体积较大的生药，最好是浸泡 20 天后才饮用，若放置一个月味道会更好。此外若一开始就放入甘味料，生药的成分较不易溶解，所以最好是浸泡 10 天以后再加入。

渗漉法：将药材碎成粗粉，放在有盖容器内，再加入药材粗粉量 60%～70%的浸出溶媒均匀湿润后，密闭，放置 15 分钟至数小时，使药材充分膨胀后备用。另取脱脂棉一团，用浸出液湿润后，轻轻垫铺在渗漉筒（一种圆柱型或圆锥型漏斗，底部有流出口，以活塞控制液体流出）的底部，然后将已湿润膨胀的药粉分次装入渗漉筒中，每次投入后，均要压平。装完后，用滤纸或纱布将上面覆盖。向渗漉筒中缓缓加入溶媒时，应先打开渗漉筒流出口的活塞，排除筒内剩余空气，待溶液自出口流出时，关闭活塞。继续添加溶媒至高出药粉数厘米，加盖放置 24～48 小时，使溶媒充分渗透扩散。然后打开活塞，使漉液缓缓流出。如果要提高漉液的浓度，也可以将初次漉液再次用作新药粉的溶媒进行第二次或多次渗漉。收集渗漉液，静置，滤清，灌装即得。

酿制法：即以药材为酿酒原料，加曲酿造药酒。如《千金翼方》记载的白术酒、枸杞酒等，都是用此方法酿造。不过，由于此法制作难度较大，步骤繁复，现在一般家庭较少选用。

药酒一般以温服为好，有利于药效的发挥，其剂量可根据药物的性质和各人饮酒的习惯来决定，一般每次服用 10～30 毫升，每日早、晚饮用。或根据病情及所用药物的性质及浓度而调整。有些滋补性药酒，也可以在就餐时服用。慢慢地饮，边饮酒，边吃点菜。酒量小的人，可把浸泡好的药酒用纱布过滤，兑入适量的冷糖水或蜂蜜水，稀释后的药酒更适合口味。用于治病的药酒，病愈后一般不宜再服，不宜以药酒过瘾，以免酒后药性大发，反损身体。补虚的，则需要较长时间饮服，才能奏效，不能痛饮以求速效。

注意：药酒也不是任何人都适用的，还须因人而异，如妇女有经带胎产等生理特点，所以在妊娠期，哺乳期就不宜使用药酒；在行经期，如果月经正常，也不宜服用活血功效的药酒。相反，青壮年因新陈代谢相对旺盛，用量可相对多一些。儿童生长发育尚未成熟，脏器功能尚未齐全，所以一般不宜服用，如病情确有需要者，也应注意适量。平时惯于饮酒者，服用药酒量可以比一般人略增一些，但也要掌握分寸，不可过量。不习惯饮酒的人，在服用时，可先从小量开始，逐渐增加到需要服用的量，也可以冷开水熏后服用。此外，对有些疾病如肝炎、肝硬化、消化系溃疡、浸润性或空洞性肺结核、癫痫、心脏功能不全、慢性肾功能不全等，均不适宜服用药酒，以免加重病情。对酒过敏的人及患皮肤病等病人要禁用或慎用药酒。

（二）蜂蜜

蜂蜜是工蜂采花蜜在巢中酿成。根据采蜜季节不同而有春、夏、冬蜜之分，以冬蜜质量最好。从野外如树上、岩洞等采取者称为野蜂蜜，又叫石蜜或岩蜜，质量最好，但产量有限，因而市面上见到的多是人工养蜂所取的蜂蜜。蜂蜜对人体健康的好处早已为人们认识。《神农本草经》把蜜列为有益于人的上品，古希腊人认为蜂蜜是天赐的礼物，而印度的《吠陀经》则说蜂蜜可益寿延年。我国梁代名医陶弘景说过：道家之丸，多用蜂蜜，修仙之人，单食蜂蜜，谓能长生。这种说法虽有夸张之嫌，但仍充分说明了蜂蜜在营养及医疗上的作用。

蜂蜜很容易保存，人们甚至在 3000 多年前的埃及坟墓里找到了它。一个蜂窝可以住上 5 万只蜜蜂。拥挤在如此狭小的空间，蜜蜂却不会染上什么病，那是因为大自然赋予蜜蜂抵抗病菌的能力。蜜蜂的身体表层覆盖一层抗生素，花粉本身也有抗生素。当人类对一些抗生素已有抵抗能力时，蜜蜂本身产生非常强的抗生素可以在相当长的时间保持很好的效果。花粉中富含蛋白质。蜂蜜含有少量的蛋白质和脂肪，但是含有丰富的微量元素，比如铬、铁、镁。蜂蜜中还含有大量的维生素 A、E、K、B_1、B_2、PP。蜂蜜有助于伤口的愈合，因为它有一种黏液，可以刺激细胞分裂。蜂蜜还含有许多有机酸，可以增强身体的抵抗能力。

蜂蜜是一种理想的天然营养疗效食品。蜂蜜中的主要营养成份是葡萄糖、果糖、矿物质、蛋白质、维生素和酶等。营养分析表明，蜂蜜中含有大约 35%葡萄糖，40%果糖，这两种糖都可以不经过消化作用而直接被人体所吸收利用。蜂蜜还含有与人体血清浓度相近的多种无机盐，还含有一定数量的维生素 B_1、B_2、B_6 及铁、钙、铜、锰、磷、钾等。蜂蜜中含有淀粉酶、脂肪酶、转化酶等，是食物中含酶最多的一种。酶是帮助人体消化、吸收和一系列物质代谢及化学变化的促进物。蜂蜜的气味芳香可口，从营养和保健价值来看，不仅是滋补、益寿延年之品，又是治病之良药。由于蜂蜜营养丰富，容易消化吸收，因此是老人、儿童、运动员、重体力劳动者、产妇以及病弱者的理想食品，被誉为健康之友、老人牛奶、糖中之王。

中医学认为，蜂蜜能清热、补中、解毒、润燥和止痛。生食性凉，能清热；熟食性温，能补中。蜂蜜味甘而平，能解毒，柔而濡泽能润燥，缓而去急，能止心腹肌肉疮疡之疼痛。李时珍在《本草纲目》中更具体阐述了蜂蜜的药用功能。入药之功有五：清热也，补中也，解毒也，润燥也，止疼也，生则性凉，故能解毒，柔而濡泽，故能润燥，缓可去急，故能止心腹肌肉疮疡之疼，和可以致中，故能调和百药，而与甘草同功。现代医学发现，蜂蜜中含有抗生素和甲酸，具有较强的杀菌和抑菌能力，可杀灭伤寒、副伤寒、痢疾、肠炎等细菌。古今临床经验表明，蜂蜜适用于治疗肝炎、肝硬化、脂肪肝、高血压、动脉硬化、糖尿病、神经衰弱、胃炎、溃疡病、贫血、肺结核、慢性支气管炎、便秘等许多疾病。蜂蜜还是许多中药加工炮制时的矫味剂和赋型剂，用其制蜜丸或蜜膏等。

在临床上，蜂蜜不仅可以治疗胃炎，还可以在蜂蜜中加上某些药物治疗溃疡病。如每晨用温开水冲蜂蜜 6 克，空腹服或用丹参 15 克，木香 6 克，炙甘草 6 克，煎汁冲蜂蜜服，可治疗胃十二指肠溃疡以及各种胃痛症。为什么蜂蜜有此疗效呢？原来蜂蜜是一种潜在的碱性食物，它所含的锰等无机盐，有促进食物的消化和同化作用，从而减轻胃肠负担而缓解症状。

用蜂蜜 30 克，炒枣仁末 15 克，分 2 次冲服，有很好的宁心安神作用，可治心慌、失眠、健忘、多梦。如加入五味子 9 克，柏子仁 9 克，还可以增强记忆力，改善智能。如果高血压、肝脏病、心脏病患者，早晚空腹饮 1 杯蜂蜜水，对上述疾病均有一定的疗效。若用丹参、首乌各 15 克，水煎取汁，冲蜂蜜 1 汤匙内服，功效更佳。用蜂蜜 30 克，精盐 3 克，加凉开水调匀，每天早晚各服 1 次，有良好的润肠通便作用，尤其适宜于老年人、体弱者、病后有便秘的患者。当有呼吸道病变，出现阴虚肺燥，久咳无痰时，可用款冬花 10 克，百合 15 克，玉竹 15 克，煎水取汁，调入蜂蜜 2 汤匙饮用。也可在空心雪梨中放进蜂蜜适量，隔水炖服，可消除因气候干燥引起的咽喉干燥、发痒的感觉，并有利于气管中的积痰顺利咳出。因此，呼吸系统疾病治好之后，如能经常饮服蜂蜜，不但可防止旧病复发，还有强壮之功。对于生长期的儿童，蜂蜜常是他们很喜爱的食物，蜂蜜中含有铁和叶酸，常吃可以预防和纠正儿童的贫血。此外，蜂蜜还有润肌白肤的作用，由于蜂蜜营养丰富而多样化，又易被人体吸收利用，对于皮肤有滋润作用，尤其是冬季气候干燥时，多吃蜂蜜能防止皮肤皲裂。很多高级的化妆品，是由蜂蜜提炼而成的，可见它对皮肤有良好的保护作用。如能长期内服及外敷外涂，有助美容，还能益寿延年。

（三）饴糖

饴糖，也称水饴或糖稀，可代替白糖生产糖果、糕点及果酱等食品。饴糖有较高医疗价值，为良好的缓和性滋补强壮剂，具有温补脾胃、润肺止咳功效。

感冒发热或湿热内蕴而见食少、腹胀、便溏者，均不宜食用饴糖。

（四）牛奶

我国人们食用牛奶的历史极其悠久，并积累了相当丰富的经验，奶文化源远流长，可追溯到古代的游牧民族。梁代陶弘景《名医别录》就已指出牛奶具有补虚羸、止渴等功能。唐代陈藏器总结的几点吃牛奶的经验，与现代营养和医学观点极相吻合，包含着深刻的科学道理。例如：凡服乳，必煮三沸，停冷吸之，热食即壅；不欲顿服，欲得渐消；与酸物相反，令人腹中结症；患冷气人忌之。又谓其效能云：冷补，下热气；和酥煎沸食，去冷气痃癖。《日华本草》概括牛奶的三大功用为：养心肺，解热毒，润皮肤。李时珍论道：治反胃热，补益劳损，润大肠，治气痢，除黄疸，老人煮粥甚益。牛奶为完全蛋白质食品，含八种必需氨基酸，尤以植物蛋白质所缺乏的蛋氨酸和赖氨酸更为丰富，深受人们的喜爱。牛奶功效如此神奇，在于它含有独特的营养成份，如人体所必须的各种氨基酸，其所含乳糖、半乳糖是构成脑及脑神经组织糖脂质的重要成分，其钙、磷等则是构成人体和促进生长发育不可缺少的矿物元素。无怪于英国前首相丘吉尔曾说：没有什么能比得上给儿童提供牛奶更重要了。

相传奶酪的制作原理是阿拉伯游牧民族最早发现的。远古时代，有一游牧民族因为要横越沙漠，就以小牛的胃作成的皮囊装牛奶。骑马走了几个小时之后，因为口渴要停下来喝水解渴，结果发现皮囊内的牛奶分成了两层，透明液体状的乳浆与白色块状的凝乳。因为小牛胃富含酵素，牛奶因马匹的奔驰而充分地与酵素搅拌，加上高温，而发酵成透明的乳浆和固体状的凝乳。这就是今日奶酪制作的主要过程。奶酪的营养是相当高的，蛋白质的含量比同等重量的肉类来得高，并且富含钙、磷、钠、维他命 A、B 等营养元素。不过奶酪胆固醇含量也相当高。

有一本美国人写的畅销书叫《谁动了我的奶酪》（Who Moved My Cheese）。奶酪象征着西方的一种日常的幸福，相当于我国北京地区的一名俗话：好吃莫如饺子，舒服莫如倒着。

酸牛奶也有很好的保健功效。据调查，高血压与钙摄入量不足有关。如果每天喝 200 克以上酸牛奶，就会促使尿钠排出增多，使血压下降。此外酸牛奶中富含蛋白质，蛋白质有清除钠离子作用，体内含钠量的增高，是高血压的病因之一。酸牛奶中的乳酸菌具有吞噬胆固醇的本领，而钙质可减少胆固醇的吸收，酸牛奶丰富的蛋氨酸有软化动脉血管的功效，这些物质都可防止冠心病的发生。人到中老年，由于钙质丧失较快，常导致骨头变碎，容易发生骨折。酸牛奶是中老年人补钙的理想食品，比单纯服用钙片收效明显。

牛奶也是中老年人健康长寿的有效饮食。其蛋白质与钙相结合，极易被消化，便于合成能力不足的老年人吸收；其胆固醇含量少，且有一种成分能抑制胆固醇的生成，似乎是专为老年人设计的保健食品。

在我国一些人错误的认为牛奶不适合中国人的肠胃，喝了会闹肚子。其实这是一种误解，由于不少人把喝牛奶当成婴幼儿的专利，长大后不再继续饮用牛奶，使得体内乳糖酶逐步消失，患上了乳糖不耐症。专家认为，在我国如果长期饮用牛奶可以不同程度地减轻这种症状。另外，现在已经通过先进的技术生产出低乳糖的牛奶，患有乳糖不耐症的人也可以放心饮用。

牛奶还是有烟酒嗜好的瘾君子们改邪归正的医疗助手和护士。据统计，吸烟而又患慢性支气管炎的人，有 31.7%是从来不喝牛奶的；而每天饮牛奶的吸烟者，患支气管炎的人不到 20%，因为牛奶中所含的维生素 A 可以保护气管壁，使之减少发炎的机会。牛奶中所含的磷脂类能在胃黏膜表面形成一个很厚的疏水层，从而抗御酒精对胃黏膜的侵蚀，这无疑是爱饮酒又怕酒精伤身者的一个福音。

牛奶是大自然赋予人类的最有益于健康的食品之一。由于它含有丰富的优质蛋白质（3.4%）、分散度较高的乳脂肪（3.8%）、乳糖（4.6%）、维生素、矿物质（0.7%）和酶类，包罗了人类生长发育和维持生理健康所需的几乎所有营养成分，所以被称为白色血液。奶中含有的氨基酸、矿物质比较齐全，脂肪溶点低，这些优点就构成哺乳动物初生阶段的维持生命发育不可替代的食品，起到人类保姆的重要作用。

据国内外营养专家多年研究证实，每天喝牛奶对人体至少有 13 个好处：牛奶中的钾可使动脉血管在高压时保持稳定，减少中风风险。牛奶可阻止人体吸收食物中有毒的金属铅和镉，酸奶和脂肪可增强免疫系统功能，阻止肿瘤细胞增长。牛奶中的酪氨酸能促进血清素大量增长，牛奶中的铁、铜和卵磷脂能大大提高大脑的工作效率。牛奶中的铁、铜和维生素 A 有美容作用。牛奶中的钙能增强骨骼和牙齿，减少骨骼萎缩病的发生。牛奶中的镁能使心脏耐疲劳。牛奶中的锌能使伤口更快愈合。牛奶中的维生素 B 能提高视力。常喝牛奶能预防动脉硬化。牛奶含钙量高，吸收好。睡前喝牛奶能帮助睡眠。

中医学认为，牛奶味甘性微寒，具有生津止渴、滋润肠道、清热通便、补虚健脾等功效。把牛奶进行适当的加工，或和其他食物一起进行调配，可制成各种食疗牛奶。

（五）醋

食醋古代又称为醯、酢、苦酒等，因其在烹调中位居五味之首，酷爱食醋的古人给它起了一个拟人的称号——食总管。中国是世界上谷物酿醋最早的国家，早在公元前 8 世纪就已有了醋的文字记载。据说，醋是杜康发明的，连醋字也是杜康杜撰的。杜康发明酒后，最初把酒糟全部扔掉了。后来，他觉得这样太可惜，于是他把酒糟积攒起来，掺水泡在缸里，过了二十多天，变成了香味浓郁的醋。望着这一缸浆水，想到它昔日是酒，把酉和昔合起来，即醋字。春秋战国时期，已有专门酿醋的作坊，到汉代时，醋开始普遍生产。南北朝时，食醋的产量和销量都已很大，其时的名著《齐民要术》曾系统地总结了我国劳动人民，从上古到北魏时期的制醋经验和成就，书中共收载了 22 种制醋方法，这也是我国现存史料中，对粮食酿造醋的最早记载。

按食醋生产方法的不同，食醋可分为酿造醋和配制醋。配制醋是以食用冰酸醋，添加水、酸味剂、调味料，香幸料、食用色素勾兑而成，仅具有一定的调味功用。而酿造醋，是以粮食为原料，通过微生物发酵酿造而成，其营养价值和香醇味远远超过配制食醋，具有调味、保健、药用、医用等多种功用。

醋自古以来就被认为具有增强食欲、促进消化的作用。这在我国历代医学文献中多有记载，早在《黄帝内经》中就记载水肿病人忌盐时，可用醋代替。汉代的华佗已知用醋治疗蛔虫引起的腹痛。如唐代陈藏器著《本草拾遗》，清代王士雄著《随息居饮食谱》等，都称醋能开胃、消食。《本草备要》还指出，醋具有开胃、消食、解毒、散瘀、治虫等多种功效。而我国民间亦有用醋茶治消化不良的。由此可见食醋对于防治疾病有重要价值。

食醋具有保护肝脏的良好作用并能促进消化液的分泌，改善食欲不振的症状，增加肝病患者的食欲。食醋中含有丰富的氨基酸、醋酸、琥珀酸、维生素等多种肝脏所需的营养物质。食用醋后，其营养物质被充分吸收转化，其转化合成的蛋白质，对肝脏组织损害有修复作用，并可提高肝脏解毒功能及促进新陈代谢。醋本身还能杀灭肝炎病毒，从而能防治肝病。以醋治疗肝病很早就在民间广泛流传，而中医书籍也有关于用食醋治疗黄疸的记载。如《本草纲目》说，醋散瘀血、治黄疸、黄汗，还认为能开胃、养肝。

生活中，用食醋解酒已是不争事实，其原理是利用醋能对抗和缓解酒精的抑制作用，增加胃液分泌，扩张血管，利于血液循环，提高肝脏代谢能力，增强肾脏功能和利尿，促使酒精从体内迅速排出，从而减轻或延缓大醉状态的出现。

食醋可平衡血液酸碱度，调节和维持人体内外环境相对稳定。食醋能增强肾脏功能、利尿、降糖，治疗糖尿病。现代研究发现，食醋有利尿、溶石、排石的作用。它不仅能防治便秘、尿潴留，而且能防治肾结石、膀胱结石及胆结石。结石中所含的成分多为钙，其中大部分为草酸钙和磷酸钙。食醋能增强肾脏功能，有利尿作用，而食醋中的柠檬酸、醋酸，对溶解草酸钙有显著的作用。还能防止尿中草酸钙结晶的形成。因此，食醋可以利尿，防治结石病。

食醋外用，有软化局部骨骼和脱钙的作用。临床常用醋治疗骨质增生，如用食醋炒麸皮热敷治足跟骨刺，或加入中药煎煮，取之进行离子透入，治疗各部位的骨质增生。中医学认为，食醋外敷有活血、消肿、止痛的作用。常用醋调中药外敷治疗腰腿扭伤、骨折、软组织损伤，能迅速消肿止痛，如将川乌、草乌、白芷、马钱子、土鳖虫、透骨草、威灵仙等中药研磨，加醋调成膏状外敷，可治疗腰椎间盘突出、坐骨神经痛、骨折等。醋调中成药七里散、跌打丸，可治跌打损伤、筋骨疼痛，有明显的散瘀、消肿、止痛作用。

中医学认为，食醋味酸，有安虫、缓急止痛作用。据报道，饮用食醋可治疗胆道蛔虫病。此外，将食醋稀释后（每 30 毫升醋加凉水至 100 毫升），于睡前灌肠，可治疗蛲虫症。中医学认为，食醋具有消痈解毒的作用。《名医别录》说，醋可消痈肿、杀邪毒。《本草汇言》也说：醋，解热毒、消痈肿。因此，食醋常用于治疗外科的一般炎症。如：取食醋 250 毫升，入搪瓷锅中加热，沸后加入乳香，没药末各 6 克，边搅拌、边加入淀粉 60 克，待成糊状后，将其涂于牛皮纸上（面积应大于病变范围，厚约 1～1.5 厘米），等温度降至 50℃左右时，敷于患处，外用纱布包扎，如有伤口按常规处理后，必须先敷以凡士林纱布再将醋膏敷于伤口。凡疖、痈、蜂窝组织炎、丹毒、脓肿、腮腺炎、乳腺炎等急性炎症皆可应用，但对于结核性炎症及骨髓炎则不适宜。

夏秋季节，喝些带醋开水，或于凉拌菜中放点醋，或在炒菜时加醋烹调，都有助于预防痢疾、肠炎等病。用醋浸泡后的纱布，贴敷在腮腺炎患儿的肿胀处，每日数次，有助于消肿止痛。鼻出血时，用棉花浸醋塞鼻，常能止血。用食醋 50 克，加温开水 50 毫升，缓缓口服，可以缓解胆道蛔虫症的腹痛。对于小儿蛲虫病，在临睡前用棉球饱蘸食醋塞入肛门约 1 寸处，次晨取出，也有一定效果。

胃酸缺乏的人，吃些醋浸或醋腌的食物，有助于消化；大便不畅快的人，喝点带醋开水，也有助于排便。容易晕车、晕船的人，在出发前先喝些带醋开水，可减轻晕眩。失眠的人，临睡前倒一杯冷开水加一汤匙溶入冰糖的醋，或者每日清晨吃 10 粒醋浸花生米，也有好处。现代用食醋防治疾病则更加广泛。

食醋具有很强的杀菌能力，可以杀伤肠道中的葡萄球菌、大肠杆菌，防止痢疾病的发生。俗话说病从口入，很多传染病菌都是通过口腔进入人体的，而食醋却不愧是把好这第一道关口的忠诚卫士。食醋抗病毒最直接证据是防治感冒。在酿造食醋的工厂里，工人们很少患感冒，甚至工作二十几年也未患过感冒。学者们认为这与他们长期接触食醋有很大关系。研究结果证明，醋能预防和治疗感冒是有科学依据的。因此，在日常生活中，如遇感冒流行，不妨用食醋熏蒸。其方法是：取适量醋（每立方米空间 2～10 毫升），用 1～2 倍水稀释。以文火加热熏蒸。食醋对发癣菌等多种真菌也有很强的杀灭能力。临床常见的真菌感染病如脚气病、股癣、甲癣、鹅掌风等。脚气病起因于一种叫做白癣菌的真菌，这种病菌附着在皮肤上繁殖，生长发生在趾间就导致脚气病。其主要症状是产生小疱疹，发白，以及糜烂等。瘙痒也是这种病菌作怪所引起的。经研究证实白癣菌在稀释10 倍和 100 倍的醋、醋酸水溶液中停止繁殖，经浸泡 20 分钟后完全死亡，一般坚持一周即能治愈。

醋有着神奇的解毒功效。《医林纂要》曰，醋泻肝、收心。治卒昏，醒睡梦，补肺，发音声，杀鱼虫诸毒。酿造醋中大量有机酸的存在，不仅使食醋的酸味醇厚、绵长、柔和、鲜美，且是各种细菌的天然杀手。夏季，各种细菌多，毒素易在体内聚集，人易感胃肠道疾病，吃凉拌菜或熟菜时加入食醋，简便易行、味鲜可口、杀菌消毒，能有效避免肠胃道病菌的传染。醋中的氨基酸、醋酸、乳酸、苹果酸、琥珀酸、甘油和醛类等化合物不仅是人体生命活力和新陈代谢所必不可少的，而且有利于肝脏自身排毒、解毒功能的增强。

醋能够增进人的食欲，有助于防暑、消暑。现代研究发现，醋中挥发性物质及氨基酸等能刺激人的大脑神经中枢，使消化器官分泌大量消化液，有助于消化功能的增强，因此高温季节食用优质食醋能起到开胃、增进食欲的作用。在上海等许多城市流行喝醋风，时尚女性把醋兑入红、白葡萄酒、矿泉水、雪碧等饮料，自制成美味可口、色彩各异、营养丰富的清凉饮料，并给它们冠以红粉佳丽、朦胧美人等诗意的名称。

醋有利于解除疲劳。夏季易感疲劳，这是因为在正常情况下，人体内环境是维持在一个中性或弱碱性状况中的。可是当劳动和工作时间长了或是休息不好，会有大量的乳酸产生，乳酸是造成人体疲劳的物质之一，人体内乳酸含量一增加，就会带来各种危害，其显著的例子就是造成人体疲惫不堪。可见，在运动之后出现疲劳现象就是由于这个道理。如果这个时候把醋作为有机酸而充分地补充上克雷布斯循环就能够顺利地进行了。这样丙酮酸在克雷布斯循环中便难以产生乳酸，也就是说，醋可以使人减轻疲劳。此外，醋还有分解乳酸的作用，食醋中的醋酸有利于乳酸进一步氧化，变为水和二氧化碳，水继续参与机体代谢或变成尿和汗水排出，二氧化碳则由肺呼出体外，所以醋还可以加速疲劳的消除。因此，醋具有独特的预防和消除疲劳的奇效。

如果调配得当，食醋还可提高食品的营养价值。例如炒辣椒时放点醋，能减少维生素 C 的损失；烧鱼时加点醋，可使鱼骨中的钙与磷溶解，便于人体吸收。人们还常用醋浸渍食物，不仅增加了食品风味，而且可以防腐。

（六）肉桂

肉桂为樟科常绿乔木植物肉桂的干皮和粗枝皮。干皮去表皮者称肉桂心，采自粗枝条或幼树干皮者称官桂。肉桂又名玉桂、牡桂、紫桂、辣桂。味辛，甘，性热。归肾，脾，心，肝经。有补火助阳、散寒止痛、温通经脉之功效。主治肾阳不足，命门火衰，腰膝冷痛，阳痿尿频等症；或脾肾虚寒，脘腹冷痛，食少便溏者。寒凝诸痛如风寒痹痛，血寒痛经，实寒胸腹大痛等证。可用治疮疡日久，气血虚寒及阴疽等，每伍益气养血温阳药用。此外，还可用治气血衰少及阴盛阳浮，上热下寒之证。本品能温运阳气，有鼓舞气血生长的功能。若久病体虚，气血不足的少气懒言、乏力自汗、面色淡白或萎黄、心悸失眠、头晕目眩，其与人参、当归等益气补血药配伍，能增加补气补血之功。若治气血虚寒，疮痈脓成不溃，或溃后久不收敛，本品散寒通阳，促进气血生长，有利于疮疡溃散和愈合，常与黄芪、当归等补气血药同用。

注意：本品辛热，耗阴动血，故阴虚火旺，里有实热，血热妄行者、出血者忌用；孕妇慎用；不宜与赤石脂同用（十九畏）。凡内火偏盛，舌红无苔之人忌食；患有干燥综合征，更年期综合征；平素大便燥结，或患有痔疮者忌食；凡患有出血性痢疾之人忌食。妇女怀孕期间忌食。肉桂在春夏之季忌食。《珍珠囊》：春夏为禁药。《得配本草》：痰嗽咽痛，血虚内燥，孕妇，产后血热，四者禁用。《本草求真》：精亏血少，肝盛火起者切忌。

（七）木耳

中国是世界上最早认识食用菌的国家之一。食用菌也伴随着人类文明的进步经历了悠久岁月。东西方文明古国的早期历史文献中，都记述了关于菌类的栽培。在 2000 年前的史料中已有记载，《吕氏春秋》载有味之美者，越骆之菌。这是关于食用菌较早的记载。

我国民间有冬令吃木耳滋补的习惯。木耳有两大类，即白木耳和黑木耳。白木耳晶莹透白，色如银，形如耳朵故得名。黑木耳色泽暗褐，状如人耳，故称黑木耳。白木耳以制成甜羹食用较多，黑木耳可制作多种菜肴，近年人们也常做成甜羹当点心食用。现分述如下：

银耳又名白木耳，别名白耳、桑鹅、五鼎芝。为银耳科植物银耳的子实体。是一种胶质的食用菌和药用菌，它不仅是席上珍品，也是一种久负盛名的良药。银耳营养丰富，据分析，100 克干银耳内含有蛋白质 5.0～6.0 克，脂肪 0.6～3.1克，碳水化合物 68～78.3 克，热量 326～339 千卡，粗纤维 1.0～2.6 克，灰分3.1～5.5 克，钙 380～643 毫克，硫胺素 0.002 毫克。核黄素 0.14 毫克，尼克酸1.5 毫克。含有亮氨酸、异亮氨酸、苯丙氨酸、甲硫氨酸、缬氨酸、酪氨酸、脯氨酸、精氨酸、组氨酸、赖氨酸、氨丙酸、苏氨酸、甘氨酸、丝氨酸、谷氨酸、天门冬氨酸、半脱氨酸（微量）、丁氨酸等 18 种氨基酸，其中有 7 种为人体必需氨基酸。银耳除食用外，尚有很好的药用效果。从我国汉代的《神农本草经》到明代杰出的医学家李时珍的《本草纲目》，以及近代《中国药学辞大典》对银耳药用的功效都作过记载。银耳甘平无毒，入心、肺、胃、肾经，有润肺生津、滋阴养胃、益气和血、补脑强心等功效。能清肺中热、养肺阴、济肾燥，治肺热咳嗽、久咳喉痒、咳痰带血、痰中血丝，或者久咳伤肋痛、妇女月经不调、肺热胃炎，大便秘结、大便下血。银耳在医疗上有广泛疗效作用，对肺虚咳嗽、痰中带血、大便秘结、月经不调、高血压、肿瘤等有辅助作用。近年发现白木耳中的多糖类有明显抗癌作用，除可直接杀死癌细胞外，尚可提高机体免疫力，间接抑制癌的生长。白木耳中的磷脂有健脑安神作用，适合中老年人食用。

银耳性润而腻，风寒咳嗽及湿痰壅盛者慎食；变质银耳不可食用，以防中毒。

黑木耳又叫黑菜、桑耳、木蛾、木菌、树鸡等。为木耳科食用真菌，属木耳科、木耳属、黑木耳种。黑木耳的营养价值也十分高，被人们誉为素中之荤。每100克干品中含蛋白质12克，脂肪1.5克，膳食纤维9.9克，糖类35.7克，钙247毫克，铁97.4毫克及多种维生素。其营养丰富，口感酥软滑脆，蛋白质含量和肉类相当，维生素B_2的含量是一般米面和大白菜的4～10倍，含钙量是一般肉类的30～70倍，是我国著名的土特产。黑木耳具有滋养强壮、补血活血、滋阴润燥、养胃通便、益智健脑等功用，适宜用于贫血、体虚多病、失眠、慢性胃炎、高血压、白细胞减少、慢性支气管炎等病症。黑木耳中的多糖有抗癌作用，可以作为肿瘤病人的食疗。黑木耳中的胶质是一种滋补品，可将残留在消化道中的杂质、废物吸附排出体外，起到清道夫的作用。黑木耳内还有一种类核酸物质，可以降低血中的胆固醇和甘油三酯水平，对冠心病、动脉硬化患者颇有益处。此外，木耳还能滋润强壮，清肺益气，补血活血，镇静止痛；并能治疗痔疮出血，崩漏产后虚弱，寒湿性腰腿疼痛等症。由于木耳有润肺和清涤胃肠的作用，因此它也是纺织工人和矿山工人的重要保健食品之一。据美国明尼苏达大学医学院的研究发现，木耳有减低人体血凝块的作用，对冠心病和脑心血管患者更为有益。

（八）枫树菌

枫树菌，别名树舌扁灵芝、树舌灵芝、二灵芝、老母菌、梨菌等。子实体大型。无柄或几乎无柄。菌盖半圆形，剖面扁半球形或扁平，基部常下延，宽（5～35）厘米×（10～50）厘米，厚1～12厘米，表面灰色，渐变褐色，有同心环纹棱，有时有瘤，皮壳胶角质，边缘较薄。菌肉浅栗色，有时近皮壳处白色。菌管多层，管孔面近白色至浅黄色，受伤后变暗褐色，孔圆形，每毫米 4～5 个。孢子卵形，褐色，黄褐色，（7.5～10）厘米×（4.5～6.5）微米。此菌多年生，长者可达 20 余年。生于杨、桦、柳、栎等阔叶树、枯立木、倒木和伐桩上。分布于河北、山西、山东、黑龙江、吉林、江苏、内蒙古、陕西、甘肃、青海、新疆、四川、云南、河南、湖南、湖北、贵州、浙江、福建、台湾、广西、广东、海南等地区。

此菌导致木质部形成白色腐朽。日本民间作为抗癌药物，四川民间用来治疗食道癌，还可以治疗风湿性肺结核，有止痛、清热，化积，止血，化痰之功效。其子实体热水提取物对小白鼠肉瘤-180 的抑制率为 64%。产生草酸和纤维素分解酶，应用于轻工业与食品业等。

历代都有关于枫树菌的记载。吴兴掌故云：　枫树菌，　食之，　笑不止。俗谓笑菌。人粪汁饮一升；土浆饮一二升；大豆浓煮汁饮；服诸吐、利药；并解。

表 7　仲景著作中杂类食物的性味与主要养生作用

名称	性味归经	主要养生作用
酒	甘苦辛、温，归心、肝、肺、胃经	温阳通脉，散寒气，活血通瘀，定痛，去陈气
蜜	甘、平，归肺、脾、大肠经	补肺润肺，缓中止痛，润肠通便
饴糖	甘、温，归脾、肺经	缓中止痛，补脾建中
乳（酪）	牛乳甘、平，羊乳甘、温，俱归心、肺经	补气养血，生津润燥，润肠通便，止消渴，补虚羸
醋	酸、苦温，归肝、胃经	开胃消食，解毒杀虫，利咽喉
肉桂	辛、温，归脾、胃、心经	开胃健脾，散寒，祛陈气，止腹痛，利尿，平悸
木耳	甘、平，归胃、大肠经	滋阴润燥，养血止血，通便
枫树菌	《金匮要略》录之，然《中药大词典》不曾收载。性味归经及功效无从查考	

第三节　食物中毒解救

《金匮要略》谆谆告诫人们要注意饮食卫生和安全，趋利避害，以免食物中毒，伤损身体。而万一发生了食物中毒的情况，仲景又提出了一系列的解救方法。食物中毒，是指进食被致病菌及其毒素、真菌毒素、化学毒物所污染的食物，或因误食含有自然毒素的食物，引起的急性或亚急性中毒性疾病。食物中毒是危害人体健康，有时甚至是危害生命的常见原因。其潜伏期短，起病急，多见胃肠道症状；发病者与某种食物有明确的联系，停止食用该种食物后，发病即停止。

养生当须虑祸。养生者既要知道如何避免误食有毒有害之物，各种方法已述于前，而一旦发生食物中毒，也要知道如何迅速有效地处理，解毒救人。古代养生家对食物中毒的解救方法很重视。如《千金要方·解毒并杂治》说：凡人跋涉山川，不谙水土，人畜饮啖，误中于毒，素不知方，多遭其毙，岂非枉横也。然而大圣久设其法，以救养之。……今述神农黄帝解毒方法，好事者可少留意焉。素好养生，养之千日，一日遇毒，竟遭其毙，实属枉横。所以，善养生者，当于食物中毒解救法留意焉。

仲景解救食物中毒的思路有三：一曰涌而吐之，一曰泄而下之。此即《内经》所谓其在上者，因而越之，其在下者，引而竭之。吐之泄之，减少毒性物质的吸收，从而减轻其对身体的损害。若既不能吐，又不能下，则消之解之于中。仲景各种解救食物中毒的方法，大抵不出此三类。

《金匮要略》所列的诸种解毒方法，有一些是科学的，行之有效的。如用甘草汁解毒，用荠苨汁解毒，用大豆汁解毒，用硝、黄攻下，用盐汤催吐，从体内清除毒性物质等，现在仍为人们应用。也有一些解毒方法，现在对其科学性尚难评说，如用猪骨解毒，用人粪解毒，用洗头泔水解毒等，既难以让人从心理上接受，也难肯定其效果。笔者在对这些内容进行研究时，采取姑且存之，以待考验的态度。

兹将仲景著作中的食物中毒解救方法辑释于下：

凡诸毒，多是假毒以投，无知时宜。煮甘草、荠苨汁饮之，通除诸药毒。(《金匮要略·果实菜谷禁忌并治第二十五篇第八十九条》)

[注] 荠苨、甘草，解百药毒。尤其是甘草一物，《千金方》、《肘后备急方》、《外台秘要》疗诸种食物中毒，俱用甘草浓煮汁多饮之。《千金要方·食治》言荠苨杀诸毒。现代药学研究表明，荠苨有止血、抑制毛细血管通透性、抑制溃疡、利尿、退热等作用，可能与其解毒效果有关。食物中毒，从仲景当时的情况来讲，有相当一部分是（有人故意）投毒于食物之中，食者不知，故中其毒。食物中毒，

无论为何种毒物，俱可用甘草、荠苨煮汁解毒。不过，现代医学有行之有效的解毒方法。如果遇到严重的食物中毒，不可仅恃甘草汁、荠苨汁，以免贲事。

治自死六畜肉中毒方：黄柏屑，捣服方寸匕。（《金匮要略·禽兽鱼虫禁忌并治第二十四篇第二十二条》）

[注] 自死六畜肉，多已腐败，若中其毒，多为湿热毒邪所害。黄柏清热除湿解毒，故可救之。现代药学研究表明，黄柏具有抗微生物作用，或许与其解毒效果有关。

治食郁肉、漏脯中毒方：烧犬屎，酒服方寸匕，每服人乳汁亦良。饮生韭汁三升，亦得。（《金匮要略·禽兽鱼虫禁忌并治第二十四篇第二十三条》）

[注] 郁肉，《诸病源候论》曰：郁肉毒者，谓诸生肉，及熟肉，纳器中密闭头，其气壅积不泄，则为郁肉，有毒。不幸而食之，乃杀人。其轻者亦吐利，烦乱不安。又云：凡诸肉脯，若为久故茅草屋漏所浸，则有大毒。食之三日，乃成暴症。不可治。按古代说法，茅室漏水浸泡肉脯则为漏脯。也有另一种说，肉闭在密器中，经宿者为漏脯。总之，漏脯是贮存不妥以致腐败的干肉，不可食用。烧犬屎酒服，这种方法是否具有解毒效果，现在尚难肯定。而且服犬屎其本身可能并不安全，又肯定会招致人们心理上的嫌恶。人乳甘凉，古书中关于人乳解毒的记载不多。韭菜汁有解毒作用。《本草拾遗》说：韭菜叶及根生捣绞汁服，解药毒，疗狂狗咬人欲发者。亦杀诸蛇、虺、蝎、恶虫毒。

治黍米中藏干脯，食之中毒方：大豆，浓煮汁饮数升即解。亦治狸肉、漏脯等毒。（《金匮要略·禽兽鱼虫禁忌并治第二十四篇二十四条》）

[注] 古代人为什么将干脯藏于黍米中，其道理不甚清楚。将干脯藏于黍米中，贮存失当，导致腐败，食之伤人。解毒之法，用大豆浓煮汁饮服数升。古代解毒多用黑大豆。《本草别录》言黑大豆杀乌头毒。孟言先言黑大豆杀诸药毒。《食疗本草》说，黑大豆若和甘草煮汤饮之，去一切若毒气。李时珍《本草纲目》说，黑大豆煮汁，解礜石、砒石、甘遂、天雄、附子、射罔、巴豆、芫青、斑蝥百药之毒。又说：古方称大豆解百药毒，予每试之，大不然，又加甘草，其验乃奇。如此之事，不可不知。由此看来，用大豆解毒时，最好与甘草同用。

治食生肉中毒方：掘地深三尺，取其下土三升，以水五升煮数沸，澄清汁，

饮一升，即愈。(《金匮要略·禽兽鱼虫禁忌并治第二十四篇二十五条》)

[注] 掘地时，渗出的泉水称地浆。《医宗金鉴》说：地浆能解诸毒。本条称食生肉中毒，可用地浆解之。此法即使有效，也只是适合农村地区。

治六畜、鸟兽肝中毒方：水浸豆豉，绞取汁，服数升愈。(《金匮要略·禽兽鱼虫禁忌并治第二十四篇二十六条》)

[注] 自死动物的肝脏往往有毒。若食之中毒，可以用豆豉绞汁之。豆豉解毒的机制亦如上述 24 条，与大豆汁同。

凡煮药饮汁，以解毒者，虽云救急，不可热饮，诸毒病得热更甚，宜冷饮之。

『注』食物中毒，如果进食未久，毒物尚残留在胃中。服解毒药，如果热饮，可能会促进毒物的吸收。若冷饮之，有阻止毒物吸收的效果。解毒药液宜冷饮之，不可热服，古代注家对此的解释是，毒物其性多热，应当冷解之，不可抱薪救火，以热解热。

治马肝毒中人未死方：雄鼠屎二七粒，末之，水和服，日再服。又方。人垢，取方寸匕，服之佳。(《金匮要略·禽兽鱼虫禁忌并治第二十四篇三十六条》)

[注] 程林说：马禀火气而生，火不能生水，故有肝无胆，而木藏不足。故食其肝者死。汉武帝云，食肉无食马肝。又云，文成食马肝而死。韦庄云，食马留肝，则其毒可知矣。马食鼠屎则腹胀，故用鼠屎而治马肝毒，以物性相制也。此说可供参考。又人垢，程林言是人体汗液在皮肤所结之物，有毒，治马肝中毒，取以毒解毒之意。而《医宗金鉴》说人垢是头垢，污秽之物，人服之有催吐作用，吐则毒气出于人体，故云得吐乃佳。

治食马肉中毒欲死方：香豉二两、杏仁三两。右二味，蒸一食顷熟，杵之服，日再服。又方：煮芦根汁饮之良。(《金匮要略·禽兽鱼虫禁忌并治第二十四篇三十七条》)

[注] 香豉、杏仁二物俱有解毒作用，故取以解毒。《金匮要略》治食犬肉不消，心下坚，或腹胀，口干大渴，心急发热，妄语如狂，或洞下，亦用杏仁一升，合皮熟研用，以沸汤三升，和取汁，分三服，以解毒，并云大验。芦根清热利尿，既能解毒于内，又能促进毒性物质的排出。《医宗金鉴》云芦根可解诸肉毒。

治啖蛇牛肉食之欲死方：饮人乳汁一升，立愈。又方：以泔洗头，饮一升愈。

牛肚细切，以水一斗，煮取一升，暖饮之，大汗出者愈。(《金匮要略·禽兽鱼虫禁忌并治第二十四篇四十四条》)

[注] 原文列举了三种解毒方法，皆言可愈。然依笔者的看法，用人乳解毒，是否有效，尚待研究。不过《金匮要略辑义》说：本草人乳条别录云，解独肝牛肉毒，合浓豉汁服之，神效。饮洗头泔水，以解其毒，似属无稽之谈。然古人的用意是催吐。污秽之物，人饮之。程林说：以泔洗头饮者，取头垢能吐所毒也。用牛肚煮汁饮以解毒，此亦古人物性相感观念的体现，不知是否能够奏效。

治食牛肉中毒方：甘草煮汁饮之，即解。(《金匮要略·禽兽鱼虫禁忌并治第二十四篇四十五条》)

[注] 甘草有较好的解毒作用。古人认为甘草能解百毒。煮汁饮之，是可靠的解毒方法。

治食犬肉不消，心下坚，或腹胀，口干大渴，心急发热，妄语如狂，或洞下方：杏仁一升，合皮熟研用，以沸汤三升，和取汁，分三服，利下肉片，大验。(《金匮要略·禽兽鱼虫禁忌并治第二十四篇六十一条》)

[注] 程林说：犬肉畏杏仁，故能治犬肉不消。近人以之治狂犬咬，皆此意。本条所论，严格来讲，并非单纯的食物中毒，而含有食物不消的病变在内。食物停滞，故心下坚硬，或腹部胀满。然发热、妄语如狂，此又是中毒表现。服杏仁利下肉块，其与承气汤攻下阳明腑实，以治痞满燥实、发热谵语相通乎？

鸟兽有中毒箭死者，其肉有毒，解之方：大豆，煮汁及盐汁服之解。(《金匮要略·禽兽鱼虫禁忌并治第二十四篇七十六条》)

[注] 古射猎人常用乌头熬汁涂箭，以射虎鹿，伤皮则死。故鸟兽中箭毒，多是乌头毒。大豆汁能解乌头毒，故用大豆煮汁解之。咸能胜热，故盐亦能解食箭毒中毒者。服盐汤，通过提高血液晶体渗透压，能阻止毒性物质进入组织细胞，减轻损害。

食诸果中毒治之方：猪骨烧过，右一味，末之，水服方寸匕。亦治马肝、漏脯等毒。(《金匮要略·果实菜谷禁忌并治第二十五篇一十五条》)

[注]《金匮要略》用猪骨治食诸果中毒及马肝、漏脯中毒，程林认为不可理解。而《医宗金鉴》解释说，此物性相制使然。好一个物性相制使然，一切解毒

之物，都可以用物性相制使然解释。《金鉴》说猪畜属水，而马畜属火，猪骨治马肝中毒，正是以水克火。治漏脯毒，亦骨肉相感之义。如此解释，实在费解。

食诸菌中毒，闷乱欲死，治之方：人粪汁饮一升，土浆饮一二升；大豆浓煮汁饮之，服诸吐药、利药，并解。（《金匮要略·果实菜谷禁忌并治第二十五篇一十八条》）

[注] 食菌中毒，在科学知识缺乏的古代，不是罕见事情。《诸病源候论》说：凡园圃所种之菜本无毒。但菌蕈等物，皆是草木变化所生。出于树者为蕈，出于地者为菌，并是郁蒸湿气变化所生，故或有毒者。人食遇此毒，多致死，甚疾速。其不死者，犹能令烦闷吐利，良久始醒。食菌中毒，饮人粪汁以解之，此法在今日看来似有不妥。服至秽之物以解毒，吾恐一毒未解，又中一毒矣。然这种方法不唯《金匮要略》有载。《千金要方》曰，治山中树菌中毒，服人屎汁一升，良。《金匮要略辑义》尚载古有数人食菌中毒，饮屎汁而获救，不饮屎汁而死的故事。又将甘草浸粪汁中，四十九日后取出晾干，以解食物中毒，有神效。久浸粪汁的甘草名人中黄，味苦微甘，气大寒，无毒，有解毒作用。《本经逢源》用治食河豚、菌毒及一切恶疮。人中黄，明、清医家盛赞之。若人中黄没有效果，或效果不好，古人不会大言虚夸，将医学视同儿戏。这些内容，仍然值得进行现代研究。土浆，按《金匮要略辑义》，掘地作坑，以水沃中，搅令浊，取而澄清之，亦名曰地浆，据云有解毒作用。

食枫柱菌而哭不止，治之以前方。（《金匮要略·果实菜谷禁忌并治第二十五篇一十九条》）

[注] 本条所言前方指第 18 条饮人粪汁、土浆或大豆汁。笔者幼年时曾见误食毒菌而笑不休者，形同狂人，当时似无人知道可用浓大豆汁解之。今日吾始知之，殊为当时惋惜。

误食野芋，烦毒欲死，治之以前方。（《金匮要略·果实菜谷禁忌并治第二十五篇二十条》）

[注] 芋为天南星科植物，古代本草书多言有毒。烦毒欲死，即心中极度烦闷，可以用第 18 条的方法解之。

蜀椒闭口者有毒，误食之，戟人咽喉，气病欲绝，或吐下白沫，身体痹冷，急治之方：肉桂煎汁饮之，多饮冷水一、二升，或食蒜，或饮地浆，或浓煮豉汁饮之，并解。(《金匮要略·果实菜谷禁忌并治第二十五篇二十一条》)

[注] 蜀椒大辛热，有小毒，闭口者热毒更甚。误食之，戟人咽喉，以致气病欲绝，或吐下白沫，身体痹冷。从表现看来，似是急性喉头水肿。情势急矣，万勿大意。地浆、豉汁性寒凉，能解热毒。若大蒜、肉桂，亦温热之物，而能解蜀椒毒者，如《医宗金鉴》说：蒜、桂通血脉、辟邪秽，以热治热，是从治之法也。这些方法，不知效果如何。

食躁或躁方：豉，浓煮汁饮之。钩吻与芹菜相似，误食之杀人，解之方：荠苨八两，右一味，水六升，煮取二升，分温二服。(《金匮要略·果实菜谷禁忌并治第二十五篇五十八条》)

[注] 据《医宗金鉴》的解释，食躁或躁，即进食后时或恶心或欲呕，欲吐不吐。其病多为有形实邪在于中上，可因而越之，用豆豉浓煮汁饮而吐之解之。

菜中有水莨菪，叶圆而光，有毒，误食之，令人狂乱，状如中风，或吐血，治之方：甘草煮汁服之，即解。(《金匮要略·果实菜谷禁忌并治第二十五篇五十九条》)

[注] 莨菪为茄科植物，有毒。《本经逢源》言多食令人狂走，与《金匮要略》所言相近。甘草汁可解之。

春秋二时，龙带精入芹菜中，人偶食之为病。发时手背腹满，痛不可忍，各蛟龙病治之方：硬糖二、三升。右一味，日两度服之，吐出如蜥蜴三、五枚，瘥。(《金匮要略·果实菜谷禁忌并治第二十五篇六十条》)

[注] 本条言蛟龙遗精于芹菜中，人食之为病。程林说，所谓蛟龙，大抵是蜥蜴、虺蛇之类。虽然尚不能证明自然界存在蜥蜴、虺蛇遗精于芹菜的现象，人食之而为病。但人进食含寄生虫卵的蔬菜而感染寄生虫，却是事实。读此条，要在领会精神，蔬菜必清洗干净，确认安全，乃可食之。或熟食之，亦较安全。硬糖，按古代注家说法，乃饴糖。饴糖没有致吐作用，服饴糖不可能导致呕吐。另饴糖是否具有解毒作用，尚有待考察。

食苦瓠中毒治之方：梨穰，煮之，数服之，解。(《金匮要略·果实菜谷禁忌并治第二十五篇六十一条》)

[注] 瓠即葫芦科植物瓠瓜。根据《中药大辞典》，某些变种的瓠瓜的果肉或叶有致泻作用，此大概是《金匮要略》言食苦瓠中毒的事实依据。根据古人经验，苦瓠中毒，可用黍穰（即黍茎）煮汁饮以解之。

古人已经认识到寄生虫病与食物不洁有关。善养生者，当慎饮食。

犀角筋搅饮食，沫出，及浇地坟起者，食之杀人。（《金匮要略·果实菜谷禁忌并治第二十五篇八十一条》）

[注] 本条乃古人试验食物中是否有毒的二种方法。如果用犀角筷搅饮食，起泡沫，此饮食中有毒。如果将饮食浇泼于地，地面泥土隆起，也说明食物中有毒。

饮食中毒，烦满，治之方：苦参三两，苦酒一升半。右二味，煮三沸，三上、三下服之，吐食出即差。或以水煮亦得。又方：犀角汤亦佳。（《金匮要略·果实菜谷禁忌并治第二十五篇八十二条》）

[注]《内经》曰，辛甘发散为阳，酸苦涌泄为阴。苦参、苦酒，一苦一酸，能涌出食毒。犀角亦能解胃中毒。

贪食，食多不消，心腹坚满痛，治之方：盐一升，水三升。右二味，煮令盐消，分三服，当吐出食，便差。（《金匮要略·果实菜谷禁忌并治第二十五篇八十三条》）

[注] 食多不消，食停上脘，用盐汤吐之。若食入膈下，即当消之于中，或泻之于下，用硝、黄等物。此是盐汤探吐方的祖方。

鲙食之，在心胸间不化，吐复不出，速下除之，久成癥病。治之方：橘皮一两，大黄二两，朴硝二两。（右）三味，以水一大升，煮至小升，顿服即消。（《金匮要略·禽兽鱼虫禁忌并治第二十四篇九十六条》）

[注] 陈橘皮行气化痰健胃，尚有解毒之力。大黄、朴硝通肠道而泄实邪。故食生鱼脍，停滞于心膈间不消，不能吐出，必已入于膈下，故用本方泄之。

食鱼会多不消，结为癥病，治之方：马鞭草。（右）一味，捣汁饮之。或以姜叶汁饮之一升，亦消。又可服吐药吐之。（《金匮要略·禽兽鱼虫禁忌并治第二十四篇九十七条》）

[注] 鲙，脍的异体字，指细切的鱼片，特指生食的鱼片。马鞭草味苦寒，能下癥瘕破血。故食脍多而不消，结为癥瘕，可用马鞭草下之。姜叶汁能解鱼毒。

若食在膈上，又可以用涌吐之法吐之，如盐汤、瓜蒂散等，可选用。

食鱼后中毒，面肿烦乱，治之方：橘皮浓煎汁服之，即解。（《金匮要略·禽兽鱼虫禁忌并治第二十四篇九十八条》）

[注]陈皮能解鱼毒，故用陈皮浓煎汁服而解之。

食鲑鲦鱼中毒方：芦根煮汁服之，即解。（《金匮要略·禽兽鱼虫禁忌并治第二十四篇九十九条》）

[注]《医宗金鉴》说：鲑鲦即河豚鱼，味美，其腹腴，呼为'西施乳'，头无腮，身无鳞，其肝毒血杀人，脂令舌麻，子令腹胀，眼令目花，唯芦根汁能解之。今甘愿冒生命危险而食河豚者不乏其人，而餐馆亦有供应。若芦根汁能解河豚毒，餐馆当备之。

食蟹中毒，治之方：紫苏煮汁饮之三升。紫苏子捣汁饮之，亦良。又方：冬瓜汁饮二升，食冬瓜亦可。（《金匮要略·禽兽鱼虫禁忌并治第二十四篇一百零一条》）

[注]紫苏、冬瓜俱能解鱼、蟹毒。《肘后方》疗食蟹及诸肴膳中毒方，浓煮香苏，饮汁一升，解。

第五章
调神、顺天养生

第一节 调 神 养 生

精神情志是人体生理活动的表现之一，它是在脏腑气血的基础上产生的。正常的精神情志活动对人体健康有正面的意义和帮助，所以古人非常重视精神活动的调摄，这就是调神。

张仲景在《伤寒论》序中强烈批评当时的一些人，竞逐荣势，企踵权豪，孜孜汲汲，唯名利是务。笔者认为，这段话清楚地反映出仲景重视调神养生的思想。张仲景对唯名利是务是极不赞同的，也就是说张仲景期勉世人不唯名利是图，无私、寡欲才能到达清静的境界，而保持思想清静，便能获得调养精神、却病延年的目的。

从现代医学的角度看，人的各种情绪活动与机体的生理反应有极密切的关联。人在激动或紧张的时候，肾上腺素分泌增加，出现呼吸加速，脉搏加快，血管收缩，血压增高，血糖增加的状况。突然惊恐时会使血管收缩，脸色变白，出冷汗，甚至呼吸暂时停止，或导致心脏病发作。忧虑、抑郁的人容易发展成高血压病。长期忧郁的人因为抑制了肠胃蠕动和消化液的分泌，引起食欲减退，消化不良，或引发肠、胃病。长期悲伤、怨恨和处于敌对关系的人，比别人容易患癌症。特别是那些精神受过重创，或精神压力大，长期紧张，情绪过度抑郁，或无法解决的悲哀，似乎都是癌症的前兆。

老子在《道德经》中提倡少私寡欲。当私心减少了，便能放下身段，放下我执（我所坚持的原则，也就是我的固执），降低物欲，减轻了不必要的负担。看壁立千仞然后能无欲则刚，看海纳百川然后能有容乃大。《太上老君养生诀·养生真诀》中提到养生要除六害：一者薄名利，二者禁声色，三者廉货财，四者损滋味，五者除佞妄，六者去妒忌。张仲景不惟名利是务，正是薄名利，除养生之害。

一、调神

早在春秋战国时期，老子和庄子便已提出了清静无为的思想，极力主张人们应尽量保持思想安静无杂念，心灵纯净无污染，始终如一地坚守静而不躁的情绪。《内经》提出恬淡虚无的养生防病思想，也就是保持思想上的闲逸清静。《素问·上古天真论》篇说道：恬淡虚无，真气从之，精神内守，病安从来？这是由于思想清静能够调神，促进精气神内守，充盛而不散失，保持人体形神合一的最佳状态，因而能达到抗病的能力。《淮南子·原道训》也指出：人生而静，天之性也。刘安还认为：夫精神气志者，静则日充者以壮，躁则日耗者以老。可见若像仲景所指出的那样，孜孜汲汲，惟名利是务，则无法做到静的功夫了。孜孜汲汲，惟名利是务，则人的正常七情定会受到干扰，而七情之病也就渐渐产生了。

所谓七情，指的是喜、怒、忧、思、悲、恐、惊七种情绪变化，是人们对外界人事物刺激的心理情绪反应。《素问·阴阳应象大论》说：人有五脏化五气，以生喜怒悲恐惊。七情受到不良影响，就容易损伤五脏气血。所以自古养生家都非常注重情绪与健康的关系，主张调和七情。

喜是乐观的表现，对人体的生理功能有促进的正面意义。《素问·上古天真论》指出：人应该以恬愉为务，以自得为功，形体不敝，精神不散，亦可以百数。《素问·举痛论》说：喜则气和志达，营卫通利。古人认为喜一则可以调济精神，二可以流通营卫、和畅气血，与健康长寿有密切关系。从现代医学的角度来看，喜者乐观常笑，乐而忘忧，可以帮助消化，改善循环，调整机体潜力，影响内分泌的变化，调节新陈代谢，增加机体的抗病能力。然而喜也该适中适度，适可而止，不宜太过。《灵枢·本神》篇说：喜乐者，神惮散而不藏。《素问·调经论》说：喜则气下。《淮南子·原道训》说：大喜坠阳。孜孜汲汲，惟名利是务，梦寐以求，若求而得之，则大喜耗神散气，损害身体。古人认为喜贵于调和。

怒是情志致病的大敌，对人体健康的危害最大。怒也为历代养生家视为情绪的大忌。《灵枢·本神》篇说：盛怒者，迷惑而不治。也就是说，当一个人大发脾气的时候，他会失去理智，甚至怒上冲胸而昏厥，不省人事。大怒还能伤肝动血，即所谓怒伤肝。《素问·举痛论》说：怒则气逆，甚则呕血及飧泄。道家最忌发怒，发怒即嗔心。嗔心一发，则气强而不柔，逆而不顺，乱而不定，散而不聚矣。所以怒宜戒除。如何戒怒呢？古人提出两大原则，一曰培养耐性和豁达的胸襟；二曰以理制情，遇到生气的事，先从养生之道理上考虑，以理性克服情绪上的冲动。戒怒除了应加强平时待人处事的修养，从根本上改变易怒的性格，也可以采取一些适当的方法来控制自己的情绪。如当遇到生气之事时，最好暂时离开现场，将自己的注意力转移到其他事物上，散散步、洗个澡、听听音乐，用另一种态度、从另一个角度来看待生活中的问题。又如觉得无法控制情绪时，为了不让怒火继续闷烧，这时就需要良师益友或家人来排解，吐露自己的无奈或委曲，藉以抒发不快的情绪。或者藉由忙碌的工作或学习，暂时避开生气的事，通过手脚不停地劳动，头脑不闲地思考，很快就忘掉为什么而生气了。但要注意的是，千万别逢人便说气事、气话，因为好不容易忘记了，一说又想起来，而且愈想愈气。老天给每个人一样最棒的礼物，便是遗忘。每件事都有可能随着时间流逝而淡忘，除非你硬抓着它不放。烦恼人人有，有人从烦恼中找到生命的智能，有人从烦恼中迷失自我，愈陷愈深。明白发怒是无济于事，想想退一步海阔天空的道理，多多学学大自然的伟大和谦虚，或者也可以学学古人的豁达。千里捎书为堵墙，让他三尺又何妨；万里长城今犹在，不见当年秦始皇！

忧、悲都是养生大忌。《彭祖摄生养性论》指出：积忧不已，则魂神伤矣。《灵枢·本神》指出：愁忧者，气闭塞而不行。《灵枢·天年》也指出：六十岁，心气始衰，苦忧悲。这些文字说明了忧、悲不仅损神、伤气，而且会加速衰老。生性悲观的人较易陷入忧、悲的情绪而往往不能自拔，需要旁人不断提点，自己有心和乐观的人交往交流，才能改善。性格开朗的人，气量豁达，古云宰相肚里好撑船，海纳百川，有容乃大。即使受到气，受尽委曲，唱唱歌、睡个觉，隔天又神采飞扬，完全不计较昨天发生的事。昨日之事不可留，乱我心、惹烦忧。常保心平气和，笑口常开，对健康养生很有益。焦虑、忧郁、悲伤都是情绪上的大敌，长期的忧悲情绪，往往也是疾病的前兆。

思虑是心神的功能之一。人不可以没有思虑，只是思虑太过，便是有害。《素问·举痛论》指出：思则气结。《彭祖摄生养性论》说：切切所思，神则败。意即多思伤神，应节制思虑，养其精神。尤其是老年人，气血衰弱，心力不济，更应少思虑。盖思虑发于心，主于脾，若过度思虑，耗伤心神而不复，脾气留中而不行，则出现头昏、失眠、心慌、多梦及食欲不振、消化不良等思虑病了。

惊、恐也是养生大敌。《素问·举痛论》指出：惊则气乱、恐则气下。惊恐常常导致心神失守、肾气不固。心神失守则失眠、心慌，甚至精神异常。肾气不固则血气衰弱。《灵枢·素问》更提到大惊卒恐对人体的危害。大惊卒恐，则气血分离，阴阳破散，经络厥绝，脉道不通，阴阳相逆，卫气稽留，经脉空虚，血气不次，即失其常。突如其来的惊恐会使人体整个气机大乱，阴阳离散，甚至失去生命。

过度的喜、怒、忧、思、悲、恐、惊七情是养生大忌，若想要健康长寿，就要尽量避免情绪掉入过度的七情当中。唯有精神清静、乐观、坚强、开朗才能真正延年益寿。恬淡虚无，真气从之，精神内守，病安从来。笔者行文至此，再次赞叹先哲的智能。

二、爱世

张仲景在《伤寒论》中批评当时的一部分居世之士进不能爱人知人，退不能爱身知己。仲景提出了爱的观念。他认为，人生活在社会上，时刻都要有一颗爱心，既爱自己，亦爱他人，上爱君亲，下爱贫贱。仲景是从医学的角度讲爱，他将爱与知相提并论。知字在这里是尊重、保养、护理的意思。所以，仲景所讲的爱就是养生学意义上的爱。笔者称之曰爱心养生。

爱自己是养生的前提和基础，其道理不言自明。未有不爱己身而能养生者。爱人知人是对他人的爱，爱他人便能用自己之所学，为他人的保健服务，保护他人的健康。须知爱人知人除了能帮助他人的健康，反过来也对自己的养生保健有益。

仲景之心，儒家思想占着主导地位，故他有爱人知人、爱身知己的论说。仲景在少年时即已充分显示出敦厚善良的仁爱之心，故曾由同里举孝廉。儒家崇仁，仁者爱人。爱人即仁；人与人之间的相互亲爱就是仁。《礼记·中庸》指出：仁者人也，亲亲为大。仁字拆开来看，是两个人，一个人为对方着想，体谅对方，帮助对方，站在对方的立场思考、体会，将心比心，亲爱对方，己所不欲，勿施于人，己欲立而立人，己欲达而达人，这些便是仁的内容，是儒家精神的最高表征。《论语·雍也》及《孔记·中庸》中均记载孔子关于仁者寿的观点，认为仁慈的人，有爱心、心地善良的人，能享长寿。大德并得其寿。有仁爱之心不仅自己健康长寿，也能使他人健康长寿。为君者仁，则其民亦寿。《汉书·董仲舒传》指出：尧舜行德，则民仁寿。上行下效，全社会都具有真诚的爱心，自然能出现一个健康长寿的社会。崇仁修德，这便是内养正气，属于养生学之养神养心的范畴。

仲景之胸怀亦充满佛心。佛家以宽大为怀，慈善为本，主张修身洁行，惩恶扬善，要求人要有一颗慈善、慈爱的心，一生做好事，助人为乐，扶困济贫。不仅爱人，还要爱一切的生命。爱人爱世，如此便会给自己精神上带来愉悦、舒坦、充实、宁静。厚德载福，这的确是保障心理健康进而达到身体健康的重要措施，必能达到性命双修的美好结果。

美国学者瓦尔特·M·博茨所著《敢活一百岁》（Dare to be 100）提出了健康长寿的 99 步方案，其第 20 步为人所需。笔者体会到，若要做到为人所需便是一种爱心的体现。作者说，要为人所需，对他人有益，为人所需能延长寿命。为人所需表示你周围的世界因为你的存在而取得进步而保持和谐。在这个世界里你应扮演一个积极有为的角色，在需要的时候，就应积极参与生活。当我们在这个世界无人所需时，我们继续生存便无意义了。《敢活一百岁》健康长寿 99 步方案之第 31 步为乐于助人。作者说：人活百岁要活得高尚有意义，就需要找出你认为重要的事去做。你应该参加一个环境保护组织，参与地方政府的工作或从事教育事业。你应该花更多的时间与你关心的人和关心你的人在一起。不要事事以金钱来衡量自己在生活中的努力。完全以金钱和物质来衡量得失的生活注定是不幸的。生活的真正意义在于奉献。时光允许你、迫使你不仅仅爱自己，同时还要爱这个世界上的其他人。在帮助他人或其他生物生存的过程中，受益最大的人将是你自己。

爱人知人，爱身知己，一颗爱心是卫生长寿的保证，是养生保健的途径。古今中外，先贤后贤，所见一也。

第二节 顺 天 养 生

一年四季，更迭交替。不同季节，其易感疾病亦不同。中医学认为人以天地之气生，四时之法成（《素问·宝命全形论》），人与自然界是统一的整体，必须适应四时阴阳的变化规律。四时养生防病是中医的重要方法，正如《灵枢·本神》所言：故智者之养生也，必顺四时而适寒暑……如是，则僻邪不至，长生久视。只有顺应四时的节气变化，才能很好地养生防病。季节不同，预防方法不同，预防内容也不同。

张仲景很重视天地阴阳变化、寒暑消长对人的影响，主张人应该顺应四时阴阳以养生，而不可逆之，否则便会产生疾病。如《伤寒论·伤寒例》说：君子春夏养阳，秋冬养阴，顺天地之刚柔也。如果不顺天养生，必定致生疾病：小人触冒（即逆天地阴阳而动），必婴暴疹。暴疹是感受外邪导致的急性病。其实，如果不顺天地阴阳（即仲景所言天地之刚柔），久之也可能危害身体健康，导致各种慢性病的发生。

仲景顺天养生观可能源于《内经·四气调神大论》。该篇大论主要讨论人应该顺应天地阴阳消长沉浮的变化以养生，春养生发之气，夏养成长之气，秋养收敛之气，冬养闭藏之气。圣人春夏养阳，秋冬养阴，以从其根，故与万物沉浮于生长之门。逆其根，则伐其本，坏其真矣。故阴阳四时者，万物之终始也，死生之本也。逆之则灾害生，从之则苛疾不起，是谓得道。《灵枢·本神》篇也指出：故智者之养生也，必顺四时而适寒暑，和喜怒而安居处，节阴阳而调刚柔。如是则僻邪不至，长生久视。天地阴阳之道，逆之则灾害生，从之则苛疾不起。该篇大论还提出了是故圣人不治已病治未病，不治已乱治未乱的防先于治的治未病的至理名言。

仲景在其著作常常提到，人体的生理病理变化受到天地阴阳变化的影响，这方面的内容甚为丰富。如《金匮要略·脏腑经络先后病脉证》说：夫人禀五常，因风气而生长。将这句话展开，其意思是，人禀天地之气而生，亦赖天地之气而长。但是，仲景又说：风气虽能生万物，亦能害万物，如水能浮舟，亦能覆舟。天地之气也是一把双刃剑，顺之则万物生，逆之则灾害生。仲景又说：人之脉象春弦秋浮，冬沉夏洪。（《伤寒论·平脉法第二》）脉象反映着脏腑功能的变化，是阴阳气血升降浮沉盛衰消长的体现，而究其根本源头，实际上是天地阴阳变化对人体影响的体现。不唯脉象与天地阴阳相应，在疾病情况下，症状也与阴阳相应：《金匮要略·血痹虚劳病脉证并治》：劳之为病，其脉浮大，手足烦，春夏剧，秋冬瘥。《金匮要略·惊悸吐衄下血胸满瘀血病脉证治》曰：从春至夏衄者太阳，从秋至冬衄者阳明。《黄帝内经》关于人与天地之气相应的论述也很多。如：人以天地之气生，四时之法成（《素问·宝命全形论》）。天食人以五气，地食人以五为味（《素问·六节藏象论》）。人与天地相参也，与日月相应也（《灵柩·岁露》）。天地之大纪，人神之通应（《素问·至真要大论》）。正因为天地阴阳变化影响着人体，故善养生者，就要顺之，而不可逆之。显然，张仲景承袭了《内经》天人相应的观点，认为人是大自然的产物，人的生命活动和生理活动与自然界彼此协调，相互融合，相互影响，相互适应，在方方面面都与大自然保持高度的协调。这就是中医天人相应的观念。现代生物医学观察表明，人体体温、血压、呼吸节律、心搏频率、血糖含量、基础代谢强度、激素分泌等都与自然阴阳变化包括昼夜嬗替密切相关。人体对各种外界环境的变化形成了一系列的自我调节适应机制。仲景从中医整体观念及天人相应的观点出发，提出顺天养生的原则，具有其合理性和指导意义。

仲景提出了顺天养生的基本原则。至于如何顺天养生，虽然《素问·四气调神论》等篇言之甚详，然仲景却言之甚少。这大概是因为仲景书毕竟主要论疾病的辨治，而不是专论养生。笔者兹汇集《伤寒论》和《金匮要略》三要点，讨论三个方面的内容如下：

一、顺应自然寒暑气温变化

仲景说：春气温和，夏气暑热，秋气清凉，冬气冰冽。又曰：夏月热盛，冬月寒盛（《伤寒论·辨脉法第一》）。由于酷暑严寒最能伤人，故人宜好生将养，夏月宜注意防暑，避免暑热伤人。冬天注意保暖，避免严寒伤人。无触冒之。又夏日出汗是人体的散热过程，当汗出之时，不要用冷水洗身，以免热气及湿气留滞不散。醉酒后尤其要注意这一点，因为酒为湿热之物，若得汗出，湿热能发散于外，否则即可能留结于里而生病焉。夏月大醉汗流，不得冷水洗着身，及使扇，即成病。（《金匮要略·果实菜谷禁忌并治第二十五》））说的正是这层意思。在顺天养生时，当知天气有太过不及之变。有未至而至，有至而不至，有至而不去，有至而太过，何谓也？师曰，冬至之后，甲子夜半少阳起，少阳之时阳始生，天得温和。以未得甲子，天因温和，此为未至而至也。以得甲子而天未温和，为至而不至也。以得甲子而天大寒不解，此为至而不去也。以得甲子而天温和如盛夏五六月时，此为至而太过也。养生者应该随时应变。

春天，是指从立春之日起，到立夏之日止，包括立春、雨水、惊蛰、春分、清明、谷雨等六个节气。《黄帝内经》在描述春天的节气特点时，这样写道：春三月，此谓发陈，天地仅生，万物以荣，夜卧早起，广步于庭，被发缓形，以使志生，生而勿杀，予而勿夺，赏而勿罚，此春气之应，养生之道也。逆之则伤肝，夏为寒变，奉长者少。春天，气候转暖，温热毒邪开始活动，致病的微生物、细菌、病毒等，随之生长繁殖，因而风温、春温、温毒、温疫等，包括现代医学所说的流感、肺炎、麻疹、流脑、猩红热等传染病多有发生、流行。因此，春季一定要重视防病保健。具体地说，应当注意肝病预防、红眼病预防、腮腺炎的预防、春天困倦的防治、当心春寒伤人、春季感冒的防治、体内积热的清除、要警惕痼疾复发。

夏天，指阴历4月至6月，即从立夏之日起，到立秋之日止。其间包括立夏、小满、芒种、夏至、小暑、大暑等六个节气。《黄帝内经》在描述夏天的节气特点时，这样写道：夏三月，此谓蕃秀，天地气交，万物华实，意思是说，在夏天的三个月，天阳下济，地热上蒸，天地之气上下交合，各种植物大都开花结果了，所以是万物繁荣秀丽的季节。在一年四季中，夏季是一年里阳气最盛的季节，气候炎热而生机旺盛，对于人来说，此时是新陈代谢旺盛的时期，同时又要注意保护人体的阳气。又因为暑为夏季的主气，湿为长夏之主气，所以，夏季的防病有其明显的季节特征。夏令酷热多雨，不管是热邪，还是湿邪，皆能伤人致病，因此，对于疾病的预防必须重视。具体地说，应当注意感冒的预防、痱夏的预防、中暑的防治、汗斑的防治、痱子的防治、疖子的防治、日光性皮炎、痢疾的防治、急性胃肠炎的防治、流行性腹泻的防治、食物中毒的防治。

秋天，是从立秋之日起，到立冬之日止，其间经过处暑、白露、秋分、寒露、霜降等六个节气。并以中秋（农历八月十五日）作为气候转化的分界。秋季在防病保健方面，人们一定不要掉以轻心，原因是秋季气候变化较大，若不谨慎起居，便会患病。秋季的气候，以秋分节气为分野。《黄帝内经》在描述夏天的节气特点时，这样写道：秋三月，此谓容平，天气以急，地气以明，早卧早起，与鸡俱兴。使志安宁，以缓秋刑，收敛神气，使秋气平，无外其志，使肺气清，此秋气之应，养收之道也。逆之则伤肺，冬为飧泄，奉藏者少。初入秋令，天气仍然很热，所以有火烧七月半、八月木樨蒸之说。但是，立秋早晚凉，这时虽然中午炎热，早晚气温已明显下降，一日中温差较大，人们晚间能够安寐。秋分以后的深秋，才是典型的秋凉时节，秋风送爽，云淡天高，气候干燥。若到了晚秋，则秋霜降临，气候已经转冷。由上可知、秋天是气温多变的季节，热、燥、寒气候皆有，在我国一些地区还以湿为主，如四川盆地。因此，在秋天一定要高度重视防病保健。具体地说，应当注意疟疾的防治、支气管哮喘的防治、便秘的防治、小儿秋季腹泻的防治、脱发的防治、慢性咽炎的防治、阳痿的防治、姜片虫病的防治等。

冬季是从立冬日开始，经过小雪、大雪、冬至、小寒、大寒，直到立春的前一天为止。《黄帝内经》在描述夏天的节气特点时，这样写道：冬三月，此谓闭藏，水冰地诉，无扰乎阳，早卧晚起，必待日光，使志若伏若匿，若有私意，若已有得，去寒就温，无泄皮肤，使气亟夺，此冬气之应，养藏之道也。逆之则伤肾，春为痿厥，奉生者少。现代气象医学研究认为，寒冷的气候会使许多疾病比平常更容易侵袭人体，特别是那些严重威胁生命的疾病，如中风、脑溢血、心肌梗死等，不仅发病率明显增高，而且死亡率亦急剧上升。国外许多研究认为，冬季有

80%以上的死亡率高峰与寒冷气候有关；我国的有关统计也表明，冬季有 85%以上的死亡率高峰的前五天内有冷空气降温。对于心血管病来说，往往在冷空气过境后两天内死亡率达到高峰；呼吸系统疾病则在冷空气过境后三天死亡率达到高峰；脑血管病多在冷空气过境后的一天和五天各出现一个高峰。我国民间都比较重视冬至这个日子。农历从冬至开始数九，它标志着寒冬来临了。据我国近 30 年来的气象资料反映，在每年的冬至前后都有强大的冷空气和寒潮南下，造成骤然降温，这时往往伴有大风、雨雪、冰冻等恶劣气候。对那些年老体弱者以及患有上述疾病的人来说，这时会感到浑身难受，并引起病情恶化、甚至死亡，因此民间有冬至老人关的说法。对于老年人来说，在冬至前后一定要加强防病保健，尽量把不利的气候因素对人体的影响减少到最低限度。综上所述，冬天必须重视寒冷对于人的侵袭。事实证明，寒冷诱发疾病的机制是多方面的，当人体受到过度寒冷刺激后，可使热平衡系统功能发生障碍，皮肤中的感受器将冷刺激传给下丘脑，下丘脑又支配脑垂体，导致内分泌系统失调。寒冷对于适应能力差的老年人和危重病人的作用更明显，寒冷使人全身皮肤毛细血管收缩、血液循环阻力增加，左心室负荷加重，血压升高，这对高血压、心脏病、脑血管病和其他循环系统疾病都是不利的。此外，寒冷易使上腹部受凉或吞咽进冷空气，易引起胃肠痉挛；寒冷能使鼻黏膜的温度及湿度均降低，黏膜分泌的免疫球蛋白减少，容易患鼻炎、感冒；寒冷亦可使人体裸露部位的毛细血管收缩、血流相对缓慢，皮肤受凉后水分散失较多，常使皮肤粗糙或皲裂、老化。耳、鼻、手指等远离心脏部位，血液供应不足，常发生冻疮；寒冷还可使人体血液中纤维蛋白含量增加，血液黏稠度增高，血沉和血凝时间缩短等等，此时心肌梗死和冠状动脉血栓形成的死亡率很高。同时，内分泌失调引起的肾上腺素增加也能造成血液黏性增加和血凝时间缩短。所有这些，都说明了在寒冷的冬天，人们必须重视防病保健，具体地说，应当注意雪盲病的防治、冻疮病的防治、嘴唇干裂的防治、皮肤瘙痒症的防治、体温过低症的防治、流脑的防治、哮喘病的防治、脑血栓病的预防、青光眼的预防、电热毯病的预防、面神经麻痹症的预防、避免冬雾的侵害、急性心肌梗死的预防、传染病的防治。

二、时间与饮食

如《金匮要略》指出：春不食肝，夏不食心，秋不食肺，冬不食肾，四季不食脾。这方面的内容较多，详见本文饮食养生部分。

三、时间与服药

人病之后，或要服药。热者宜治以寒，寒者宜治以热，这是最为基本的原则。不过在用药剂量上，医家应该根据天时阴阳的盛衰，以度人体阴阳的盛衰及寒热的多少，从而决定药物的剂量，或加佐药监制之，甚或更换方剂，这样就可以避免损伤人体阴阳之气，如此处理也有益于养生。如仲景论白虎加人参汤，此方立夏后，立秋前乃可服。立秋后不可服。正月、二月、三月尚凛冷，亦不可与服之，与之则呕利而腹痛。道理正在于此。

第六章
房室、导引按摩养生

第一节 房室养生

房室，也叫房事，又称性生活。房室养生，就是在阴阳天道观思想的指导下，根据人体生理特点和生命规律，通过学习使人掌握必要的知识，进行健康的性行为，促进身体健康，增强体质，防病保健，提高生活质量，从而达到延年益寿的目的。

张仲景在《金匮要略·脏腑经络先后病脉证并治》中说：房室勿令竭之。这是很好的一个养生观念。房事，即性生活，也有称房室、入房、阴阳、合阴阳、交媾等。在房室与健康的问题上，中国古代存在多种观念，其中有一种极端的观念主张禁欲。但最主要的观点是，房事不可无亦不可过，既不可禁欲，也不可纵欲。中和为宝。这是中国古代养生学最一般原则：无太过不及，过犹不及，不及犹过。张仲景所说的房室勿令其竭，这短短一句话正是这种观点的体现。

性行为是人类的一种本能，是人类生活的重要内容之一。故有人把性生活、物质生活和精神生活一起列为人类的三大生活。由此可见，它不是一件可以置之不理，弃而不顾的问题。重视房事养生保健，这也是我国古代养生学的一大特色。但是，由于古代受封建礼教的约束，特别是受儒家思想的长期统治，人们对于性的话题多讳莫如深，错误地认为性乃秽淫之事。人类的性行为除了受机体本身的影响外，还受社会环境、心理、遗传、疾病等因素的影响。但无论是过去，还是今天，如何正确认识性生活，怎样过好性生活，才能有益于身心健康，这样的问题历来就为人们感兴趣，受到人们的关注。房事之事是一门科学，它包括生理学、心理学、社会学及医疗卫生学等多学科在内的综合学科。房事问题是一个涉及到医学、宗教、家庭、婚姻、伦理道德、文化艺术等许多领域，从心理到生理，从个体到家庭、从家庭到社会，触及面极广，敏感度极高的问题。严肃地科学地研究此问题具有重要的社会现实意义。

房室养生是中国古代性医学中的重要内容，虽然在其发展过程中出现过一些偏颇的认识和行为，但房事必须注意养生，房事可以养生的思想，已成为中国传统文化的一部分，深深扎根于民众之中，并在食、药补益和房室养生方面积累了许多宝贵的经验，至今，仍有许多参考价值。

中国古代对房室养生很重视，几乎所有养生家都十分关注这一问题，医学家也关注这一问题。马王堆出土的竹简医书，共十四种，其中《养生方》、《合阴阳方》、《十问》、《天下至道谈》等，都涉及到房室养生。诞生于同一时期的《内经》、《素女经》、《玉房指要》、《玉房秘诀》等，对房事与人体生理、病理关系也有较多研讨。后世不少医家，如道教派葛洪、孙思邈等，他们的著作对房室养生也作了比较深入的研究，提出了许多见解，给后世的启发不少。

房室养生的思路是什么？

一、房事本乎阴阳天道

1. 房事本身就是阴阳天道　阴阳者，天地之道也。房事活动体现了一个阴阳的整体概念。长沙马王堆竹简《十问》有这样一段话：尧问于舜曰：'天下孰为贵'？舜曰：'生为贵'。尧曰：'治生奈何'？舜曰：'审乎阴阳'。所谓阴阳之道，乃是性爱的真髓、核心，这一基本理论和法则是研究人类的生活的一大需要。《礼记·礼运》指出：饮食男女，人之大欲存焉。《孟子·告子》云：食色，性也。儒家认为男女关系是人伦之始，五代之基。元代李鹏飞在《三元延寿参赞书》中说：男女居室，人之大伦，独阳不生，独阴不成，人道有不可废者。《玉房秘诀》中说：男女相成，犹天地相生，天地得交会之道，故无终竟之限。人失交接之道，故有夭折之渐，能避渐伤之事而得阴阳之道也。房事生活本乎自然之道，儒家、道家、医家都认为房事过程中可以养生，房事中又必须注意养生。

2. 房室养生是以精字为核心的 精是生命的基础。精分为阳精和阴精。房事的结果可以使男女双方都从对方身上获得益处，以加强自身的阴精和阳精，也可能是两败俱伤。于是就构成了对于房室养生的理论认识，即在阴阳相合中趋利避害。

3. 中医传统的房室养生是以男性为主 从社会学来分析，中国古代处于男尊女卑的地位；从学术角度分析，古人是根据房事中的表现而确定的，男性在房事后所表现的疲惫感和不应期，认为是精液丧失所致的虚弱。《彭祖经》云：夫精出则身体怠倦，耳苦嘈嘈，目苦欲眠，喉咽干枯，骨节解堕，虽复暂快，终于不乐也。

二、房事能促进健康长寿

性是人类的天性，正常的性生活是人体生理之需，它与呼吸、心跳、消化和排泄一样，是人类不可缺少的生理功能。

1. 正常的性生活可促进和保持健康的心理 性与生命同在。正常的性生活可预防疾病和不良行为。健康的性爱可鼓舞斗志，使人生乐观，积极向上，奋斗有成。科研人员调查结果表明，我国长寿老人都有比较长的和谐稳定的夫妻生活。

2. 异常的性生活会导致多种疾病 《素女经》指出：天地有开合，阴阳有施化，人法阴阳，随四时。今欲不交接，神气不宣布，阴阳闭膈，何以自补？又指出：阴阳不交，则生痈瘀之疾，故幽、闲、怨、旷多病而不寿。《千金要方》指出：男不可无女，女不可无男，无女则意动，意动则神劳，神劳则损寿，若念真正无可思者，则大佳长生也，然而万无一有，强抑闲之，难持易失，使人漏精尿浊以致鬼交之病，损一而当百也。《三元延寿参赞书》指出：若孤阳绝阴，独阴无阳，欲心炽而不遂，则阴阳交争，乍寒乍热，久而为劳。上述这些观点都是反对禁欲的。禁欲是违反自然规律的，也是违背人类天性和自然规律的。因此，如果不适当地抑制性功能，会引起一定的病理变化，带来许多病理变化。

现代医学调查研究发现，终身未嫁及离婚、鳏寡之男女，乳癌发病率比一般人高，死亡率也较高。性科学的研究表明，长期的性压抑，对人的心理发展和工作学习都会产生消极影响，甚至损害身心健康。表现为精神萎靡，四肢无力，不思饮食，严重者可有心跳、心慌、胸闷、气喘等；还可出现种种神经官能的症状，如睡眠障碍、神经衰弱、焦虑状态等，还可导致性变态等。

性文明是中国古代文明的一个重要组成部分。中国文献典籍多有记载关于男女房事保健的内容，把男女性生活的方法、技巧和卫生保健内容成为房中术，这也是我们的祖先留给我们的一份宝贵财富。在马王堆出土的15种医书中，属于古代房中医学的5种，分别定名为《十问》、《合阴阳》、《天下至道谈》、《养生方》和《杂疗方》。这是我国现存最早的房中医学著作。

综观中国古代房室保健的典籍，都非常重视情志与房事生活的密切关系，夫妻恩爱和睦，性生活和谐，使人心情愉快，气血调和，经络通畅，有利于身心健康。要想达到这样的效果就必须讲究科学方法。古人称之为房中术。

从医学的角度来讲，性生活是夫妻双方的事，合房有术，健康而又和谐的性生活是夫妻幸福、延年益寿的基础。

《黄帝内经》指出：能知七损八益，则二者可调，不知用此，则早衰之节也。这里说明在房事保健中掌握和理解七损八益对人体健康的重要性。长沙马王堆出土的医书对房中保健作了详尽的论述，其中对七损八益也做了具体介绍。

八益是：治气、致沫、智时、蓄气、和沫、窃气、待赢、定顷。这是与导引相结合的两性交接活动。其主要精神是导引精气，使阴液分泌，掌握适当时机，阴阳协调，蓄积精气，保持精气充满，防止阳痿等。

七损是：闭、泄、竭、勿、烦、绝、费。这是七种有害健康的两性交接活动。其主要精神是精道闭塞，精气早泄，汗出伤津、精气耗散，阳痿强用，交合时心烦躁郁，交合过频、精血耗竭等等。

1992年上海性学研究会上，有一个中国古代性文化展览，有200多件实物和照片，证明了中国古代性文化的发达和繁荣。如东汉的四乳镜、宋代的墓罐、明清的瓷器以及欢喜佛等，生动地反映了古代对性问题的重视。

中国的性文化及其传统教育尽管源远流长，但由于社会、文化发展的种种原因，特别是封建礼教的长期束缚，对于性的知识认为秽淫败俗、不屑称道。因此，长期以来，性保健教育是一个充满阻力、非难和曲解的问题，致使人类自身的性知识并没有得到正确的对待，使性医学在传统医学中仍是一个薄弱环节。

　　性文化始终是在一种十分压抑的情况下，自生自灭。由于对性问题的封闭和禁忌，几千年来形成了一个怪圈。性愚昧和性无知十分普遍。

　　古代养生家和医家论述的房中术所包含的合理性知识是中医养生学的精华，其中具有朴素的唯物主义自然观。《孟子·告子》曰：食色性也。《礼记·礼运》曰：饮食男女，人之大欲存焉。一向重视礼义道德的儒家，亦认为房事生活是人类生活的一大需要，并以之与饮食并举，认为它是人之本性，孤阴不生，独阳不长，人类种族之生殖繁衍亦从男女阴阳规律而来。《玉房秘诀》中说：男女相成，犹天地相生，天地得交会之道，故无终竟之限。《玉房指要》说：黄帝问素女曰：今欲长不交接，为之奈何？素女曰：不可，天地有开阖，阴阳有施化，人法阴阳，随四时，今欲不交接，神先不宣布，阴阳闭障，何以自补？……玉茎不动，则辟死其舒。所以常行，以当导引也，能动而不施（泻）者，所谓还精。由此可见，房事生活本乎自然之道，避免损伤，需得其术，这是养生延寿不可缺少的内容，是健康长寿的基础。如果违背这个自然规律，就会给人体健康带来危害。

　　《素女经》说：素女曰：阴阳不交，则生痈疽之疾，故幽、闲（指阉人、闲人）、怨（怨女）旷（旷夫）多病而不寿。《千金要方》说：男不可无女，女不可无男，无女则意动，则神劳，神劳则损寿。若念真正无可思者，则大佳长生也。然而万无一有。强抑闲之，难持易失，使人漏精尿浊，以致鬼交之病，损一而当百也。《抱朴子》也说：阴阳不交，伤也。清代医家徐灵胎也说：故精之为物，欲动则生，不动则不生，故自然不动者有益，强制者有害，过用衰竭，任其自然而无勉强，则自然之法也。这些观点都反对禁欲。男女依存，正常的房室生活是人类天性之需，是生理和生活情趣上不可缺少的。如果人为地抑制这种功能，会带来许多疾病。茕茕独处的旷男怨女多病而不寿，道理即在于此。这种观点得到现代医学及心理学的研究结果的支持。正常的性生活可以协调体内的各种生理功能，促进性激素的正常分泌，而且是健康的心理需要。实际上，独身不符合生理学规律，而且也没有这个必要。据现代医学调查发现，终身未嫁、离婚、孀居者乳癌发病率比一般人高。这也说明正常适度、规律协调的性生活对乳癌的预防也是有积极意义的。据国外资料报道，结婚的人比独身的人平均寿命要长。

　　虽然独身或禁欲不利于健康长寿，适当的房事生活是天性之需，但恣情纵欲又有损于机体健康。此正如古人所言：房中之事，能生人，能煞人。譬如水火，知用之者，可以养生；不能用之者，立可尸矣。也就是说，房中之事既不可绝，也不能太过，古人认为，房事宜节、少、和。《抱朴子·释》说：人不可都绝阴阳，不交则坐致壅阏之病，故幽闭怨旷，多病而不寿也。任情肆意，又损年命。难有得其节宣之和，可以不损。《养生延命·教诫篇》也说：壮而声色有节者，强而寿。这些观点都是强调既不可禁欲，也不可纵欲。

具体的说，节欲保精的作用有以下方面：①抗衰防老。孙思邈指出：四十以上，常固精养气不耗，可以不老，六十者闭精无泄，若一度制得，则一度火灭，一度增油。若不能制，纵情施泄，既是膏火将灭，更去其油，可不胜自防。社会调查：从国内外的长寿老人的调查情况来看，大多对性生活都有严格而有规律的节制，说明了节欲保精对健康长寿的积极意义。②有益于优生优育。节欲保精是优生优育的首要保证，是保证生下一个健康聪明婴儿的物质保证。孙思邈指出：胎产之道，始求于子，求子之法，男子贵在清心寡欲以养其精，女子应平心定志以养其血。明代万全指出：男子以精为主，女子以血为主，阳精溢泻而不竭，阴血时下而不衍，阴阳交畅，精血合凝，胚胎结合而生滋矣。张景岳指出：凡寡欲而得之男女，贵而寿，多欲而得之男女，浊而夭。

为什么节欲有利于健康长寿呢？中医学认为，精、气、神是构成人体的基本物质，是维持人体生命活动的物质基础。葆精是强身的重要环节。《素问·金匮真言论》指出：夫精者，身之本也。《灵枢·本神》篇指出：生之来，谓之精。肾精的盈亏、肾气的充乏与人的健康和长寿息息相关，决定人之一生的盛衰。《类经·卷一》指出：善养生者，必保其精，精盈则气盛，气盛则神全，神全则身健，身健则病少，神气坚强，老而益壮，皆本乎精也。此段论述阐明了精、气、神三者的关系，精是气之根，气乃精所化生，精衰则气亦虚。有气则生，无气则死。精又是神之源，有精才有神，神充则身强，神衰则身弱。精、气、神三者反映了生命活动的状况。而肾精是根本，处于主宰地位。中医的肾藏精的思想就包含着节欲的思想。《素问·上古天真论》说：肾者主水，受五脏六腑之精而藏之。若不藏精，则五脏皆衰，筋骨解惰……发鬓白，身体重，行步不正。这说明肾脏精气旺盛不衰，人就长寿，反之则早衰、早死。可见，精是人体抗邪防病，健康长寿的根本。养生者必须节欲，节欲可以保精，可以养神，精神旺盛，故能有益于健康长寿。根据国内外对一些民间长寿老人所做的调查资料来看，凡长寿者，大多对性生活都有严格的节制，这充分说明了节欲对于健康和长寿的意义。

《金匮要略》提到房室伤。《脏腑经络先后病脉症第一》指出：千般疢难，不越三条：……房室、金刃、虫兽所伤。《血痹虚劳病脉症并治第六》指出：五劳虚极，羸瘦腹满，不能饮食，食伤，忧伤，饮伤，房室伤，饥伤，劳伤，经络营卫伤，内有干血，肌肤甲错，两目黯黑。可见，仲景将房室伤视为一种重要的致病原因。而房室伤的重要内容便是房事不节。所谓不节，一是房事不节制，即纵欲；二是房事不谨慎，包括不注意入房禁忌，不讲究方法等。房事不节的危害可导致各种的病变，折寿早衰。中医学历来认为房事不节是致病的重要原因。房事不节必然要耗伤肾精，伤害人之正气，致使百病丛生。因房事过度而肾亏的人，常常出现腰膝酸软、头晕耳鸣、健忘乏力、面色晦暗、思维迟钝、小便频数、男子阳痿遗精、滑精早泄、女子月经不调、腹痛带多等等症状。中医学认为肾为先天之本，在人的生长、发育、成熟、衰老的过程中，肾起着主导作用。

三、房事不节

房事不节包括不懂节制，纵欲无度和不懂房事宜忌，耗伤精气两个方面。

抱朴子曾说过，长生的要点，在于房中，上等之士懂得这些，可以延长寿命；中等之士可避免房事行为对自己的损伤；下愚之人则放纵情欲伤身损寿。房事过度，导致劳倦内伤，是致病的重要原因。房事过度常出现的临床表现：腰膝酸软、头晕耳鸣、健忘乏力、面色晦暗、小便频数、男子阳痿、遗精、滑精，女子月经不调、宫冷带下等。此外，还可以导致旧病复发或加重病情。临床常见的一些疾病因房事不节，而使病情反复发作，病情加重。如，冠心病、高血压性心脏病、风心病、肺结核、慢性肝炎、慢性肾炎等。

现代研究认为，精液中含有大量前列腺素、蛋白质、锌等重要物质，失精过多，很多重要元素丢失，雄激素亏损，人体免疫功能减退，人体组织蛋白形成能力低下，内分泌失调、血循环不畅，新陈代谢率降低等，促进机体多器官系统发生病理变化而加速衰老。

据历史资料统计，凡能查出生卒年龄的封建皇帝 209 人，平均寿命仅有 39 岁，其中凡注意清心寡欲，修身养性的皇帝，则能健康长寿。如清乾隆皇帝活了 88 岁，这与他远房帏，习武备的生活习惯是有密切相关系的。

房室不节可能导致早衰短寿。中医学认为，纵欲而性功能早衰是衰老的征象。常言道：纵欲摧人老，房劳促短命，这些话并非危言耸听，而是寓有科学道理的。精为身之本，纵欲可竭其精，精竭则其根受损，令人未老先衰，甚或夭折。《素问•阴阳应象大论》说：能知七损八益，则二者可调，不知用此，则早衰之节也。……年五十，体重，耳目不聪明矣。年六十，阴痿，气大衰。……知之者强，不知则老。唐代孙思邈说：恣意情欲，则命同朝霞也。又说：精少则病，精尽则死。生活事实证明，精失过多，可以引起早衰，常出现牙齿松动、视力减退、耳鸣耳聋、小便失禁、脊柱僵直、鬓发早白等现象，甚至可致人于死命。现代研究结果表明，性生活过度，会导致内分泌失调，免疫防御功能减退，对各种疾病的抵抗力减弱，致使代谢功能异常，易引起各种疾病，肿瘤的发病率增高。所以，古人说：淫声美色，破骨之斧锯也。在封建社会里，皇帝设有三宫六院七十二妃。贵族大臣，妻妾成群，生活放荡糜烂。他们每天山珍海味，美酒佳肴，美色如玉，到头来多是恶疾缠身，过早死亡。据历史文献记载，凡不知保养的帝王大多短寿；而注意清心寡欲，修身养性的皇帝，都能健康长寿。

四、房事保健的原则和方法

1. 房事卫生　男女双方都应养成睡觉前洗涤外阴的卫生习惯，避免因行房不洁而引起的一些疾病。一些妇科病，如月经不调，感染性阴道炎、子宫内膜炎、阴道黏膜溃疡、新婚蜜月病等；男科可有急性前列腺炎、泌尿系感染、尿道滴虫病等。

2. 行房有度　古代养生家认为，男女房事，实乃交换阴阳之气，固本还原，只要行之有度，对双方都有益处。《素女经》认为：人年二十者，四日一泄；年三十者，八日一泄；年四十者，十六日一泄；年五十者，二十一日一泄；年六十者，即当闭精，勿复更泄也。若体力犹壮者一月一泄。凡人气力自相有强盛过人者，亦不可抑忍；久而不泄，致痈疽。若年过六十，而有数旬不得交接，意中平平者，可闭精不泄也。孙思邈指出：人年四十以下，多有放恣，若不加节制，倍力行房，不过半年，精髓枯竭，唯向死近，少年极须慎之。行房有度的度不是一个绝对概念。应根据自己的实际情况而定。一般以次日不感疲劳，觉得身心舒适，精神愉快，工作效率高为原则。

3. 晚婚少育　古代养生家主张欲不可早。《寿世保元》指出：男子破阳太早，则伤其精气；女子破阴太早，则伤其血脉。《泰定养生主论》指出：古法以男三十而婚，女二十而嫁。又当观其血色强弱而抑扬之；察其禀性淳漓而权变之，则无旷夫怨女过时之瘵也。《素问·上古天真论》指出了男女最佳生理年龄阶段：女子，四七，筋骨坚，发长极，身体盛壮。丈夫，四八，筋骨隆盛，肌肉满壮。

4. 房中补益　《十问》指出：精盈必泄，精出必补。男性房事养生，可用开源节流四字概括。所谓开源是指房事之后，进行食补、药补，早期房中书以食补为主，主要是以禽肉蛋奶等高蛋白食物为主，后期随着医药的进步，则以药补为主，多为补肾类的药物。所谓节流，即房事有度。又直接涉及到房事质量和房室技巧。《汉书·艺文志》指出了对房事的要求是乐而有节，则和平寿考。他肯定了房事行为的合理性和人道价值，肯定了男女两性的关系不仅仅是为了生殖繁衍，而是建立在两性间的乐的基础上。然而这种乐又不是纵欲，而须以人类理性加以节制，使这种乐不至于对人体造成危害，而是有利于健康长寿。此外，还可以根据自己的具体情况选择一些相应的保健方法。例如强肾保健功法，只要坚持锻炼，就可以达到强肾保精，延年益寿的目的。

5. 提倡独宿　古代养生家将独卧作为节制房事和房室养生的辅助保健方法。《千金翼方》引用彭祖的话说：上士别床，中士异被，服药百裹，不如独卧。《孙真人养生铭》说：秋冬固阳事，独卧是守真。

五、房室禁忌

古代房中养生和优生除了前面所讲的基本原则，还非常重视房室禁忌，强调欲有所忌，欲有所避。若犯禁忌，则有害于自身健康和下一代的健康。

阴阳合气，要讲究人和，选择双方最佳状态，才能提高房事生活质量，有益于健康，为优生打下一个良好的基础。

1. **醉莫入房** 《三元延寿参赞书》指出：大醉入房，气竭肝伤，丈夫则精液衰少，阳痿不起，女子则月事衰微，恶血淹留。醉酒之后入房，男女双方都可能引起一些疾病，临床所见早泄、阳痿、月经不调、消渴等，如果酒后房事受孕，易产生智力和体力低下的后代，即近代医学上所谓的酒精儿，或星期天孩子。

2. **七情劳伤禁欲** 《千金要方》指出：人有所怒，气血未定，因以交合，令人发痈疽……远行疲乏来入房，为五劳虚损，少子。可见七情过极，或劳倦过度，宜应休息调理，不宜房事。否则，不仅引起自身疾病，还会影响优生。

3. **切忌强合** 《三元延寿参赞书》指出：强力入房则精耗，精耗则肾伤，肾伤则髓气内枯，腰痛不能俯仰，体瘦、惊悸、梦泄、阳痿、便泄、小腹里急、面黑耳聋等。强力入房，违反道德规范，带来心理障碍，影响夫妻关系，损害身体健康。

4. **病期慎欲** 《千金要方》指出：男女热病未差，女子月血，新产者，皆不可合阴阳。从遗传学的观点来讲，病中行房受孕，其结果是重重相生，病病相孕，代代相因，遗害无穷。有些病，如结膜炎未愈时，切忌行房，否则，视神经萎缩会引起失明。有些慢性病，如肺结核、肝病、肾病等，房事不可过度，否则，会引起旧病复发。

六、妇女房事禁忌

1. **经期禁欲** 《千金要方》指出：妇人月事未绝而与交合，令人成病。月经期内交合，使子宫内膜充血加重，月经量增多，引起月经不调，或感染，甚至造成不孕症。

2. **妊娠早晚阶段禁欲（1~3个月及7个月之后）** 《保产要录》指出：则两月内，不露怒，少劳碌，禁淫欲，终身无病。因为在此期间容易引起流产和早产，尤其有流产史的妇女更应注意。

3. **产期百日内禁欲** 《千金要方》指出：妇人产后百日以来，极需殷勤忧畏，勿纵心犯触，及即便行房。妇女产后九周子宫才能完全恢复，若过早进行房事活动，可导致子宫恢复不良，引起恶露不净，贫血和炎症等。

4. 哺乳期内当节欲　《千金要方》指出：毋新房以乳儿，令儿羸瘦，交胫不行，特别是其母遇醉及房劳喘后乳儿最剧，能杀儿也。因此，在哺乳期应节制房事，安和五脏，保证婴幼儿健康成长。

另外，古代房中术尚有以下观点：

行房天忌。中医古代房中术认为行房的最佳时间应选择风和日丽、夜闲人静。自然界异常气候变化应禁止房事活动。特别对择期布育更为重要。《产经》认为，欲要优生男女交合的时间一定要避开九种不良时机将带来的的灾祸。一是，中午交合得的孩子，生下来就会呕吐；二是，日蚀交和得的孩子，会因身体忧悉而受到损伤；三是，半夜交合得的孩子，不聋就哑；四是，雷鸣电闪时交合得的孩子，容易产生癫狂错乱的疾病；五是，月蚀时交合得的孩子，母子都不吉利；六是，出现虹霓时交合得的孩子，动作不吉；七是，冬至或夏至日交合得的孩子，生下来就妨碍父母；八是，玄望时交合得的孩子，必得昏乱和目盲的病；九是，醉饱时交合得的孩子，可能成为白痴或满身生疮疡。上述观点虽未一一得到临床验证，但可作为参考。从现在临床观察的情况来看，婴幼儿的先天性疾患，皆与孕前的生活环境或孕期的护养有直接关系。

行房地忌。《千金要方》指出：日月星辰火光之下，神庙佛寺之中，井灶圊厕之侧，冢墓尸柩之旁等等，一切环境不佳之处均应列为禁忌。应选择一个安逸、舒适的环境，良好的环境对心理和生理健康都会带来益处。

此外，房事保健与优生有着密切的联系。优生学是研究人类如何优生的一门新兴科学。它是一门多学科的科学，综合了生命科学、性科学、妇产科、儿科学等。它的主要内容是预防和发现遗传病，并阻断其延续，探索影响后代身体素质和智力的各种因素，从体力和智力各方面来改善人类素质，提高人口质量。中医典籍有很多关于优生的论述，其中很多内容是可以借鉴参考的。在配偶、婚龄、布育、胎教、胎产、育儿等方面，按照优孕、优生的原则，环环紧扣，不失其一。性生活是大自然赋予人的本能，但只有在天时、地利、人和协调一致的情况下，才能共同获得性的满足，带来身心健康。如果想怀孕生子，就更应该以科学的态度对待性生活这一问题。

第二节　导引按摩养生

《金匮要略》说：四肢重滞，即导引、吐纳、针灸、膏摩，勿令九窍闭塞。四肢才感觉到沉重呆滞，便用导引等方法进行调理，这充分体现了仲景预防为主，重视养生的思想。仲景列举的四种方法，不仅可以作为防病治病的措施，无论是古代还是现代也常作为养生保健的手段。

导引一作"道引"，是中国古代的一种呼吸运动与躯体运动相结合的养生保健和医疗方法。《庄子·刻意》成玄英疏：导引神气，以养形魄，延年之道，驻形之术。隋·巢元方《诸病源候论》中载有导引治疗法 260 多种。1974 年初在长沙马王堆三号西汉墓出土的《导引图》绘有 40 余种导引姿势的图像。

吐纳又称"调息"，也是中国古代的一种养生方法。其操作方法为把肺中的浊气尽量从口中呼出，再由鼻孔缓慢地吸进新鲜的空气，使之充满于肺，即吐故纳新。《庄子·刻意》曰：吹呴呼吸，吐故纳新，熊经鸟伸，为寿而已矣。嵇康《养生论》曰："呼吸吐纳，服食养生"。孙思邈在《千金要方》中记载的调气与咽津相结合的方法，究其实质，也是一种特别形式的吐纳法。这种方法早在《素问·刺法篇》中就已提出：肾有久病者，可以寅时面向南，净神不乱思，闭气不息七遍后，以引颈咽气顺之，如咽甚硬物，如此七遍后，饵舌下津令无数。似这种调气与咽津配合的方法，古称胎息、胎食。梁代陶弘景《养性延命录》中有：呼气有六吹、呼、嘘、唏、呬、呵，皆出气也，后人称息之六字，这是一种默念呼气练功法，也是一种吐纳养生法。

针灸是针法和灸法的合称，都是在人体穴位上施以一定的刺激，以调整脏腑功能，补益正气，或攻泄邪气的方法。针法和灸法既是中医治疗疾病的主要手段之一，也是重要的养生保健方法。有一句似乎是众所周知的谚语：要得身体安，三里常不干。它讲的就是用灸足三里的方法补益脾土、调理气血，以达到养生保健、预防疾病的目的。针灸方法的种类很多，在此不一一列出。

膏摩应该是膏和摩的合称。膏指用药膏贴敷于身体皮肤以防治疾病的方法。摩指按摩，又称推拿，按摩是中国古代的一种养生保健与治疗方法。其方法是在人体一定部位上运用各种手法作用于人体，有时也令接受按摩的人进行特定的肢体活动。按摩远在先秦时就有记载。《素问·血气行志篇》曰：经络不通，病生于不仁，治之以按摩醪药。《汉书·艺文志》记有《黄帝岐伯按摩》10卷。隋、唐两代在太医署内设有按摩博士等职。《千金要方》有关按摩的记载较多。如天竺国按摩法是当时从印度传入的佛教徒练身法，又名婆罗门法，曰老年人每日作三遍，一月之后，疲乏消，百病除，眼明体健，饮食增加，有补益延年之效。此外，有《老子按摩法》，是道家的练身法，平时和病时皆可以用，小有不好，即按摩按捺，令百节通利，泄其邪气。《千金翼方》还记载了一种自我按摩术：清旦初起，以左右手按摩，交耳，从头上换两耳，又引发，侧面气通流。如此者令人头不白，耳不聋。又摩掌令热，以摩面，从上向下二七过。去肝气，令人面有光，又令人胜风寒时气，寒热头痛，百疾皆除。

我国古代的道家、佛家、医家都有按摩术以养生养性，道家应用按摩术的历史很久，影响亦深。道家以精、气、神为内三宝，耳、口、目为外三宝，故用按摩施之耳、口、目，外可养形体。养生家和医家受道家养生法影响，也采取按摩头部的方法，以达到防病治病的目的。不过，养生家和医家还根据经络腧穴等理论，按摩肾俞、命门、夹背、涌泉等穴位，以补益脏腑，调理气血。佛家所常用的是揉法，其中以揉腹为常用。

按照中医的认识，按摩法具有流通气血、却病延年的作用。食后摩腹，也具有促进饮食物消化的作用，这对于老年人和脾胃运化衰弱者，是有效而简便的方法。根据现代研究，导引、按摩可以提高机体的新陈代谢能力，促进血液循环和淋巴循环，使器官功能加强，从而延缓衰老。古人认为按摩人体的有关部位可以通经活络，使气血顺畅。西医学发现按摩可以使身体产生抗氧化的酶，并能刺激肌肉中紧张的肌纤维，反射性地使大脑分泌β-内啡肽，能驱除疲劳，使心情舒畅愉快。按摩因劳损而酸痛的部位可以使局部血管畅通，供氧充分，有利于因气血瘀滞而产生病变的部位恢复正常。即使没有患病也应经常按摩。最好是从头到脚都按摩一遍，以达到防病的目的。据史料记载蒋宋美龄就每天接受按摩，故虽年且百岁，而犹有壮容。按摩背部是一种很好的健身方式。背部的脊柱周围分布着大量支配内脏生理活动的脊神经，经常按摩背部可以充分调节这些神经的功能，通过神经系统的传导，增强内分泌功能，增加机体的抗病、防病能力。

第七章
避邪、守法养生

第一节　避邪养生

宋·陈元靓说：养生以不损为延命之术，不损以有补为卫生之经。居安思危，防未萌邪。不以小恶为无害而不去，不以小善为无益而不为（事林广记·防患补益》）。《颜氏家训》的作者，北齐·颜之推也说：夫养生者先须虑祸。其实，《黄帝内经》早就提出了这种养生原则。《灵枢·九宫八风》说：谨候虚风而避之。故圣人曰避虚邪之道，如避矢石然，邪弗能害，此之谓也。

张仲景也提出了这样的养生原则。他在《金匮要略》中说：客气邪风，中人多死。善养生者，要谨慎小心，避免伤于邪风。若人能养慎，不令邪风干忤经络，便能防病于未萌，此是养生的最基本的措施。仲景所说的邪风泛指一切有损健康、影响脏腑正常功能活动、导致疾病产生的不正之气和不利因素。《素问·风论》说：风为百病之长。风为其他外邪的先导，故中医和古代养生家常以风概指各种邪气。古谚云："避风如避箭，避色如避乱。"其中的风也是泛指一切不正之气。这句话显示出仲景提倡的一个基本养生方法——避邪养生。

中医所称的邪风，若从现代医学的角度看，包括各种生物性致病因素、气象物理性致病因素、微生物性致病因素，以及某些化学性致病因素。如果不慎受到这些因素的伤害，即可能引起各种疾病，轻者损害健康，重者甚至危及生命，养生者不可不防。

致病因素很多，仲景著作中提到的致病因素有：风、寒、湿、火（热）、暑（暍）、毒气、饥伤、酒伤、饮伤、蛔虫、食物中毒、虫兽伤、蛊、金刃伤、房室伤、过劳、忧伤、惊恐、水和痰饮、宿食（糵饪之邪、糵气）、瘀血（干血）等。各种致病因素对身体损害的特点及预防方法见表8。

表8　仲景著作中各种致病因素对身体损害的特点及其预防方法

病因名称	对身体损害的特点	基本防范方法
风	风为百病之长，往往是其他淫邪伤人的先导和媒介，四季及朝暮都可发生。风善行而数变，可以伤人任何脏腑	避之，勿触犯之。皮肤疾患、肺有宿疾者，尤宜加意防范
寒	寒多在冬季伤人，然其他季节亦可伤人。气候之寒多从皮毛而入，伤人肺。饮食之寒从口入，伤人脾胃。然其他脏腑亦可能受到寒邪的伤害。寒为阴邪，其性收引凝敛，多伤人阳气，导致经脉细急，引起血脉不通，导致疼痛	避之，勿触冒之，注意保暖以御之。阳虚气虚之人，尤宜防范。肺虚肾虚人注意防范气候之寒，脾胃虚者注意防范饮食之寒。若体内已有寒气，宜用温药或食物温散之
湿	湿多在长夏伤人，地土低卑、潮湿之处湿邪尤盛。湿邪多伤人脾胃、肌肉和关节，导致痞满、呕吐、泄利、关节肌肉疼痛	避之，勿触犯之，勿久居湿地，亦勿过食致湿之食物。入湿地可以服藿香正气等抗湿邪药。体内已有湿邪者，宜服祛湿的药物或食物
火（热）	火热多于盛夏发生，仲景所谓喝者，为阳之邪，亦属于火热。火热之邪容易入于心、肝、胃肠，伤人阴液，导致发热、口渴、口疮、目赤、便秘、出血等	避之，勿触犯之。阳盛热多之人，尤宜注意防范。亦勿过食致热食品，若冒火若宜多饮水浆，体内已有火热者，宜服清凉的食物或药物
雾	雾露为湿邪的一种，可以互参	
毒气	各种毒气伤人不通。《金匮要略》所云阴阳毒者，伤人较重	避之，勿触犯之，入病室要小心谨慎，居室内可以用苍术、艾叶等熏之
饥伤	过度饥饿或长时间饥饿容易损伤脾胃，也可能导致人体气血营卫亏虚	定时适量进食
酒伤	酒乃湿热之物，过饮容易导致内生湿热，或损筋骨、乱心神、增肝热	勿过饮，若饮多可以用五苓散、葛花等清利湿热
饮伤	饮水过多，尤其是脾胃运化、肺、肾代谢水饮的功能不足者，容易停积为害。胃阳虚者，多饮容易致水停心下，肺虚者容易致水寒射肺、肾虚者容易导致水肿或肾气下泄	勿过饮水，水液代谢能力弱者，尤要注意
蛔虫	在肠道寄生，容易导致腹痛、呕吐、吐蛔，亦可能导致气血虚弱	注意饮食卫生，勿食污染食品
食物中毒	各种食物中毒情况不同，可以参见本文食物养生法	注意食物卫生和安全
虫兽伤	各种虫兽伤对人体的伤害情况不同	尤其要避免狂犬咬伤、毒蛇咬伤。养生者要具备避免虫兽伤的防范意识
蛊	蛊是有剧烈毒性的毒虫，其害较大	小心提防
金刃伤	金刃导致皮肉破裂、筋骨断绝，甚至内脏损伤	小心提防

病因名称	对身体损害的特点	基本防范方法
房室伤	房室伤主要指房室过度，过度则导致肾精亏空，进一步导致骨髓减、脑髓空，虚乏、记忆力减退、腰痛，损害寿命，可参见本文房室养生一节	节之和之，已虚者当补肾填精
过劳	过劳则气耗，亦可损伤筋骨、肌肉	宜节劳。条件许可时可用补益药或食物补之
宿食	宿食多由过食所致。然脾胃虚弱者，即使少食，亦可能产生宿食	节食。脾胃弱者宜用健脾胃药和助消化药调理之
忧伤	忧思伤脾，导致脾失健运	避免过度忧思，亦用派遣方法减轻忧思
惊恐	惊则气乱，恐则气下，惊恐多伤肾、伤心，导致惊惕不安、失眠多梦、遗精遗尿	避之。若已受惊恐，宜服安神、镇惊药物
瘀血	仲景又称干血。瘀血为继发性邪气，为害甚广，导致血脉不通、心脉瘀阻，引起疼痛、癥积、痛经闭经、不孕、肌肤甲错、面色黧黑等	避免导致瘀血的各种因素，若已有瘀血，宜服活血化瘀药物
水和痰饮	为继发性邪气，饮邪，容易阻碍并伤损阳气、阻滞血脉，导致痞满、胸闷胸痹、咳嗽喘息、痰核、水肿	避免引起痰饮的各种因素，少食肥甘厚味。若已有痰饮，宜用药物或食物化之

第二节 守 法 养 生

张仲景在《金匮要略·脏腑经络先后病脉证并治第一》论述各种养生保健、预防疾病的方法时，提出更能无犯王法。对于王法，注家有不同的解释。有的注家认为是指自然规律，包括春生、夏长、秋收、冬藏，阴阳消长、五行运布等。有的注家认为是指国家的刑法等法律（刘渡舟《金匮要略诠解》）。笔者等同意后一种观点。

张仲景将遵守国法也作为养生的一个重要内容加以强调，这是十分必要的。这是一种朴素的社会养生学观点。在科技水平相当发达的今日，仲景的这种养生观点仍然具有积极的现实指导意义。居世之士，每一个人都应该遵守国家法令。这不仅是社会的要求，是社会安定和社会秩序的需要，也是人体健康的需要，具有养生保健的意义。为什么遵守国法有养生作用呢？对这个问题要从如果不遵守国法的结果来看，如果不遵守国法，违反了国法，那将对人的健康产生消极影响，损害健康。在古代社会，其影响主要通过下述三种途径发生：

1. 身体伤害　古代对于犯法者往往会处以各种刑罚，饿其体肤，板击，杖之，火烫之，或在面部烙字，或者割去身体的某个部分，对受刑者本人，多有皮肤开裂、肌肉损伤、筋骨断折的外伤，亡血耗气，经络断绝，内脏损伤，脏腑功能受到破坏。刑罚既可能导致出血，亦多导致瘀血。

2. 精神伤害　若触犯国法，受到刑罚，犯罪者本人大多会产生较强烈的情绪反应，其心灵往往受到很大的打击和伤害。有些人会因此陷入恐惧、苦闷、消沉、失望的消极情绪中，有些人因此发生精神疾病，如精神分裂症。他们或对生活失去信心，其个性因而发生转变，或因消极颓废，机体免疫力降低，便可能导致感染，导致各种疾病的产生。有资料表明，触犯国法的人，无论其行径是否被发现，亦无论他是否受到惩处，其人的健康和寿命都受到影响。据有些被拘的犯罪人讲，在其罪行没有被发现时，他们或在家里，或在逃亡中，寝食不安，恶梦频仍，心惊肉跳，惶惶不可终日。往往在短时间内便迅速出现衰老现象，如面皱发白。汉代大史学家司马迁因为降匈奴的李陵申辩，得罪下狱，受宫刑。宫刑又称腐刑，是残害男子生殖器，破坏女子生殖功能的刑罚。司马迁对此深以为羞，在很长一段时间内十分压抑、苦闷，所以刑罚无论是对他的身体还是心理都有巨大的伤害，对他的健康有很大的负面影响。

3. 对家庭的影响　刑法虽然罚的是犯罪者本人，但其影响却可以扩及其家庭，乃至于整个家族。一旦触犯国法，那对犯罪人自己，或对其家人、朋友，都是大的伤害。在古代，一个人如果触犯国法，情节严重者，可能会导致整个家庭被流放、被屠戮，甚至因为连带而株连九族。所以，无犯王法关系到家庭、社会的养生保健。

此外，笔者也认为，由于仲景之学兼通道、儒、佛，故他所说的王法是不是也可能同时指此道、儒、佛的戒律？如儒家强调三纲五常，礼节亦很严肃。佛家为了断欲去爱，制定了很多戒律，其中五戒是最基本的，包括不杀生、不偷盗、不淫邪、不妄语、不饮酒。如果一个佛教徒触犯了这些戒律，同样也会带来心理上的损害。

第八章

妇人养生

据《史记·扁鹊仓公列传》，扁鹊过邯郸，闻贵妇人，即为带下医。张仲景也贵妇人，他在《金匮要略》设妇人病三篇，分别论述妊娠病、产后病和妇人杂病的辨证论治，包括妇人经、带、胎、产时期各种保养调摄方法，内容非常丰富。仲景不仅论述了妇女病的辨治，也多处提到妇女养生方法，有些是直接陈述，如《金匮要略·禽兽鱼虫禁忌并治第二十四》中说：麋脂及梅李子，若妊娠食之，令子青盲，男子伤精。有些是间接的反映，如《金匮要略·妇人杂病脉证并治第二十二》指出：妇人之病，因虚、积冷、结气，为经水断绝，至有历年，血寒积结，胞门寒伤，经络凝坚。本条指出了妇人病发生的三大主因：因虚、积冷、结气。从中可以悟到，若从养生的角度看，仲景这段话也提出了妇女养生的三条措施：其一，避免导致身体虚弱的各种因素。妇女有经、胎、产的特殊生理过程，故女性身体精血易亏，气血两虚。其二，避免身体受寒；若已经受寒，便当及时温散之，不使积久。其三，勿为气伤，主要是勿为忧思、郁闷等情绪所伤，以致情怀不释，气失条畅，郁结于中，进而导致血脉郁滞，则生诸病。妇女之病，由气结所致者甚多，故仲景谆谆言之于此。笔者揣摩仲景思想，试将上述仲景提出的三个方面的原则性的内容发挥于下：

一、避免正气虚损

妇女有经、带、胎、产的特异性生理过程，易使精血亏损，导致气血两虚。故妇女要注意经期、妊娠期和分娩期的养生保健，注意预防带下病。要注意避免月经过多，避免分娩期间大失血，避免崩中漏下。正因为妇女平时有月经过程，或有胎、产，屡失阴血，所以平时亦须注意调理，比如通过饮食甚至药物补养精血，亦为在所必需。此外，由于妇女往往不足于血，故可能导致抵抗力低下，因而也要注意预防邪气入侵。《金匮要略·妇人产后病脉证治第二十一》说：新产妇人有三病，一者病痉，二者病郁冒，三者大便难，何谓也？师曰：新产血虚，多汗出，喜中风，故令病痉；亡血复汗、寒多，故令郁冒；亡津液，胃燥，故大便难。由于分娩失血，加之产后多汗，津血同源，津液耗损，筋脉失养，遂致痉挛抽搐，而成痉病。邪盛正虚，血虚不能上荣，气逆而上冲，遂成郁冒。肠道失于濡润，故大便秘结。产妇郁冒，其脉微弱，呕不能食，大便反坚，但头汗出，所以然者，血虚而厥，厥而必冒。冒家欲解，必大汗出。以血虚下厥，孤阳上出，故头汗出，所以产妇喜汗出者，亡阴血虚，阳气独盛，故当汗出，阴阳乃复。由于阴血亏虚，阴不敛阳，阳气偏盛而上逆，产生了郁冒症。阳气上逆，挟津而行，故全身无汗，仅头汗出。冒家欲解，必大汗出。必全身阴阳调和，达到损阳以就阴的局面，则郁冒自解。由此可见，仲景是非常重视妇女血虚问题的。故保养阴血、滋补阴血是妇女养生的一个重要出发点。

二、避免产生积冷

《金匮要略·妇人杂病脉证并治第二十二》指出：妇人之病，因虚、积冷、结气，为经水断绝，至有历年，血寒积结，胞门寒伤，经络凝坚。在这一条，连续出现积冷、血寒积结、胞门寒伤的表述，充分说明仲景极其重视寒冷伤人在妇女养生保健中的意义。女性在经期、产后胞门开，应特别注意防寒，如要注意少接触或不接触冷水，不洗冷水浴，不洗冷水脚，不贪凉饮冷，尤其在夏季应少食或不食各类冷饮，包括各类冰饮料、冰品及冷菜、生鱼片、生肉等。若此时受寒，寒邪可直犯胞宫，可能导致寒凝气滞血瘀，轻者痛经，甚者闭经。若久积寒，可导致宫寒不孕。若干年之后，若阴寒邪气深入胞宫，血寒积结，经络凝坚，还可导致妇科各种癥瘕积聚类病变。

产后妇女除需注意保暖，远避风寒之外，仲景于食疗调摄亦提出了有效方法，其中当归生姜羊肉汤及红蓝花酒，堪称其代表方。现在台湾地区的妇女于产后必服用酒煮、生姜煮之各类食物，盖源于古代的这类认识。

三、避免出现结气

结气，指气机郁结。肝在五行属木，木性喜条达，肝又为女子先天，为血室。肝对于女性生理有特殊重要的作用。女子善怀。女子最多情志病变，包括由不良情绪所致的病变以及与情绪有关的病变。若郁郁寡欢，情志不畅，气机不舒，即影响肝的疏泄功能，而产生情志病。妇女情志病多于男子，而情志病多与心、肝、脾三脏有关。如咽中因痰凝气结而成梅核气者，多由情志郁结，气机不畅所致，可与半夏厚朴汤。又如肝气郁结、心脾两虚而成脏躁者，亦与情绪郁结有关，可用甘麦大枣汤养血宁心，润燥缓急。脏躁与奔豚病、百合病、梅核气均属于郁症的范围。奔豚有因情志不遂，肝郁化热，气逆上冲所致者。百合病由心肺阴虚内热，消烁津液，或平素思虑伤心，情志不遂，郁结化火所致，治以百合鸡子黄汤等方。百合鸡子黄汤可滋肺胃之阴，调和神魄，安神定志，故亦可用于治神劳过度所致的虚烦不眠证，以及心肺阴虚、神不舍藏的失眠证。由以上讨论可知，仲景在其著作中已经提示，妇女养生要保持心情舒畅，保持乐观开朗的心态，如此就能维持气机调达舒畅，血脉流通，脏腑功能调和，则百病不生，健康长寿。

四、避免内生瘀血

《金匮要略》认为，各种致病因素，若积年经久，可能导致血寒积结、经络凝坚。这些论述说明，妇女养生还当注意避免导致身体出现瘀血的因素。气血不足可以导致瘀血产生，寒冷、结气日久，也可以导致瘀血的产生。所以，避免气血亏虚，避免积冷，避免结气，都有预防瘀血的意义。《金匮要略》妇人病三篇中的相当一部分病证与瘀血有关，仲景治之以活血化瘀法，这些内容间接说明，妇女养生要注意预防瘀血。

仲景当归生姜羊肉汤和红蓝花酒，充分反映出上述四个方面的养生思想和养生方法。

当归生姜羊肉汤一见于《金匮要略·腹满寒疝宿食病脉证治第十》：寒疝腹中

痛，及筋痛里急者，当归生姜羊肉汤主之。一见于《金匮要略·妇人产后病脉证治第二十一》：产后腹中疞痛，当归生姜羊肉汤主之；并治腹中寒疝，虚劳不足。其方剂组成为：当归三两，生姜五两，羊肉一斤。羊肉性温，功在填精补血，散寒补虚；当归养血活血；生姜温中散寒，消水气，行血痹，解郁调中。本方符合《素问·阴阳应象大论》形不足者，温之以气；精不足者，补之以味的原则。人参补气，羊肉补形。羊肉补血虚，阴生则阳长故。本方兼补形、精之虚，用于产后妇女，确有养精补血、缓中补虚、活血化瘀之效。现代药学研究表明，当归生姜羊肉汤还有抗衰老的作用，年老体衰的人或气血虚弱者，常服可以强健体魄，延年益寿。

红蓝花酒，见于《金匮要略·妇人杂病脉证并治第二十二》：妇人六十二种风，及腹中血气刺痛，红蓝花酒主之。本方为妇人经产之后，感受外邪，致血行不畅，腹中刺痛而设。其方剂组成为：红蓝花一两，以酒一大升（约今200毫升），煎减半而成。功能养血活血，行气化瘀，散寒止痛。酒能行气血，暖脏腑，助药势，可通行一身之表，引药至极高之分。现在台湾地区的妇女于产后必服用酒煮或生姜煮之各类食物，与此用意相同。

除了上述四个方面的内容外，仲景也注重妇女更年期的养生保健。《金匮要略》特别提到妇人年五十所的病证，似乎已经抓住了更年期综合征的发病年龄：问曰：妇人年五十所，病下利数十日不止，暮即发热，少腹里急，腹满，手掌烦热，唇口干燥，何也？师曰：此病属带下。何以故？曾经半产，瘀血在少腹不去。何以知之？其证唇口干燥，故知之。当以温经汤主之。妇人年届五十，冲任皆虚，天癸虚竭，应已绝经或即将绝经，手掌烦热，唇口干燥，从年龄阶段和临床表现来讲，本症与今日所谓更年期综合征有相似之处。由于仲景言温经汤证与曾经半产，瘀血在少腹不去有关，故似乎可以做这样的推断：妇人在更年期前，特别是青年时期加强保养，防止少腹产生瘀血，此对于预防更年期综合征是有积极意义的。温经汤温经活血，调和冲任，似有缓解更年期综合症的作用。方用吴茱萸、桂枝、生姜、温经散寒，以暖胞宫；当归、芍药、川芎、阿胶补血益阴；丹皮配芍药凉血化瘀，兼退虚热。麦冬润燥，半夏配生姜，和胃降逆；人参、甘草补中益气以开化源。

以台湾为例，妇女平均寿命近几年已接近 80 高龄，而更年期阶段发生在 50 岁上下，这也就是说每个妇女后 1/3 的人生都是生活在停经后的阶段。更年期定义为女性由正常的卵巢功能逐渐衰退至不具功能的过渡期，这期间由于卵巢分泌的女性荷尔蒙减少，可能引起身上许多的不适。典型的更年期的临床症状有潮热面赤、盗汗、失眠、心悸、骨质疏松、皮肤干燥、老化、生殖道干涩、泌尿道萎缩而导致尿频或感染，有些患有更年期忧郁症的女性甚至产生自杀的念头。

在仲景著作中，还有一些关于妇人养生的较为特别的内容：妇女在妊娠时要注意食禁，不可食那些可能影响胎儿生长发育，影响胎儿健康的食物。如《金匮要略·禽兽鱼虫禁忌并治》中说：麋脂及梅李子，若妊娠食之，令子青盲，男子伤精。妇人妊娠，不可食兔肉、山羊肉，及鳖、鸡、鸭，令子无声音。妇人妊娠，食雀肉，令子淫乱无耻。妊妇食姜，令子余指。这些妊娠食禁虽然尚缺乏严格的科学依据，但由于从胚发育成胎的妊娠前三个月，是胎儿发育的最关键时期。此时胎儿易感性最大，任何不良因素对胎儿都十分敏感，影响胎儿发育造成先天之病，甚则先天畸型，所以怀孕初期三个月期间的保养调理最为重要。孕妇应该注意饮食宜忌，有选择性地进食，防止劣胎、畸胎，却是有着积极意义的。

结　语

　　张仲景既是一位杰出的医家，也是一位优秀的养生家。本书对仲景养生思想及养生方法进行了一遍较为细致的梳理，并做了必要的阐释和发挥。行文到此，笔者又想起了晋·皇甫谧《甲乙经序》一段关于仲景的故事：仲景见侍中王仲宣，时年二十余。谓曰：君有病，四十当眉落，眉落半年而死。令服五石汤可免。仲宣嫌其言忤，受汤勿服。居三日，见仲宣，谓曰：服汤否？曰：已服。仲景曰：色候固非服汤之诊，君何轻命也！仲宣犹不言。后二十年果眉落，后一百八十七日而死，终如其言。

　　由这则故事更加清楚地看出，仲景确实为一位养生家，他提倡爱惜性命，唯好将养，反对轻生轻命，忘躯徇物。他主张有病早治，防微杜渐，莫待机会错过，空余悲切！张仲景的养生思想及养生方法有丰富的内容，本文只讲到其中一些较主要者；有一些内容置而未论，如运动养生。有些内容，虽然本论文阐述较多，但其中的道理却未能说得透彻，如饮食搭配一节，为什么存在那么多的禁忌？有科学道理吗？对于这些未能阐述透彻的内容，笔者将在今后的研究中，不断探索。

　　现代营养学提倡杂食，认为杂食能够达到平衡饮食，获得各种营养物质的效果，似乎多多益善。现代营养学似乎不讲食物配伍禁忌，现代人似乎也不讲食物配伍禁忌。从来高寿者出在山野农村，其所以得长寿的原因，除了空气清新，生活质朴等因素以外，是否与他们的饮食比较单纯，不似城里富裕者品种繁多有关？食物搭配禁忌是一个重要养生学和营养学研究课题，笔者将进一步深入探讨之。

　　医学模式的发展经历了几个阶段，较早的医学模式是生物医学模式，而后为生物心理医学模式，而后发展为生物—心理—社会医学模式。其实，早在秦汉之际即已确定完整理论体系的中医学从来就是生物、心理、社会医学模式。现代生命科学研究者提出，医学的发展也经历了几个阶段，较早者为临床医学，而后预防医学得到长足发展，再后则康复医学受到重视。人们分别将它们称为第一医学，第二医学和第三医学。现在，人们已经开展了第四医学的研究，这就是养生保健医学。其实，中医从来就是这四种医学的有机融合。笔者认为，随着现代医学的进一步发展，中医与现代西方医学将具有越来越多的汇通，未来中西医不仅仅是生物医学基本理论的汇通，而且还是建立在更高医学模式上的第四医学即养生保健医学的汇通。这种汇通将为全人类带来更多福祉。

笔者长期致力于中国古代哲学学习，命理岐黄，兼而汇之，中医与命理都以人为研究对象，相通之处不少，相关之处更多。中医与命理从来就是相关的。如素女脉学一派在这一点上就是典型代表。中医学哪里仅仅是关于人之身体疾病的医学？它实际是关于人生所面临各种问题的一门综合性学科。人之生命，阴阳消长，五行运布，立冥幽微，变化难极，笔者将毕生致力焉。

参考文献

1　刘占文.《金匮》养生康复思想初探. 北京中医学院学报. 1989，12（3）：17.

2　曹贵珠. 张仲景对康复医学的贡献. 江苏中医杂志. 1994，15（6）：34.

3　胡必莲.《金匮要略》中的预防思想. 陕西中医学院学报. 1995，18（3）：4.

4　陈国信. 从《金匮要略》看张仲景对正气的重视. 贵阳中医学院学报. 1984，（3）：12.

5　吉福平.《金匮》食忌初探. 成都中医学院学报. 1988，12（2）：12.

6　贾春华.《金匮要略》营养学思想探析. 安徽中医学院学报. 1988，7（3）：11.

7　任爱华. 论《金匮要略》的食疗思想. 山东中医杂志. 1988，（6）：13.

8　范景田.《金匮要略》饮食禁忌思想及防治方法举隅. 中医药学报. 1989，（5）：15.

9　李春生. 仲景医学与食疗食养. 中医研究. 1991，4（2）：16.

10　蒋明德.《金匮要略》食疗学初探. 陕西中医学院学报. 1992，15（2）：3.

11　夏斌. 试论《金匮要略》治未病. 四川中医. 1990，（1）：5.

12　王志平. 未雨绸缪，防患未然. 陕西中医学院学报. 1986，9（1）：1.

13　齐文升. 浅谈《金匮要略》治未病的认识及临床运用. 中医研究. 1993，6（1）：1.

14　张苏颖.《金匮》治未病的学术思想. 山东中医学院学报. 1990，（2）：9.

15　林培儒.《金匮要略》预防医学思想浅析. 长春中医学院学报. 1993，9（4）：4.

16　尹雪萍. 张仲景预治防变思想略说. 中医函授通讯. 1994，（4）：3.

17　何钦. 略论《金匮》对疾病的防治原则. 北京中医杂志. 1994，（4）：10.

18　赵云芳. 谈《金匮要略》的天人相应观. 河南中医药学刊. 1994，9（2）：15.

19　陈国权. 论《金匮要略》的自然整体观. 中医函授通讯. 1995，（1）：15.